胡希恕医学全集

胡希恕

讲伤寒杂病论

（精要版）

冯世纶　主编

中国中医药出版社
·北京·

图书在版编目（CIP）数据

胡希恕讲伤寒杂病论：精要版 / 冯世纶主编 . —北京：中国中医药出版社，
2018.12（2024.11重印）

（胡希恕医学全集）

ISBN 978 – 7 – 5132 – 4924 – 9

Ⅰ . ①胡…　Ⅱ . ①冯…　Ⅲ . ①《伤寒杂病论》—研究　Ⅳ . ① R222.19

中国版本图书馆 CIP 数据核字（2018）第 083063 号

中国中医药出版社出版

北京市经济技术开发区科创十三街31号院二区8号楼

邮政编码　100176

传真　010-64405721

廊坊市佳艺印务有限公司印刷

各地新华书店经销

开本 710×1000　1/16　印张 19.5　彩插 0.5　字数 314 千字

2018 年 12 月第 1 版　2024 年 11 月第 5 次印刷

书号　ISBN 978 – 7 – 5132 – 4924 – 9

定价　78.00 元

网址　www.cptcm.com

服 务 热 线　010-64405510

购 书 热 线　010-89535836

维 权 打 假　010-64405753

微信服务号　zgzyycbs

微商城网址　https://kdt.im/LIdUGr

官 方 微 博　http://e.weibo.com/cptcm

天猫旗舰店网址　https://zgzyycbs.tmall.com

如有印装质量问题请与本社出版部联系（010-64405510）

《胡希恕讲伤寒杂病论（精要版）》
编委会

主　编　冯世纶

副主编　张长恩　王小岗

编　委　胡希恕学术整理委员会

　　　　王继东　石应轩　曲　畅　邱绍隆

　　　　李海天　李惠治　李清峰　胡　耀

　　　　段治钧　陶有强　薛雁军

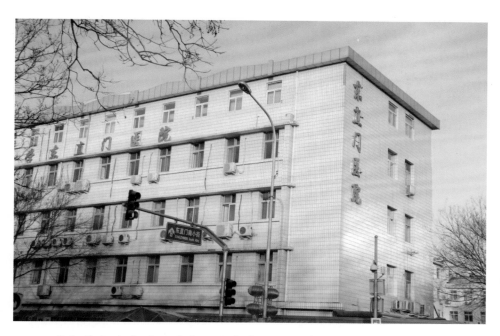

1982 年胡希恕先生讲课录音于北京中医药大学东直门医院门诊二层诊室

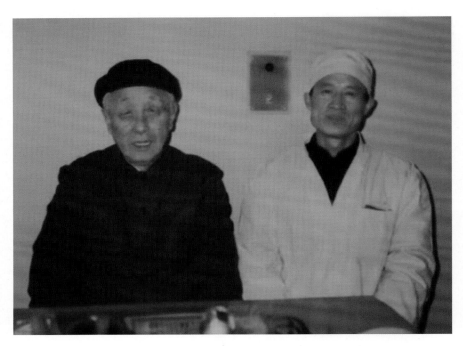

1982 年录音后师生合影

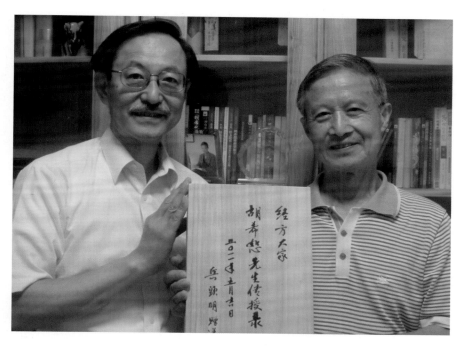

　　1982 年以磁带录音两套，一套为日本兵头明先生（左一）录音机所录。2011 年 5 月 19 日，兵头明先生把录音带转化为光盘，赠送给胡希恕名家研究室

《胡希恕医学全集》总序

　　胡希恕先生（1898—1984）是现代经方大家，我们学习和整理其著作已走过40余年历程。值此胡老诞辰120周年前夕，我们编辑、刊出《胡希恕医学全集》以飨读者。

　　想当初，跟随先生抄方、聆听先生讲课、抄录先生笔记一段时间后，我们似感已了解老师学术的全部内涵。但随着学习的深入，我们才渐渐感悟到，自己对老师学术思想的认识、对经方医学的认识，尚只"登堂"，并未"入室"，这在我们已整理出版的胡老系列著作上有所体现。

　　早期，我们整理了胡希恕先生的临床验案及主要学术思想，发表于国内外期刊；并整理了胡老对《伤寒论》研究的笔记、胡老讲课录音等，出版了《经方传真》（初版）、《中国百年百名中医临床家·胡希恕》等，初步认识到胡希恕先生提出的"《伤寒论》的六经来自八纲"学术思想，理解了为何日本学者经考察后做出"胡希恕先生是有独特理论的、著名的《伤寒论》研究者、经方家"的高度评价。

　　胡希恕先生的著作刊出后，受到国内外医界的关注和热评，尤其是他提出"《伤寒论》的六经来自八纲"的思想，震撼了国内外医界，甚至被盛赞为"开启了读懂《伤寒论》的新时代"！随着医界同仁对胡老学说的重视，我们也进一步深入学习和探讨胡老学说的"学术轨迹"。2006年，我们看到了胡老更多的手稿笔记，并惊奇地发现：胡老于1982年讲完《伤寒论》《金匮要略》原文后，在病重期间还继续修改其"经方笔记"（如对《伤寒论》第214条进行了重新注解）。最值得注意的是，胡老对《伤寒论》第147条、148条的注解，不同时期的差别很大：1983年胡老对这两条的认识，与1982年的认识有明显不同。随后，我们再翻看胡老其他年代的相关笔记，竟然发现胡老对这两条的认识，大约10年就有一个变化！

对手稿笔记不厌其烦地反复修改，突显了胡希恕先生治学态度的严谨、对经方研究的执着，亦使我们通过胡老的"修改痕迹"，看到了经方医学发展的"学术轨迹"。《伤寒论》的每一条文、每一方证，均来自于临床的反复实践，是几代人、几十代人诊疗历史的循证结果。后来，我们通过对相关医史文献的学习，更加明确了胡希恕先生所倡导的经方体系、被赞誉的"独特理论"，是与以《内经》为代表的医经理论体系不同的经方医学。因此，我们又重新整理了先生的有关著作，出版了《经方医学：六经八纲读懂伤寒论》《胡希恕伤寒论讲座》《胡希恕金匮要略讲座》等多部著作。

通过几十年的整理、学习胡希恕先生的学术思想，我们明确了"《伤寒论》的六经来自八纲"的核心观点，理解了"六经是如何形成的"这个疑难谜题。通过进一步的学习和临床，我们在学术观念上有了重大突破，更加明确地提出：中医自古就存在两大医学理论体系，即以《内经》为代表的医经体系和以《伤寒论》为代表的经方体系。

值此胡希恕先生诞辰120周年前夕，我们经过反复研讨、精心编辑，终于推出《胡希恕医学全集》。全集重在整理胡希恕先生对经方医学的理论阐述和临床应用（含医案解析），尤其侧重胡老对《伤寒论》《金匮要略》条文的注解、对经方方证的研究。全集包罗万象、精彩纷呈：有以胡老讲课录音为主者，有以胡老手稿笔记为主者，还有录音笔记结合、胡老弟子整理的"精华版"，从各角度、各方面系统完整地反映了胡老对经方的研究成果和临床经验。需要说明的是，全集所刊内容，原则上以胡老笔记和授课的原始记录为主，以便体现胡老原原本本的学术风貌。至于我们作为胡老亲授弟子对胡希恕学术思想的理解和注释，则以"解读"或"编者按"的方式进行附加说明。

全集试图展现胡希恕先生长期研究经方的思想历程，体现不同时期、不同阶段胡老对经方的认识。当然，全集之中的"解读"篇章，亦体现了胡老弟子继承和弘扬经方医学的心路历程。我们在继承胡老学说的基础上，也做了一些新的学术探讨：如在《胡希恕病位类方解》的基础上，我们探讨了如何把胡老对经方按照"表、里、半表半里"分类，进一步全部按照"六经"分类。后来，以"经方六经类方证"为特色的《经方传真（修订版）》出版后，受到了国内外经方同仁的青睐与好评，这使我们倍受鼓舞，促使我们更加精细地对《伤寒杂病论》的六经和方证进行新探讨。当然，我们对胡老学说所做的整理工作还有很多不足之处，对经方医学的研究尚待进一步深入。每当我们因工作疲劳，稍显倦怠之时，胡希恕先生严谨治学之语就在耳边响起——每每有人劝说胡老出书时，胡老总是说："我还没考虑好，等考虑好后再说吧！"

此次，我们编辑出版《胡希恕医学全集》，其目的除了让我们能够系统、完整地学习胡希恕"六经 – 八纲 – 方证"经方医学体系外，还希望广大读者能够通过全集有所感悟：胡希恕先生研究经方的成果，只是经方医学发展过程中的一小部分。对《伤寒杂病论》乃至"经方医学"的深度研究，需要下大力气进行继承和弘扬。"经方医学"仍然存在许多问题亟待研究、探讨和突破，需要一代又一代医家进行理论思考和临床实践！

让我们努力做一代经方传人吧！

冯世纶

2016 年中秋

4

序

　　《胡希恕讲伤寒杂病论》大作，系其弟子冯世纶教授等，依据已故著名中医学家、教育家胡希恕任教于北京中医药大学期间的多次讲课录音精心整理而完成。它真实、完整地反映了一代中医经方大师研究仲景学说的卓越成果，同时展示了其学术思想、治学特点及临床运用经方的独到经验。

　　胡希恕教授，师承清末中医经方家王祥徵先生对仲景学说的研究思想，通过毕生的临床教学与实践，深刻体悟了《伤寒杂病论》具有独特的经方理论体系。他认为仲景的《伤寒杂病论》是依据《汤液经法》而成书，《伤寒论》中的许多方剂均来源于《汤液经法》，《伤寒杂病论》属于中医《神农本草经》《汤液经法》医药学派中经方类著作，与属于医经类的《黄帝内经》不是同一学术体系。如《黄帝内经》中言"三阳俱在表，可汗之；三阴俱在里，可下之"，与《伤寒论》所讲三阴三阳相去甚远。在《胡希恕讲伤寒杂病论》中，对《伤寒论》六经和方证的实质做了深入浅出的讲解，对名法名方亦有切合临床的分析。日本学者认为，胡希恕教授是有独特理论体系的、著名的《伤寒论》研究者及经方家。

　　胡希恕教授是北京中医药大学东直门医院元老之一，生前为医院的建设与发展做出了巨大贡献。他医德高尚，医术精湛，擅用经方，救治了很多疑难重症患者。他热心于中医教育事业，教学严谨，诲人不倦，除学术讲座与课堂教授之外，常常在诊病期间为学生现场讲解，循循善诱，效果良好，深得国内外学子的好评与敬仰。特别是晚年，年近八旬，思维虽敏，但行动不便，为了授业解惑，还利用周末休息时间，在家授课，卧室成了讲堂，为本院学生、院外进修生及外国留学生系统讲授《伤寒论》，溯源纳流，执要解读，条分缕析，既讲医理，又扣临床，使学生受益匪浅。

我作为胡老的晚辈——当时的科室负责人，对当年胡老不畏辛劳、无尚敬业、孜孜不倦教学育人的情景，至今记忆深刻。胡老真可谓用心良苦，竭尽全力，培养了大批国内外中医人才！很多早已成为中医事业的中坚。《胡希恕讲伤寒杂病论》即是当年胡老的讲稿，它的付梓发行，必然为中医宝库增添一部颇具特色的巨著，也为我们学习研究《伤寒杂病论》开拓了思路，给中医学术研究以启迪。

北京中医药大学东直门医院原院长

杜怀棠教授

2005 年 4 月 15 日

再版说明（代前言）

　　胡希恕先生一生研究《伤寒杂病论》，留下百余册笔记，我们已分类整理出版，成为全面了解胡希恕学术思想的重要著作。

　　本书则是整理胡希恕先生讲《伤寒杂病论》原文的录音内容。2007年已出版发行，2012年再版并配以光盘，今于胡希恕先生120周年诞辰再版发行。

　　先生每次讲稿都有变动，后期更是明显，观点有显著变化。本书的录音录于1981～1982年，可代表其最终的观点吧？这里之所以用问号，是因我们听到的为先生最后的讲座，无疑主要内容可视作最终的观点。但是2006年我们看到了先生的笔记中，有不少是1983年修改的内容，如有关《伤寒论》第214条、第148条等，与1982年讲课录音明显不同。显示了先生在生命后期、病重时仍在修改着笔记，由此似乎看到胡老研究《伤寒论》，如同一生爬喜马拉雅山一样，爬一段，就会有新的体会，却始终认为未爬到顶峰。因此，劝其出版时，常明言："没考虑成熟，不要发表，不然害人害己！"而我们从这些笔记中，也清晰地看到了胡希恕先生研究《伤寒论》的轨迹、爬峰的艰辛。"考虑不成熟"，不出书，是先生坚持的道德底线。2011年5月，日本留学生兵头明赠送了跟诊时的录音，其中有一段录音真实地反映了这一思想："我的学生盼望我出书，我还没考虑好，等考虑好后再说吧，也许这一辈子出不了啦！"先生留下遗憾，但留下的笔记和讲课录音，成为经方界的宝贵遗产。

需要说明的是，本书的讲座录音录于20世纪80年代，由于当时条件所限，录音缺失较多，为了保持其完整性、连贯性及准确性，不少内容不得不借助其多次修改的笔记补入。胡老生前亲笔撰写、留存至今的部分散乱的笔记手稿，虽然极具实用价值，但胡老思路灵活，笔记屡屡改动，观点前后有显著变化，对一个条文的解释，有时前后会有五六种不同的描述。因此，本次再版，参阅胡老多本笔记，舍弃一些口语文字，补漏录音缺失的条文，还加入了胡希恕先生特着笔墨、探讨良久、修改再三、对经方理论有重大影响的笔记内容。如对《伤寒论》第148条的注解，不仅体现了胡希恕先生对小柴胡汤方证和柴胡桂枝干姜汤方证的研究成果及解读关键，还体现了其对六经研究的认识过程，更体现了其一生的研究心血。这样聆听胡老讲课录音，同时阅读本书，从而得以真正认识胡老学术思想原貌。

又原版有绪论，因在《读懂伤寒论》等书中已录入，故本次再版予以精简删除。

读本书后，还可使读者看到经方发展的缩影，即仲景书是前人一代一代进行经验教训的总结，从考虑不成熟到考虑成熟，是通过不断的修改完成的，而每次修改皆是通过临床实验取得的。因此，章太炎叹曰："中国医药，来自实验，信而有征，皆合乎科学……中医胜于西医者，大抵以《伤寒论》独盛。"这里启示我们，读本书，不仅要学习胡希恕先生的学术思想，更重要的是要继承和弘扬经方事业，结合临床反复读《伤寒杂病论》，完善经方的理论和方证体系，完成胡希恕先生未竟的事业，做一代经方传人！

冯世纶

2018 年 3 月

|目　录|

上篇　讲解《伤寒论》

下篇　讲解《金匮要略》

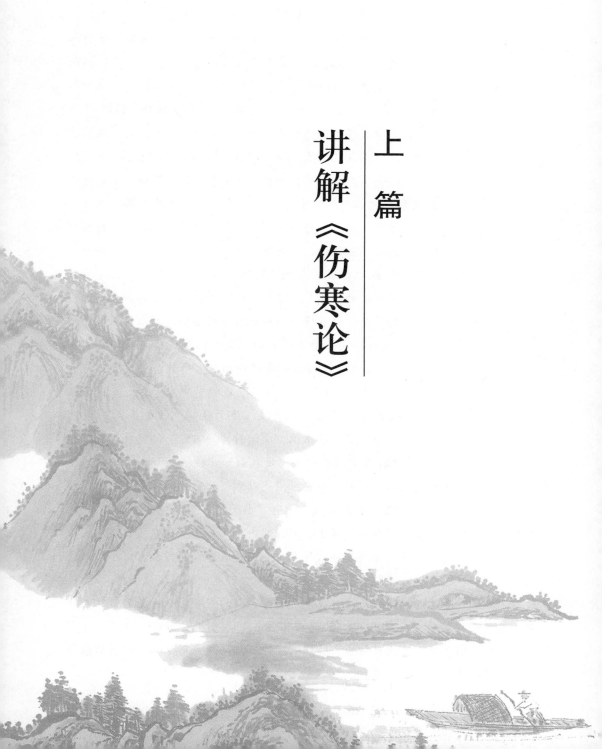

上 篇

讲解《伤寒论》

对《伤寒论》一书有多种认识：一种看法认为，《伤寒论》是前贤医圣张仲景留下的经典医籍；另一种看法认为，此书以《伤寒论》命名，内容即只论治伤寒，不能治疗杂病，如李东垣即认为只能治外感，不长于治内伤；也有人认为《伤寒论》所载为古方，古方不能治今病。后面这两种说法都是错的。

认识和纠正这种错误就要谈到《伤寒论》一书是如何产生的，这样我们才能有一个正确看待的方法，而这就不能不谈到中医发展的问题。中医发生、发展比较久远，《伤寒论》一书自产生距今一千六七百年，而能有如此完备的体系，可见中医的产生年代更加久远。中医的辨证施治绝不是像西医一样在某种理论的基础上研究出来的，因为当时科学水平有限，器具比较简单，想要对具体的病变有明确的认识是不可能的，只能在人体的反映，即证候上，想办法治病，这是很不容易的。经过很多的实践、观察，首先发现了一般规律的存在，如六经、八纲，都是一般的规律，在这种一般规律的基础上再去思索治疗疾病的方法，经过多次的试验，最后得出一些很可靠的经验，所以中医学简单说也是一门经验医学，是与疾病斗争中得来的。最早记载这些经验的是《伊尹汤液经》（以下简称《汤液经》），相传是商代宰相伊尹所作，但实际上绝非一个时代、一个人所能完成。《伤寒论》是从《汤液经》中来。晋·皇甫谧在《针灸甲乙经·序》中即写道："仲景论广汤液，为十数卷，用之多验。"表明仲景《伤寒论》既是对《汤液经》的继承，也是对《汤液经》的发展。我们想象，《汤液经》就像《神农本草经》一样，记载着如"桂枝汤，在太阳病出现什么证时应用"这类内容，从书名来看，应是以方剂为主。而仲景则把方剂应用归在某一种病下，就像《金匮要略》中有"水气病""痰饮病"一样，在病下征引《汤液经》的方剂内容。书中所记载的内容正如王叔和在《伤寒例》中所写："今搜采仲景旧论，录其证候诊脉声色，对病真方，有神验者，拟防世急也。"这是客观存在的一种事实，是一种规律，古代是这样，现代依然是这样，所以古方是能够治今病的。而这种规律是一种一般的规律，并不是只针对某一种疾病的规律。从临床应用上来看，《伤寒论》的方剂不仅可以治今病，也可以治杂病，用之得当，确有神验，所以从理论上与实践应用上都可以对后两种观点予以反驳。

第一章　辨太阳病脉证并治上

（第 1 条～第 30 条）

（原条文序号以明·赵开美复刻宋本为蓝本）

1. 太阳之为病，脉浮，头项强痛而恶寒。

讲解：后世称本条为太阳病提纲证，即太阳病的纲领，概括了太阳病的特征，凡是太阳病必须有这样的特征。太阳病不是一个类似于现代"肝炎""肺炎"这样的具体的病，虽然叫作太阳病，却不是指一个具体的病说的，是说只要具有脉浮、头项强痛而恶寒这组症状的，都叫太阳病。平常见到的普通感冒、流感、伤寒、隐疹，一开始发作都有这种症状，具备这种特征都叫太阳病，按照太阳病的方法治疗是不会错的。

脉浮，即脉向外浮出，就是浅在动脉充血，实际不是病后血液增加，而是水分体液增加。尤其是头项部，充血更加厉害。"强"有两解，一种说法读 qiáng，是板硬强直之意；一种说法读 jiàng，是僵硬的意思。仲景是河南南阳人，现在河南人形容身体某个部位僵硬不适时，还说某某部位强（qiáng），可见"强（qiáng）"确是河南方言。这种充血是上半身厉害，且越向上越厉害，大家都有体会，感冒时头部血管都会绷胀起来，说明浅在动脉都充血，以上半身更为严重。恶寒是因体表有热，平时人体体表温度与外界气温是有一个相对稳定的差距的，所以人体能够适应。体表温度升高，与外界气温的差距骤然加大，就会感觉外界空气寒冷，就会恶寒。人要出汗以前，血管要扩张，大量体液往外来，这时脉就浮，而上体部面积较大，容易出汗，这样体液就被大量输送到上体，热就随着体液一起波动，使体表温度升高，人就会感到寒冷。通过描述可以看出这是出汗前驱的一种证候，要出汗而没能出汗，所以太阳病就是要出汗而未能达到汗出的病理现象。中医有一种传统说法非常正确，也非常重要，叫"正邪交争"。我们得病时，机体就会和疾病进行斗争，太阳病时，机体为解除疾病，就要出汗。所以太阳病这个表证，正

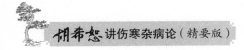

邪斗争的位置是在表。机体利用发汗的机能，把疾病排出体外，假如排出去，疾病就好了，可是人自愈的能力是有限度的，往往达不到把疾病排出的程度，就出现了太阳病这种情况。假如人体没有卫外的这种机能的话，人是不能生存的，人体遇到外在刺激和内在刺激，都会起来斗争，就是"正邪交争"。

2. 太阳病，发热汗出，恶风脉缓者，名为中风。

讲解：太阳病，就是指上条提到的"脉浮，头项强痛而恶寒"，这时又有发热汗出，这种汗出不是大汗出，为潮乎乎地出汗，汗并不太多，没有臭味。不但恶寒而且恶风，恶风甚于恶寒。缓脉与紧脉相对，比如香烟，裹得很紧，握在手上界限分明，感觉很清楚，要是将烟丝倒出一点，按之不再饱满硬实，就像缓脉，脉缓即是因为出汗后，水分丧失一部分，下条所讲伤寒，因为一点儿汗也不出，所以脉紧。太阳病中，"发热、汗出、恶风、脉缓"这类的证候叫作中风。"中"就是用箭射中的意思，"中者中于内也"，言其邪深也。这个邪，就是病邪，表邪所在的部位比伤寒要深，古人有句话叫"邪之所凑，其气必虚"，由于外表出汗，皮肤疏松，所以病邪可以乘虚而入，向内侵入，到达肌肉这一层，后面要讲"桂枝本为解肌"，就不叫发表了。中风证，病邪不在表皮这一层，而在肌肉这一层，"中"字的应用是很有道理的，但是关于"风邪"的说法现在就不恰当了。恶风是当然的，身上发热又有汗，一遇风是肯定要恶风的，以洗澡为例，洗过热水澡，汗出后，必然怕风，非披衣不可。由于恶风，古人说它是"风邪"，是拿一种现象当作本质，这是不对的，但是中风和伤寒的命名在辨证施治上有着重要意义。

3. 太阳病，或已发热，或未发热，必恶寒，体痛，呕逆，脉阴阳俱紧者，名曰伤寒。

讲解：太阳病，为表阳证，是迟早要发热的，不过开始得病的时候，或已发热，或未发热，必恶寒，一定是怕冷的，所以恶寒是表证的一个特征。而且不汗出的怕冷（麻黄汤证）要比出汗的怕冷（桂枝汤证）严重得多，大青龙汤证怕冷就更厉害。一点不出汗，人体的气息不得旁达，俱向上撞，故而呕逆。中风的桂枝汤证也不是不往上撞、身体不疼，其亦有干呕、身上疼，但是没有伤寒证严重。伤寒证全身的血管都充血疼痛，就不光是头项疼了。这就是有汗、无汗的区别，有汗的脉紧，无汗的脉缓。这个阴阳俱紧，就是上下脉都紧，界限分明。这一类的太阳病，就叫作伤寒证。古人因为这类太阳病必恶寒，恶寒明显，故称"伤寒"，这个命名是很有味道的。"伤者伤于外也"，就是皮表不开，汗不得出，只要一汗出，病就好了，病邪比较浅，故名"伤寒"。

这三条，第一条讲述太阳病的提纲，也就是概括的特征，在这种太阳病里再细分，有两种，一种太阳中风，一种太阳伤寒，主要的差别，一个是汗出，一个是无汗，由汗出、无汗产生的证候就不同了。

4. 伤寒一日，太阳受之，脉若静者，为不传。颇欲吐，若躁烦，脉数急者，为传也。

讲解：伤寒，包括普通的感冒，一开始都发生太阳病，如果脉象非常平静，就是不特别大、不特别快，就说明病势较轻，这样的病肯定不会传。《伤寒论》讲表里相传，表病会向里传，传入半表半里，传入里。大夫应该知道病轻病重，一开始太阳病，如果脉比较平静，就没什么事，服用发汗药如感冒冲剂、桑菊饮片，甚至于喝点姜汤就会痊愈。如果颇欲吐，就是内传少阳，柴胡证"心烦喜呕"的情况。颇，很也，心中非常烦乱而欲吐。若躁烦，是内传阳明，热在内人就会躁烦，躁者乱也，比烦更甚。脉数急者，数是快，急是更快，说明这个病比上面的病严重得多，就是传变了。大夫在疾病一开始就应该知道这个病的轻与重，传与不传了。应该看到，如果内传，依法治疗，也不会马上就好，因为内传的变化发展是非常迅速的。

5. 伤寒二三日，阳明少阳证不见者，为不传也。

讲解：上文论述疾病刚刚开始，这条讨论疾病发展到两三天的时候，如果内传他经，一定会有某些征兆，由表传内，传至阳明经则会有阳明经见证，传至少阳经则会有少阳经见证，阳明、少阳证都没有，那就是不传。

这两条看的是以脉、证对太阳表证的轻重缓急、传与不传进行判断。在临床上，最常见到的就是太阳病二三天时，传入少阳经，高烧不退，身倦乏力，胸胁满闷，呕逆，脉弦细。

6. 太阳病，发热而渴，不恶寒者，为温病。若发汗已，身灼热者，名曰风温。风温为病，脉阴阳俱浮，自汗出，身重，多眠睡，鼻息必鼾，语言难出。若被下者，小便不利，直视失溲，若被火者，微发黄色，剧则如惊痫，时瘛疭，若火熏之。一逆尚引日，再逆促命期。

讲解：这个病，也是头项强痛，也是脉浮，很像太阳病，但主要症状是渴，是一个里热证的表现。例如巴甫洛夫条件反射实验，用电强烈刺激饥饿的狗之后给予食物，开始狗很痛苦，经过一段时间，形成条件反射后，对食物的渴望大大超出了刺激身体的反应，机体的感觉即被抑制。阳明病的里热对大脑刺激非常大，所以阳明病可以见到谵语，说胡话，里热刺激过于亢奋时，恶寒就被抑制了，所以他不恶寒反恶热。发热而渴，不恶寒者，为温病，是个里热证。上文"名为中风""名曰伤寒"，这条"为温病"，是相对于太阳病而言的，而不是太阳病证，是另一种病，即温病，就不能根据太阳病的方法来治疗，就不能发汗了，因里热是忌发汗的。若误认为是太阳病而发汗，最伤人津液，此时越发汗则越热，如同烧水，本来在炉子上就热，如果一撒上水，就会热得更快。发汗后，身灼热，身上干热难耐如被火烤，名曰风温，就从温病变为风温。"风温"的命名，就是根据太阳中风的证候而来，均有发热、汗出，是类似于中风的一种温病。风温为病，脉阴阳俱浮，浮既主表，又主热，在这里就是主热。自汗出，和中风证的汗出不透，病邪未解不同，阳明病时就会讲到身灼热而自汗出，汗是由里往外蒸腾。身重，说明身体皮肤组织里有湿，虽然里面热，身上还有湿，说明里面还不实，阳明病的里热最伤人津液，热实到极点时，津液也就枯燥了，大便也就干燥了。因为水和火这两种物质是相互排斥的，火盛水就少，水多火就熄，所以从里热而身重上可以看出里热还不实。"多眠睡，鼻息必鼾，语言难出"，都是热向上壅的反映。吴鞠通在《温病条辨》中使用甘温的桂枝汤治疗风温，是不可以的，不仅不能用桂枝汤，而且连银翘散、桑菊饮也不可以用，这个病就要用白虎汤，因为他是里热而非表热，解表无效，越表越坏。"若被下者，小便不利，直视失溲"，所谓泻下，就是将肠中应吸收而未能吸收之物以药力催下，无论发汗、泻下，都会伤人津液、血液，泻下之后，津液大伤，小便没有即因津液丧失太甚，双目失于荣养则直视，泻下还可伤人脏器，如果真里实，下之则可，里尚未实，下伤脏器，虽然津虚小便不利，但是膀胱受累，稍有尿液，不能藏储，故而失溲，小便淋沥而出，这个病就比上面的病更重了。"若被火者"，即火攻，如火针、熨背等，均取大汗，犹如抱薪救火，微发黄色，非黄疸之色，乃是萎黄之色。剧则如惊痫，时瘛疭，阵发惊恐、抽搐。若火熏之，身上像火烤一般，呈现黄褐色。"一逆尚引日，再逆促命期"，就是指泻下虽然病重，却尚能存活，若火攻之后，身如熏肉色，则难活命。

这条讲得很清楚，温病不能发汗，不能泻下，更不能用火攻，相对来说，须以清解立法，方选白虎汤。后世陈修园等认为，温病里实明确时可用大剂麦冬、生地黄、玄参、大黄加入白虎汤中，经临床实践十分有效，但需谵语、大便干等里实证备的情况下方能使用，不必囿于温病忌下之言。然而仅攻下是不可以的，还需加入强壮滋阴解热之品，且用量宜大，如麦冬可用一两。有人讲仲景不治温病，实际仲景是讲温病的。阳明病篇讲到"阳明病外证云何：身热汗出，不恶寒反恶热也"就是温病，方用白虎汤，渴者白虎加人参汤，是符合温病治疗原则的，所以看书要前后参照。太阳提纲证中为加重语气，将恶寒前加"而"置于句尾，以示强调，是太阳病不可缺少的症状，而温病的辨证要点在于：渴而不恶寒。仲景在太阳病中提到温病，就是提醒医家不要将温病当作太阳病治疗，因其邪不在表，若以太阳病立法治之，命几不保。

7. 病有发热恶寒者，发于阳也；无热恶寒者，发于阴也。发于阳者，七日愈。发于阴者，六日愈。以阳数七，阴数六故也。

讲解：本条讲表证中不仅有太阳病，还有少阴病，发热恶寒的为太阳病，而少阴病偏虚偏寒，无力作热，故一味恶寒而不发热的为少阴病。发于阳者，七日愈，发于阴者，六日愈，这里的"六""七"均是约略之辞。实际上真正的伤寒病在六七日时非常关键，病轻者在这时可以减轻甚至获愈，在这时要配合发汗治疗。以阳数七，阴数六故也，这是一种附会之言。古人以十个数字来解释五行的生成，一二三四五这五个数是生数，六七八九十这五个数是成数，奇数属乾（阳、天），偶数属坤（阴、地）。"天地交媾，万物生成""天一生水，地六成之；地二生火，天七成之；天三生木，地八成之；地四生金，天九成之；天五生土，地十成之"。前文六日愈和七日愈只是一种约略之辞，发于阴、发于阳和五行生成关系不大。

8. 太阳病，头痛至七日以上自愈者，以行其经尽故也。若欲作再经者，针足阳明，使经不传则愈。

讲解：本条接续上文"七日愈"而言，若外感症状于第七日消失，则表明其病获愈，不会继续传经发展，如果传于足阳明，可针刺三里穴，使其不传，可做参考。实际情况中，太阳病发病四五日时多见传为少阳病，六、七日时多见传为阳明病，但亦有六七日传为少阳病，这时针足阳明就没有意义。

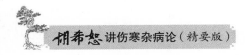

所以这里的"欲作再经"，应是专指足阳明经。

9. 太阳病，欲解时，从巳至未上。

讲解：午时为一日正中，巳居午前，未居午后，为一日中阳气最盛之时，太阳经气最旺，最易向愈，此说可供参考，不必强加解释。

按：此附会运气之说，不可信。以下各篇均有这种照例说法，均不再释。

10. 风家，表解而不了了者，十二日愈。

讲解：风家，即是太阳中风，表已解，但尚有余症不了了，如身酸痛，大约十二日愈，亦为约略之辞。

11. 病人身大热，反欲得衣者，热在皮肤，寒在骨髓也；身大寒，反不欲近衣者，寒在皮肤，热在骨髓也。

讲解：此条言某些疾病外表看似热，体内反而是真寒，外表看似寒，体内反而是真热。如病大寒，手足厥冷，但烦渴引饮，不欲衣被，白虎汤证就可能出现这种情况，厥深热亦深，此时寒是假寒，实为真热，服白虎汤其厥逆亦可解除。又如四逆汤或通脉四逆汤证，内有大寒，阳热被迫外浮，面部反现红赤。说明临证之时，不能以表面现象定寒热虚实，应详细观察具体情况。

12. 太阳中风，阳浮而阴弱，阳浮者，热自发，阴弱者，汗自出。啬啬恶寒，淅淅恶风，翕翕发热，鼻鸣干呕者，桂枝汤主之。

【桂枝汤】

桂枝（去皮）三两，芍药三两，甘草（炙）二两，生姜（切）三两，大枣（擘）十二枚。

上五味，㕮咀三味，以水七升，微火煮取三升，去滓，适寒温，服一升。服已须臾，啜热稀粥一升余，以助药力，温覆令一时许，遍身漐漐微似有汗者益佳，不可令如水流漓，病必不除。若一服汗出病瘥，停服后，不必尽剂。若不汗，更服依前法。又不汗，后服小促其间，半日许令三服尽。若病重者，一日一夜服，周时观之，服一剂尽，病证犹在者，更作服。若不汗出，乃服至二三剂。禁生冷、黏滑、肉面、五辛、酒酪、臭恶等物。

讲解：承接第二条而详言太阳中风证治。阳浮阴弱，系指脉言，仲景脉法中"阴""阳"，有时指上下尺寸而言，上为阳、下为阴；也有指浮沉而言，外为阳、内为阴。此处即指"外为阳，内为阴"，脉有浮于外而弱于内之象，即为浮弱，脉虽浮出在外，但沉取软弱无力。弱脉与弦脉相对，如拧紧琴柱，琴弦紧张，上下端直，是为弦；若琴柱未紧，琴弦松弛，按之无力，是为弱。阳浮为发热之应，阴弱为汗出之应，脉证相应。啬啬恶寒，即因寒冷而蜷曲；淅淅恶风，淅淅原意为微风的声音，太阳中风一证，外界无风，但自觉总有微风袭来；翕翕发热，翕翕，合而不开之意，表证之热，弥漫全身。人身之皮肤，虽不自觉但其实有通透气息之性，表证时气不得旁达而壅逆于上，故鼻鸣干呕。治疗应用桂枝汤。

《素问·评热病论》篇论述阴阳交一病时，提到："人所以汗出者，皆生于谷，谷生于精。"此言饮食经胃消化后，吸收水谷精微，布及周身，变为养人之精气，之后而能为汗。又云："今邪气交争于骨肉而得汗者，是邪却而精胜也。"邪指外邪、病邪，气指精气。人之体表，是由皮肤、肌肉、筋骨组成。以骨肉代言体表，意为精气与邪气在体表交争，即是太阳表证阶段，精气鼓动欲以汗祛邪外出，得汗之后，即说明精气胜，邪气解。"精胜则当能食而不复热，复热者邪气也，汗者精气也，今汗出而辄复热者，是邪胜也，不能食者，精无俾也，病而留者，其寿可立而倾也。"精胜的前提是胃气旺盛，胃气旺盛则能食，故不再热，为人体功能完全胜利的一种结果；汗实为精气外溢，如果汗出而复热，则为邪气胜，人若不能饮食水谷，精气来源断绝，仅有病邪留于体内，那么人的生命也就无法继续。

桂枝汤的发汗作用，主要在于辛温发汗药桂枝和生姜。凡大汗之药，向上升发之力较强，例如大葱的升发之力强，易使人出大汗，麻黄质轻，升发更强，可致大汗。脉象阳浮而阴弱，说明津液有所损伤，若再大汗，更伤其津。桂枝主要治疗气逆上冲（如治疗奔豚气），生姜主要用于呕逆，均有下达之性而升发力量不强，二味相和，虽可使人发汗，却并非大汗。古人食不离姜，桂枝辛微甘，挥发油有健胃之功，二者均可健胃降逆。同时配合纯甘补脾健胃之甘草、大枣，四药共用补益胃气，但又虑其甘温过汗，再伤津液，故加入不利发汗之芍药。芍药，《神农本草经》言其"味苦微寒"，以其苦制桂姜之辛，使辛散力量更弱。且酸甘化阴，长养阴液，一味药达到两方面的作用。桂枝汤既可发汗解热，又可安中健胃滋液。对于精气虚，力不足以祛邪，虽汗出而邪不去者，用之最当，使邪不复留于肌肉。

桂枝，含有挥发油类物质，其皮中含量更大，故应用时不主张去皮，汉代一两，约等于现代三钱，三两即为九钱，而一煎为三付，每服药换算为现代用量为三钱（9g）。

根据其煎服法，"以水七升"，从每服一升可以看出古时升的容积比较小，没有饭碗大，只相当于现在的一茶杯，应注意七升水为煎三付药所需。古人以烧柴之微火煎药，使药物成分缓慢析出而溶解于水中，现代使用煤气灶，其火势较猛，故可以稍稍多加些水，"服一升"就是喝一茶杯。服药后还要喝稀粥，喝粥的量要稍大于药量，以助药力，遍检全书，仅有桂枝汤服法言啜粥以补精气。虽有发汗药和热粥，但仍需多盖点被子。"一时许"，相当于现在两个小时。"漐漐"就是微汗，遍身微微出汗方为最佳，如果汗出如水流漓，则达不到治疗效果。配合方中甘温之药鼓舞胃气，正气与药力相合才足以祛邪，汗出而邪解。因汗出伤人津液，若一服药后，汗出病愈，就不要再继续吃了，假如第一付药服后，未见汗出，就再继续服药。若病仍不解，则需缩短服药间隔，每两小时服药一次。如果病情较重，就要昼夜服药，24小时进行观察。若一剂药（三升）服后，症状未完全消退，还需再煎服用，可服至两三剂。"禁生冷、黏滑、肉面、五辛、酒酪、臭恶等物"，这是一般服药时都应该注意忌口的。

通过上条可以看出，桂枝药力微薄平稳，既非大热，又非大汗之药，合理应用桂枝汤是一种养胃增液的发汗法，是祛邪而不伤人的。有人认为桂枝辛温大热，而在临床上当用而畏用是不对的。此说可上溯至清代陈修园时期，陈氏居处福建，南方之人畏用桂枝，后陈氏大胆应用，疗效非凡，世人皆效仿之，桂枝用至四钱、五钱之多。

13. 太阳病，头痛，发热，汗出，恶风，桂枝汤主之。

讲解：后世医家有人不注重本条，往往认为桂枝汤只是散风邪之剂，仅用于中风证，这是错误的。本条补充上文，仲景示人不仅仅是太阳中风证可用桂枝汤，只要是太阳病，具有头痛、发热、汗出、恶风，不必囿于是否为中风证，都可以使用桂枝汤，这里就体现了中医辨证的精神。故桂枝汤的主要应用，就是太阳病发热、汗出、恶风。

14. 太阳病，项背强几几，反汗出恶风者，桂枝加葛根汤主之。

【桂枝加葛根汤】

葛根四两，桂枝（去皮）三两，芍药三两，生姜（切）三两，甘草（炙）

二两，大枣（擘）十二枚，麻黄（去节）三两。

上七味，以水一升，先煮麻黄、葛根减二升，去上沫，内诸药，煮取三升，去滓，温服一升。覆取微似汗，不须啜粥，余如桂枝法将息及禁忌。

讲解：几几（shu shu），象形字，成无己注曰"伸颈状"，即小鸟翅膀尚未发育成熟，学习飞行的时候，探头伸颈的样子。由于项背部的肌肉拘紧痉挛，重者角弓反张而为痉病，轻者则几几然而造成脖子左右回转不利。太阳病发生项背强几几的情况，在后文也有一条："太阳病，项背强几几，无汗恶风，葛根汤主之。"本条与其相对，变无汗恶风为汗出恶风，故曰"反汗出恶风"，同是太阳病项背强几几，有汗用桂枝加葛根汤，无汗用葛根汤，提示将这两条文意与方剂做一鉴别。

太阳病，汗出恶风，为桂枝汤证，若头项强痛，桂枝汤可以奏效。但是项背强几几，拘急的感觉已经延伸到背部，则非桂枝汤所能治疗，故加一味葛根。《神农本草经》言葛根"主消渴，身大热，呕吐，诸痹"，是一味清凉性的解肌药，而尤具治疗项背拘急特能。本方中麻黄，当去之，加入麻黄则为葛根汤方。葛根汤中芍药、桂枝用量均减，而此方为桂枝汤加味，药物应是桂枝汤原方加入四两葛根即是，故芍药、桂枝的用量应仍为三两。本方煎服法同桂枝汤，但药后不必啜稀粥。临床应用要点在于符合一切桂枝汤证又有项背强几几的症状。

15. 太阳病，下之后，其气上冲者，可与桂枝汤，方用前法。若不上冲者，不得与之。

讲解：太阳病，法当发汗，若服下药，为误治，误治后变证多端。如果患者自己感觉有一股气从小腹向胸口上冲，说明这时表证未解，还可依照前法服用桂枝汤。太阳病，机体要与外邪抗争，于上半身以发汗的形式将邪气驱除出去，抗争不利，则发为"脉浮，头项强痛而恶寒"，医者需助机体驱除外邪。机体正气由内向外，由下向上鼓动而出，此时若服泻下之剂，恰与机体正气运行方向相反。此时病机是否改变就在于机体抗病能力的强弱：如人体机能强盛，不但未受下药之影响，反而更加激荡正气，给攻下之力以回击。如机能本弱，不能承受下药的打击，病邪因而内陷而不在于表，即是变证，则不能服用桂枝汤，当随证治之。

汗、吐、下均为攻邪之法，皆可亡津液、亡血液，所以再经过这些方法治疗后，不可再以麻黄汤发出大汗，而须以桂枝汤安中养液而解除疾病。大凡津液有所损伤之后仍有表证者，无论有汗无汗，须用桂枝汤。

16. 太阳病三日，已发汗，若吐，若下，若温针，仍不解者，此为坏病，桂枝不中与之也。观其脉证，知犯何逆，随证治之。

讲解：本条举例补充上条。太阳病已发病三日，已用发汗正治之法，若未痊愈，还需服用桂枝汤。此时如未能继续服用桂枝汤，而采用吐、下、温针这类误治之法，邪不在表，变为坏病，就不能再服桂枝汤了。就需详审其脉证，看其结果，"知犯何逆"不仅包括使用何种误治逆治之法，还包括误治后疾病的转归变化：或津液亡失太过而为虚证；或邪气内陷，发为陷胸汤证或阳明证；或发为阴寒重证，变证百出。现桂枝汤证则用桂枝汤，现承气汤证则用承气汤，谓之"随证治之"，此四字体现了贯穿全书的中医辨证论治精神，不可轻看。从这里也可看出，只要是呈现桂枝汤证者，就可以使用桂枝汤，不必一定是太阳中风证才可使用。

16（续）. 桂枝本为解肌，若其人脉浮紧、发热、汗不出者，不可与之也。常须识此，勿令误也。

讲解：本条说明桂枝汤之医疗作用不是发汗，本为解肌而设，并论述桂枝汤禁忌证即表实证。中风证病邪较深，精气不足以祛邪，邪气趁汗出之虚而入于肌肉之内，桂枝汤安中养液，增强精气，使肌肉不虚，邪气不能安处于此，再经汗出，邪气定随汗而解，此理与特为发汗而制力大效专之麻黄汤迥异。桂枝汤证脉象为阳浮而阴弱，轻取则浮，重取无力，若脉浮紧而有力，与充满气体之自行车车胎相类。说明血管内血液充斥，虽发热但精气过实，皮表不开，汗不得出，汗之一出，诸证皆消。此时如果服桂枝汤增益体液，则犯《黄帝内经》"实实"之戒。临床之中，当用桂枝汤时不可与麻黄汤，当用麻黄汤时亦不可用桂枝汤。（本段条文与上段合为一条，为便于说理，特分而论之）

17. 若酒客病，不可与桂枝汤，得之则呕，以酒客不喜甘故也。

讲解：本条以酒客病为例论述桂枝汤禁忌证——里热证。酒客，即病酒之人。饮酒无度之人易患酒病，症见大便不通而汗出，其人喜清凉而恶甘温。酒之为物，蕴湿蕴热，多服之后，酒力外蒸，亦见汗出，病位在里，桂枝汤虽可解热，但所解之热必是外热，若内热者服之，桂枝汤甘温之性反助其热，壅逆于上，则有呕势。临床上，不能片面地一见汗出辄用桂枝汤，必须全面观察，确定是在太阳病这一前提下的发热汗出，方可使用桂枝汤。

18. 喘家作桂枝汤，加厚朴、杏子佳。

【桂枝加厚朴杏子汤】

桂枝（去皮）三两，甘草（炙）二两，生姜（切）三两，芍药三两，大枣（擘）十二枚，厚朴（炙，去皮）二两，杏仁（去皮尖）五十枚。

上七味，以水七升，微火煮取三升，去滓，温服一升，覆取微似汗。

讲解：素患喘咳的病人，叫作喘家，如患太阳中风的桂枝汤证，则宜与桂枝汤加厚朴、杏仁以平喘为佳。

19. 凡服桂枝汤吐者，其后必吐脓血也。

讲解：本条论述里热证错服桂枝汤之转归。里热者服桂枝汤后必吐，发汗伤津液，里热反而更助热。《金匮要略·肺痿肺痈咳嗽上气病》提到："问曰：热在上焦者，因咳为肺痿。肺痿之病何从得之？师曰：或从汗出，或从呕吐，或从消渴，小便利数，或从便难，又被快药下利，重亡津液，故得之。"可以看出，里热再助其热，又伤津液，热壅于上，侵袭肺脏，肺为娇脏，易受戕害，热伤血脉，血气凝滞，则为痈脓之变。若吐，说明上壅之热甚，热纠结不去，其后必吐脓血，危害严重。

20. 太阳病，发汗，遂漏不止，其人恶风，小便难，四肢微急，难以屈伸者，桂枝加附子汤主之。

【桂枝加附子汤】

桂枝（去皮）三两 芍药三两 甘草（炙）三两 生姜（切）三两 大枣（擘）十二枚 附子（炮，去皮，破八片）一枚

上六味，以水七升，煮取三升，去滓，温服一升，本云桂枝汤，今加附子。将息如前法。

讲解：16 条桂枝汤不能用于麻黄汤证，本条论述桂枝汤证误用麻黄汤。本条条文虽未论及麻黄汤，但"遂"字，可以标明含有贬义色彩，又汗出不止，可推知误用了麻黄汤这样的大汗之剂。太阳病发汗后，就大汗不止，大汗淋漓，病必不除，又依前文"无热恶寒者，发于阴也"可知，本证邪陷于

阴而表证未解。由于津液丧失太过，故而小便难，津枯不能荣养筋脉，而四肢微有拘急痉挛，屈伸不利。汗越多，人体体温向外放散的也就越多，所以亡津液的同时也可亡阳，虚极而为阴证，此时再用桂枝汤已不合拍，需加附子。附子为辛热之药，有亢奋作用，临床体会，此药还可复兴陈衰之代谢机能。反映于里，则下利清谷，四肢厥逆，使用附子配伍干姜，如四逆汤、通脉四逆汤等。反映于表，则如本条所述，使用附子配伍麻黄、桂枝这类药，少阴篇讲述麻黄附子细辛汤时还要讲到，阴证时，该发汗时还要使用麻黄，该解肌时还要使用桂枝。此证虽需解肌，但机体处于阴寒状态，还需加入附子，这样既可达到解表的作用，同时陈衰功能也可得到恢复。

表证可分为两种，一种是表阳证，就是太阳病，一种是表阴证，就是少阴证。本条桂枝汤加附子，就是桂枝汤证而陷于阴证，或者说是少阴病现桂枝汤证。此时治疗则不能单用桂枝汤，因此证一味恶风寒而不发热，汗出更多。这是少阴病证见自汗，而脉微细、但欲寐，此时虽无里证，却不能使用麻黄附子甘草汤，而应使用桂枝加附子汤，临床应在条文基础上把握桂枝汤证见于少阴病这一标准。

21. 太阳病，下之后，脉促，胸满者，桂枝去芍药汤主之。

【桂枝去芍药汤】

桂枝（去皮）三两，甘草（炙）二两，生姜（切）三两，大枣（擘）十二枚。

上四味，以水七升，煮取三升，去滓，温服一升。本云：桂枝汤，今去芍药，将息如前法。

讲解：脉促，各代注家皆从王叔和之说"数中一止"谓之促脉，此种说法欠妥。无论数中见之，还是迟中见之，一止便是结脉。促，即是近、靠近之意，靠近以外就是浮，靠近以上就是寸卫，即关以上浮，关以下沉这样一种脉象。联系前文 15 条"太阳病，下之后，其气上冲者，可与桂枝汤"，此处胸满就是气上冲之甚。太阳病禁下，大下之后，腹气必虚，表邪未解，而气冲于上，其脉应之关上，气上冲，关下虚沉，并非数中一止，数示热象，若真为热象，何以去偏凉之芍药？由于表邪未解，故仍用桂枝汤，后文桂枝加芍药汤中，将芍药由三钱加至六钱，用于治疗"腹满时痛"，此处非但不满，腹气还虚，临床上如肝病证见腹满，大量使用芍药，可以起到很好的治下腹满的作用，相对于腹满的就是不满，故去芍药，此说更为合理。另一方面，气冲已甚，须赖桂枝以治之，但芍药可制桂、姜之辛，妨碍桂枝发挥作用，因此将芍药去掉，临床应用于桂枝汤证而气冲更甚而脉促、胸满者。后文提到的桂枝甘草汤就是在这个方剂的基础上又去掉生姜、大枣而得，可相互对照比较。

22. 若微，寒者，桂枝去芍药加附子汤主之。

【桂枝去芍药加附子汤】

桂枝（去皮）三两，甘草（炙）二两，生姜（切）三两，大枣（擘）十二枚，附子（炮、去皮，破八片）一枚。

上五味，以水七升，煮取三升，去滓，温服一升。本云：桂枝汤，今去芍药加附子。将息如前法。

讲解：本条与上条同属一条。成无己本将"微寒"改为"微恶寒"，是不对的。若微恶寒正是表不解，应服桂枝汤，则不必加入附子。此处微寒，是承接上文而来，下之后胸满，又见脉微而且恶寒，陷于阴寒少阴证，此时应加附子。本方临床应用很多，在《金匮要略·痉湿暍病》篇中亦有提到。

23. 太阳病，得之八九日，如疟状，发热恶寒，热多寒少，其人不呕，清便欲自可，一日二三度发，脉微缓者，为欲愈也。

讲解：真正的伤寒病在八九天时是一个关口，好转与恶化都在这一时期。假如出现像发疟疾一样，有定时的发热恶寒，且热多寒少，临床每每以恶寒轻重多少来验证表证的进退有无。此时热多寒少，说明表证渐已消退。若转为少阳病，其人心烦喜呕，不呕说明未传少阳；清便欲自可，即二便正常而无大便燥结、小便红赤，则说明未传阳明。疾病只是一天发作 2～3 次，发作时热多寒少。脉微缓，不是又微又缓，而是稍稍有些缓，也不是热多应见的脉数疾，亦不见脉紧，说明邪气已衰，热亦不深，病渐平静。正如前文提到"脉若静者，为不传"。此时如不服药，也可自愈。

23（续）. 脉微而恶寒者，此阴阳俱虚，不可更发汗、更下、更吐也。

讲解：此条承续上文，虽如疟状，但一味恶寒，脉微，为不足之脉，是为表里虚衰。本条也可理解为没有疟状，仅仅是太阳病八九日，恶寒而脉微，也是表里俱虚，陷入阴寒证了，此时不可再发汗、再吐、再下了，需以补益剂随证治之。

23（续）. 面色反有热色者，未欲解也，以其不能得小汗出，身必痒，宜桂枝麻黄各半汤。

【桂枝麻黄各半汤】

桂枝（去皮）一两十六铢，芍药、生姜（切）、甘草（炙）、麻黄（去节）各一两，大枣（擘）四枚，杏仁（汤浸，去皮尖及两仁者）二十四枚。

上七味，以水五升，先煮麻黄一二沸，去上沫，内诸药，煮取一升八合，去滓，温服六合。本云：桂枝汤三合，麻黄汤三合，并为六合，顿服，将息如上法。

注：古制二十四铢为一两，二点四铢为一钱，下仿此。

讲解：红为热色，如果一个人面色缘缘正赤，这时不是疾病向愈，这是阳气浮越在面，不得小汗出，是表邪未解的征候。要出汗出不来，水分含在皮内，其身必痒。此时微微发汗即可，宜桂枝麻黄各半汤。此方各取桂枝汤、麻黄汤的三分之一，量极小。后文提到："脏无他病，时发热自汗出，宜桂枝汤。""时发热"为定时发热，此处"如疟状"，也是定时发寒热的意思，但定时发寒热而且汗出才是桂枝汤证，但此处并未汗出，不汗出正和麻黄汤证吻合，麻黄汤能发汗，不能治时发热、自汗出的症状。这两个方证都具备，但都不全面。这个病较轻，"一日二三度发""脉微缓"均为欲愈之征，仅是表未全解，得小汗出辄愈，所以用药亦轻，桂枝仅用一两十六铢（此为古制，六铢为一分，四分为一两，一两是二十四铢，相当于后来的三钱），麻黄、生姜、芍药用量各一两，分为三次服用，用量可谓极轻。煎服法中，麻黄须先煎去上沫，再纳诸药，因麻黄煎后浮沫可使人头痛，故应先煮麻黄一两开，撇去上沫，这一煎服法至今仍应遵守。古人量病用药，病轻时不仅用药量轻，服用药量也少，一升八合分为三次，每次服六合，而不是像前文桂枝汤中每服一升，"病重量重，病轻量少"这一方法当今临床也应注意借鉴。

"本云：桂枝汤三合，麻黄汤三合，并为六合，顿服"，意为古时煎服法，为先将麻黄汤、桂枝汤分别煎出三升，混入一起，而为六升，顿服，现仲景将两方相合，再行煎煮。

本方为发汗轻剂，发汗作用很轻，但临床上可以根据病情再减药量。

24. 太阳病，初服桂枝汤，反烦不解者，先刺风池、风府，却与桂枝汤则愈。

讲解：桂枝汤证，不会烦得太厉害，服桂枝汤后，汗出身和而不烦。本条服用桂枝汤却有相反的症状出现，不但病情未愈，反烦不解，这种情况是不常见的。这不是桂枝汤的问题，而是邪盛气滞的结果，病邪在肌肉一层，病情偏实，故而药力受阻，此时针灸可以辅助治疗，先刺风池、风府，再与桂枝汤，即可痊愈。

25. 服桂枝汤，大汗出，脉洪大者，与桂枝汤，如前法。若形似疟，一日再发者，汗出必解，宜桂枝二麻黄一汤。

【桂枝二麻黄一汤】

桂枝（去皮）一两十七铢，芍药一两六铢，麻黄（去节）十六铢，生姜（切）一两六铢，杏仁（去皮尖）十六个，甘草（炙）一两二铢，大枣四枚（擘）。

上七味，以水五升，先煮麻黄一二沸，去上沫，内诸药，煮取二升，去滓，温服一升，日再服。本云：桂枝汤二分，麻黄汤一分，合为二升，分再服。今合为一方，将息如前法。

讲解：本条"脉洪大"为误，应改为"脉浮"，后文提到服桂枝汤发汗后，外不解而脉浮者，可以再服桂枝汤。"脉洪大"为实热之象，为下条白虎汤证之脉象，此处恐为误抄。桂枝汤证，用桂枝汤为何无效？前文讲到服桂枝汤后，应"遍身黎黎微似有汗者益佳，不可令如水流漓，病必不除"，此处则是犯大汗之弊，脉浮为病位在表，表邪未除，可以继续服用桂枝汤。

在表证中，服桂枝汤发汗后表不解，仍用桂枝汤；麻黄汤发汗后仍不解，就不能再用麻黄汤，而应改用桂枝汤；太阳病禁下，若下之后，津液伤而表不解，处以桂枝汤，说明桂枝汤较为平稳，可解表祛热、安中养液。

若形似疟，一日两次定时发热，须用桂枝二麻黄一汤，汗出而解。前文讲到定时发寒热，为桂枝汤证，不汗出是麻黄汤证，但此条桂枝汤证比较多，与上文"身痒、面有热色"相比，麻黄汤证比较少，故而麻黄汤用量更少，十分严谨。桂枝二麻黄一汤用量亦极轻，古人将麻黄汤、桂枝汤分煎而相混，

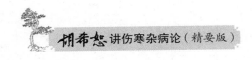

仲景将两方药物按照 2:1 的比例煎煮，取二升，分为二服，服后仅是微微透表而已。

26. 服桂枝汤，大汗出后，大烦渴不解，脉洪大者，白虎加人参汤主之。

【白虎加人参汤】

知母六两，石膏（碎，绵裹）一斤，甘草（炙）三两，粳米六合，人参三两。

上五味，以水一斗，煮米熟，汤成去滓，温服一升，日三服。

讲解：服桂枝汤后，变证多端，本条则是由于丧失津液，以成阳明内结证。此处并非桂枝汤的误治，表证期间确是桂枝汤证，但由于服法及调养不当，大掊大盖，导致大汗出，津液丧失严重，反倒造成胃不和的里热证，故"大烦渴不解"，不解言大烦渴，而非言表证，因为服桂枝汤大汗出后，表邪已解。脉洪大更是里热证的表现，此时可以看出上文"脉洪大"为谬。

需要提出的是，白虎汤证可见大汗、烦躁、脉洪大等症，至其津液丧失严重，方可见口渴一症，此时就需加入人参健胃。后世认为此时应当滋阴，但应想到，胃气不充，津液不生。尤其是在白虎汤中，大量石膏、知母的应用，更碍胃气，必须加健胃之品。人参本为治疗胃虚的心下痞硬，人参补气，补气就可以生津液。一般认为石膏是解渴药，实际上石膏是解热药。凡是白虎汤证无一条有"口渴"症状，口渴的治疗是靠人参来实现的，后文中"欲饮水数升""渴欲饮水""大烦渴"均加入人参，可见人参具有健胃生津的作用。知母去烦躁，与石膏配合以祛热，但过于苦寒，故加粳米、甘草，甘药补脾。粳米煮后产生一种胶黏质，质地黏滑，可以护胃。如果口渴，光用粳米、甘草无济于事，故用人参健胃生津，配合粳米、甘草，胃气才得以复健。临床应用如仅见口舌干燥，脉洪大，而不烦渴，可以单用白虎汤，不加人参。

服法中，粳米煮熟则药亦煮成，这一方剂煎煮时间较长，相对于前面几个方剂的"以水六升"，此处用水一斗煎煮。临床应用含有石膏的汤剂，也应该多加些水，多煎一些时候，或者可将石膏先下。

27. 太阳病，发热恶寒，热多寒少，脉微弱者，此无阳也，不可发汗，宜桂枝二越婢一汤。

【桂枝二越婢一汤】

桂枝（去皮）、芍药、麻黄、甘草（炙）各十八铢，大枣（擘）四枚，生

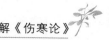

姜（切）一两二铢，石膏二十四铢（碎，绵裹）。

上七味，以水五升，煮麻黄一二沸，去上沫，内诸药，煮取二升，去滓，温服一升。本云：当裁为越婢汤、桂枝汤，合之，饮一升，今合为一方，桂枝汤二分，越婢汤一分。

讲解：太阳病发热恶寒，说明表证仍在，热多寒少，是指发热、恶寒二者相比，而非指本病较他病热象更剧。太阳病中恶寒是一个主要症状，寒少说明表证欲解，热多说明有转为阳明里热证的趋势，但是阳明里热证（白虎汤证）脉势洪大，此处脉却微弱，这一脉象有两种含义：①虽是恶寒，但表邪欲去，虽是热多，但里热症状并不明显；②下文自注"此无阳也"，应与前文"脉微者，为亡阳"对照，可知本书中"无阳"，就是指津液匮乏而言，而不是阳热之意，上文"热多寒少"就可印证。脉微弱时，虽无汗出而不可以麻黄汤大发汗，发汗则更伤津液。其证虽不能大汗，但发热恶寒之表证并未全解，故以桂二越一汤清肃表里，微微发汗。越婢汤出自《金匮要略》，《伤寒论》未提及，此汤由麻黄、甘草、生姜、大枣、石膏组成，用于治疗风水，症见全身肿胀、脉浮、汗出、身无大热，与"喘而汗出，身无大热"的麻杏石甘汤证相似。身无大热是与阳明里实热证之身大热相比而言，但却有里热，故以石膏清之，表证亦有，故用麻黄宣之。越婢汤中麻黄用六两，相当于18g，桂二越一汤中麻黄用十八铢，不到现在的3g，仅为越婢汤中用量的八分之一，失去发越水气的作用，桂枝汤用原方剂量的四分之一，用量极轻，二方相合则改变原始作用。桂枝配麻黄可出大汗，石膏配麻黄反倒可以治汗出，此方中既有麻桂，又有麻石，既可汗出，又防过汗，故可清肃表里。

三方相比，麻桂各半汤为麻、桂二方相合，可微微发汗；桂二麻一汤桂多麻少，发汗之力更弱；桂二越一汤为桂、越合方，不但发汗力最弱，更可表里相兼，加入清肃一面。

28. 服桂枝汤，或下之，仍头项强痛，翕翕发热，无汗，心下满微痛，小便不利者，桂枝去桂加茯苓白术汤主之。

【桂枝去桂加茯苓白术汤】

芍药三两，甘草（炙）二两，生姜（切）三两，茯苓、白术各三两，大枣（擘）十二枚。

上六味，以水八升，煮取三升，去滓，温服一升。小便利则愈。本云：

桂枝汤，今去桂加茯苓、白术。

讲解：此条桂枝去桂加茯苓白术汤应遵《医宗金鉴》之说，改去桂为取芍为当。文中"头项强痛，翕翕恶寒"表明表证未解，若去桂，何以解表？本条应注重"仍"字，本病一开始证见头项强痛，翕翕发热，无汗，心下满微痛，小便不利，医者看见"头项强痛、翕翕恶寒"就认为是表证，就用桂枝汤，又看到"心下满微痛"，认为是里实证而下之，均非对证。虽然经过误治，但症状并未改变。

此证临床常见，寻常外感，发汗可愈，但里气闭塞，表气因而不能通透时，必须解表兼利小便。如果里有停水而小便不利影响到表邪不解，那么非利小便不可，不利小便，无论发汗、泻下均难奏效。

前文气逆上冲而"脉促胸满"时，曾去芍药。气逆上冲，引导小便不向下行，以致小便不利时，仍应去芍药，而应用有平冲降逆的桂枝（如五苓散、苓桂术甘汤等剂均是）。白术（或苍术）性温，可健脾胃，偏于治胃中停饮，但无饮之时或有热象，则不用（苍）白术，以防刺激胃而发炎、出血；茯苓性平，亦治胃中停饮，而长于利小便，神经官能症见心悸、烦躁、失眠多用之。本证小便不利、汗不出、气上冲，而心下满微痛兼有表证，故以苓术渗利、桂枝解表而病可痊愈。

29. 伤寒脉浮，自汗出，小便数，心烦，微恶寒，脚挛急，反与桂枝，欲攻其表，此误也。得之便厥，咽中干，烦躁吐逆者，作甘草干姜汤与之，以复其阳；若厥愈、足温者，更作芍药甘草汤与之，其脚即伸；若胃气不和，谵语者，少与调胃承气汤；若重发汗，复加烧针者，四逆汤主之。

【甘草干姜汤】

甘草（炙）四两，干姜二两。

上二味，以水三升，煮取一升五合，去滓，分温再服。

【芍药甘草汤】

芍药、甘草（炙）各四两。

上二味，以水三升，煮取一升五合，去滓，分温再服。

【调胃承气汤】

大黄（去皮，清酒浸）四两，甘草（炙）二两，芒硝半斤。

上三味，以水三升，煮取一升，去滓，内芒硝更上火微煮，令沸，少少温服以水三升，煮取一升五合，去滓，分温再服。

【四逆汤】

甘草二两（炙），干姜一两半，附子一枚（生用，去皮，破八片）。

上三味，以水三升，煮取一升二合，去滓，分温再服，强人可大附子一枚，干姜三两。

讲解：伤寒应脉浮紧而无汗，此处反自汗出，小便又数，津液大伤。此证源于胃虚，"上虚不能制下"，胃土难以制水，且胃虚一身俱虚，小便失于收涩，以致津液竭于内，而成脾约证。脾约证不能用承气攻下，而应以麻子仁丸生津润燥。心烦，为胃不和，内热欲生的征象。微恶寒，说明虽冠以伤寒，但此时表邪欲罢。因津液亡失，不应发汗，反与桂枝汤，则为误治。凡是该发汗之病，若小便数，则不可发汗。《金匮要略·水气病》篇讲到："渴而下利，小便数者，皆不可发汗。"即言水气在表可汗之，惟小便数，里虚津液不守，再一发汗，津液更伤。自汗、脉浮虽似桂枝汤证，但小便数，津液失不能养筋而脚挛急，且表证所剩不多，仅仅微恶寒而已，此时服芍药甘草汤，治疗脚挛急即可。

本证不应服桂枝汤而误用，服后立刻血液津液亡失，难及四末，故令四肢逆冷。上焦失其润泽而咽干，烦躁与心烦更重，又烦又躁与吐逆同为胃不和的表现。甘草干姜汤，以甘草为主，既可养液，又缓急迫；干姜用量很轻，配合甘草健胃止呕、温中缓急。甘草干姜汤加附子即为四逆汤，加参术而成理中丸。此时恢复胃气为第一要务。若仅着眼于咽中干而用生地黄、麦冬等药滋阴救逆法，必死。胃气恢复，津液方生，复其阳，就是恢复胃气，以生津液，四肢便温。

服了甘草干姜汤，呕逆烦躁止，厥愈足温。此时脚挛急未愈，与芍药甘草汤，芍药苦而微寒，可治挛急，后文腹痛就在桂枝汤中加入芍药以缓急止痛，其他部位的拘挛疼痛，也可用芍药治疗。其实本病一开始就应以芍药甘草汤养液缓急。

本病心烦、小便数为虚，经甘草干姜汤及芍药甘草汤后，他症均解，惟胃不和仍在，而又有谵语一症出现，此时"少与"调胃承气汤，调畅胃气即可。用药不仅是方中药味起作用，与药量也有密切的关系，如前文讲的桂二麻一汤，表邪非常轻，不必用大剂的发汗药，调其量而适其病，如果按照阳明里实热证的病情开出调胃承气汤，病人必难承受。谵语因虽便结，但此便结，仅是因为津液亡失而致，不必强攻。

若假设自汗出、小便数时，以麻黄汤大发其汗，再加烧针迫激其汗，如此一来，病人也要四肢厥逆，但此绝非芍药甘草汤可以治疗，必由阳证陷于阴证重证，须以四逆汤治之。

甘草干姜汤：甘草四两，干姜二两，分一煎二剂，每剂甘草6钱，干姜3钱。以甘草为主，缓急迫，与干姜合用，为辛甘并用，温中健胃，扶胃气、养津液，以治四肢厥逆。本方亦可治小便数、遗尿等。

芍药甘草汤：芍药、甘草各四两，不仅可以治脚挛急，亦可治腹中痛，对于下肢软弱无力也可应用，古人名之曰"去杖汤"。

调胃承气汤，炙甘草甘味黏滑，有护胃之功，故使泻下不重。此外炙甘草可以导致小便不利，使水肿无出路，不利于消水肿。

四逆汤为甘草干姜汤加附子，在三阴篇多有论述。附子偏于治下，用治下利，入肾温下元；干姜偏于治上，用治呕吐。二药合用，彻上彻下，无处不温，古人云"附子得干姜而治寒"，温中回阳作用强。

30. 问曰：证象阳旦，按法治之而增剧，厥逆，咽中干，两胫拘急而谵语。师曰言夜半手足当温，两脚当伸。后如师言。何以知此？答曰：寸口脉浮而大，浮为风，大为虚，风则生微热，虚则两胫挛，病形象桂枝，因加附子参其间。增桂令汗出，附子温经，亡阳故也。厥逆，咽中干，烦躁，阳明内结，谵语烦乱，更饮甘草干姜汤。夜半阳气还，两足当热，胫尚微拘急，重与芍药甘草汤，尔乃胫伸。以承气汤微溏，则止其谵语，故知病可愈。

讲解：本条为上条做注解。前半部分依上条设问，阳旦汤就是桂枝汤，据证候来看是桂枝汤证，但是按法服桂枝汤，不但不好，反而增剧，变为厥逆，咽中干、两胫拘急、谵语，师曰：到了夜半，手足温、拘挛缓解，这是如何预料到的呢？

后半部分作答：此病开始是虚证，寸口脉浮而大，浮大其外，内中空虚。浮为风，言其有外感则发热；大为虚，大脉按之滑为实热，若不任按则为虚，津液虚则两胫挛。根据处以桂枝加附汤来看，应有类似20条汗出、遂漏不止的症状，又增加桂枝用量以解表，桂枝配合温经的附子，更使之汗出，更加亡津液，即亡阳，故而烦躁、咽中干、厥逆、阳明内结、谵语、烦乱，此时

22

可与甘草干姜汤，以补其虚，救津液为要，复脾为胃行其津液之功。胃主消化，津液精微的输送需赖脾气，如胃中空虚无津，则脾为胃行其津液之功受到制约，此时不需滋阴生津，仍以治胃为要，津液自生。服甘草干姜汤后，夜半阳气还，两足当热，此为古人看法，一过半夜，就是由阴转阳的过程，胃阳得自然之阳，病即可愈，其实白天吃这个汤药病也能好。但这时仅治了两足厥冷，津液未全恢复，两胫仍微拘急，服芍药甘草汤，尔乃就是不久，脚就好了。此时以阳明内结，谵语烦乱，不可大力攻下，稍用调胃承气汤，让大便稍稀一点，就能止其谵语。所以可知病愈。

小便数时，桂枝汤就不能吃，桂枝加附子汤也不能吃，绝对不可发汗，伤津发汗是为大忌，这就要求医者问诊一定要详细。临床常见既有感冒，又有泌尿系感染的病人，先不发汗治感冒，先服猪苓汤治小便频数即愈。

桂枝汤治发热汗出，但如有其他症状，就应全面考虑，整体辨证。有小便数，即是发热汗出、脉浮，也不可用桂枝汤发汗，伤津后的脚挛急、心烦，津液枯竭而见胃中不和，就更不能发汗。如一开始用芍药甘草汤不解，而又兼有表证，可以应用后文提到的"桂枝加芍药生姜各一两人参三两新加汤"，"白虎加人参汤"也可应用，就需辨证治疗。本条重点不在此证用何方治疗，而在于讲明伤津之后忌发汗的道理。就本条前后看，应服芍药甘草汤为最好，芍药甘草汤育阴生津，也可以治疗小便数。甘草干姜汤证说明津伤也有因胃虚而起，此时如不治胃，仅以生地黄、麦冬滋阴，胃受滋腻药物之碍则津液难生，越治越坏，故治病必须根据现有症状加以分析，不可主观。

后世医家，往往对用辛甘的甘草干姜汤治疗津液虚难以理解。这就需要辨证，常说"甘温除大热"，不是说遇到大热，就用甘温法。如桂枝汤治发热，脉必须弱，人有伤津的情况出现；若大青龙汤证则脉浮紧、无汗，服桂枝汤则病剧，这就需要明辨一个方剂的适应证。

第二章　辨太阳病脉证并治中

（第 31 条～第 127 条）

31. 太阳病，项背强几几，无汗恶风，葛根汤主之。

【葛根汤】

葛根四两，麻黄（去节）三两，桂枝（去皮）二两，生姜（切）三两，甘草（炙）二两，芍药二两，大枣（擘）十二枚。

上七味，以水一斗，先煮麻黄、葛根，减二升，去白沫，内诸药，煮取三升，去滓，温服一升，覆取微似汗，余如桂枝法将息及禁忌，诸汤皆仿此。

讲解：项背强几几，就是头颈可向前后伸，左右活动不利的样子，形容项背拘急。太阳病本身头项强痛、恶寒，又出现项背拘急、无汗、恶风，就用葛根汤治疗。葛根汤就是桂枝汤加麻黄、葛根，恶风用桂枝汤，无汗加麻黄，项背强加葛根，前文 14 条桂枝加葛根汤证中，"反汗出恶风者"，就是针对此条而言。"反汗出恶风"为这两条方证的鉴别要点，不应忽视。葛根汤也是一个解表方剂，临床应用特别重视恶风、恶寒严重，且葛根为解肌药，对于肌不和的项背痉挛有特效。肌不和的原因很多，有因为热伤津液，津液枯燥，组织营养失调者，此处病因侧重于停湿停水，阻滞气机，束缚筋肉，桂枝汤加麻黄可以发汗祛水气，配合葛根解肌，则病可愈。《金匮要略》中有痉病，即项背强达到一定程度，使身体向后拘挛，痉病时现太阳证时亦用葛根汤治疗。

葛根汤临床可用于普通感冒、流感，见无汗、恶寒很重而项背拘挛症状。

32. 太阳与阳明合病者，必自下利，葛根汤主之。

讲解：本条拓展葛根汤应用范围。"必自下利"为倒装句，应看为"太阳与阳明合病，必自下利者，葛根汤主之"。因为太阳阳明合病，不一定都下利，后文还将提到太阳阳明合病，就没有下利而见其他症状。如果下利，可以葛根汤治疗，而且这种下利，不是吃药后的反应，而是"自"下利。此病同时发作太阳病，又有属里之下利，里者，阳证为阳明，阴证为太阴，此处即是里阳证与表阳证同时发作，叫作合病。若先有表阳证，表证未罢，复又传里，出现里阳证，称为并病。此时下利是一个病，如果下利见于太阳病，说明此病有从表解的机会，而不要看成葛根汤是一个治下利的方剂，下利而见表证，如果无汗，可用葛根汤。葛根不仅有解肌的作用，还有治下利的作用，用其他发汗剂就没有治利的作用。以发汗法治疗下利，是现代医学无法解释的。同是外感兼有下利，无汗用葛根汤，有汗用桂枝汤，这与后文"太阴病，脉浮者，可发汗，与桂枝汤"可以互参。

33. 太阳与阳明合病，不下利，但呕者，葛根加半夏汤主之。

【葛根加半夏汤】

葛根四两，麻黄（去节）三两，甘草（炙）二两，芍药二两，桂枝（去皮）二两，生姜（切）二两，半夏（洗）半升，大枣（擘）十二枚。

上八味，以水一斗，先煮葛根、麻黄，减二升，去白沫，内诸药，煮取三升，去滓，温服一升，覆取微似汗。

讲解：此条亦讲太阳阳明合病，有不下利的情况，说明上条为倒装文法。表里同时有病，不下利，仅仅是呕吐，就用葛根汤加半夏止呕，这里的呕吐也是欲从表解。临床实践证明，本方除治此证外，既下利也呕吐者，也可用此方。

葛根甘寒，《神农本草经》言其治"身大热、消渴"，于胃有碍，若病人胃不舒，食欲不振，就要加半夏祛水，也可再加甘药发挥健胃作用。葛根加半夏汤的煎法与葛根汤相同，先煎麻黄，因方中葛根成分不易溶于水，故与麻黄同时先煎，去上沫。

34. 太阳病，桂枝证，医反下之，利遂不止，脉促者，表未解也；喘而汗出者，葛根黄芩黄连汤主之。

【葛根黄芩黄连汤】

葛根半斤，甘草（炙）二两，黄芩三两，黄连三两。

上四味，以水八升，先煮葛根减二升，内诸药，煮取二升，去滓，分温再服。

讲解：太阳病原本是桂枝汤证，见发热、汗出、恶风、脉缓，大夫没有用桂枝汤，反而用下法。里边本没有病，一吃泻药，里边就虚，外邪乘虚而入里，就发生利遂不止。外邪性质为热，热邪协同下药入里而泄利不止，古人称此为"协热利"。误治造成协热利，同时表证未解，脉促，寸脉浮，脉浮在前，其病在表，促又有迫近在外、迫近在表之意，现在脉促说明表邪未解，表里俱热，热壅于上，故而作喘。汗出有两种原因：内热可致汗出；桂枝汤证未解也可汗出。以葛根芩连汤治之：葛根有治下利的作用，大量使用也有解表解肌的作用，芩、连味苦有收敛作用，也可治利，葛根配合芩、连，一方面祛热，一方面治利。苦寒药可以治疗热利，但不是所有苦寒药都有这一特性，如黄芩、黄连、黄柏、秦皮、白头翁均可治利，栀子、大黄之类则无此作用。炙甘草常说用于"调百味"，其实在此处更有缓急迫之功，此病"下利不止，汗出而喘"乃陷于急迫之中，故以甘草缓急。

临床小儿痢疾见此方证者较多。

35. 太阳病，头痛，发热，身疼，腰痛，骨节疼痛，恶风，无汗而喘者，麻黄汤主之。

【麻黄汤】

麻黄（去节）三两，桂枝（去皮）二两，甘草（炙）一两，杏仁（去皮尖）七十个。

上四味，以水九升，先煮取麻黄减二升，去上沫，内诸药，煮取二升半，去滓，温服八合，覆取微似汗，不须啜粥。余如桂枝法将息。

讲解：此条开始论述麻黄汤的运用。桂枝汤与麻黄汤的最大区别就在于有汗、无汗。因其无汗，体表水分较多，水多热亦多，就对皮肤内层产生一定的压迫，刺激神经，故而身疼腰痛、骨节疼痛，无处不疼。相比之下，桂枝汤证可汗出，故水分对机体压迫也较轻，疼痛不著，且毒素在体内瘀留较少，也不会上及于肺而作喘。麻黄汤证一点汗也不出，脉中水分充盈而脉紧。体表排泄废物的功能受阻，毒素不得外泄，蓄积于肺而喘，与西医一见喘辄用麻黄素不同，古人用麻黄汤治喘是很有道理的，若没有表证则不用麻黄汤治喘。

麻黄汤中，麻黄配伍桂枝发汗力强，麻黄配伍杏仁定喘，甘草缓和喘痛之急迫。与太阳中风表（阳）虚的桂枝汤证相对，此方为太阳伤寒表实证的正方，发汗力强。煎时亦先煎麻黄，去掉上沫。

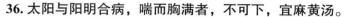

36. 太阳与阳明合病，喘而胸满者，不可下，宜麻黄汤。

讲解：本条论述一病，初看似太阳阳明合病，证见喘而胸满。因为太阳病可见喘，阳明病胃中实闭，大便不通，邪气向上压迫横膈膜，横膈膜不能配合呼吸运动上下移动，也可见喘，此喘由下及上，多伴见腹满而喘。此处喘而胸满，是由于表邪不解，气不得旁达，向上冲逆，波及肺而喘，喘而呼吸短促，使得胸部内压增高而见到胸满，实与阳明病无关，不应服泻药，而应与麻黄汤解表。本条言合病，意在言明二阳均可致喘，医家应仔细鉴别太阳、阳明引起喘证的不同：由于里实造成的喘，用麻黄汤发汗，越发越重；由于表不解造成的喘，用下法则更坏。

麻黄汤证以喘为主，以满为客，由喘而造成胸满，里实证一般来说是先有腹满，而后见喘。

37. 太阳病，十日以去，脉浮细而嗜卧者，外已解也，设胸满胁痛者，与小柴胡汤；脉但浮者，与麻黄汤。

【小柴胡汤】

柴胡半斤，黄芩、人参、甘草（炙）、生姜（切）各三两，半夏（洗）半升，大枣（擘）十二枚。

上七味，以水一斗二升，煮取六升，去滓，再煎取三升，温服一升，日三服。

讲解："十日以去"，当为"十日已去"，本条情况临床最为常见。这种情况不一定十日之后才发生，临床上太阳病三四日即可发生。表证已解，脉虽浮但细，细主血少，浮细说明在表的津液亏少。嗜卧，为邪在半表半里少阳柴胡证的一个特殊症状，病入里则困倦无力、嗜卧，此时若再服发汗药则误，因其表邪已解。后文提到"血弱气尽，腠理开，邪气因入"，即言病开始在表，机体欲发汗，将体液输送到体表，准备汗出祛邪，这一阶段过后，病不在表，入于半表半里，正气、津液亦随之入于半表半里胸胁之处，再图正邪相争，而此时在表的气血减少，故脉浮细。太阳病脉浮而不细，脉浮细则病不在表，有入里之势，如果困倦嗜卧，则说明表邪已解，入于里脏，此时若仅有嗜卧，不能确定地说就是柴胡证，但此时见到胸满胁痛，才是柴胡证，须用小柴胡汤。仲景深怕后人以为十余日就是少阳证，特地强调"脉但浮者，与麻黄汤"，脉浮而不细，没有胸满胁痛、嗜卧症状，该解表还应解表，无汗

27

仍需用麻黄汤，说明辨证不应局限于时日。

此证临床常见，病人高热，脉浮细，困倦无力、恶心、胸胁满、往来寒热，这时要用柴胡剂，如果还有口舌干燥、舌上白苔，还应加入石膏。临床很多高热不退，多属此证。

小柴胡汤既是解热剂，又可健胃止呕。方中柴胡用半斤，分三服，每服相当于八钱，《神农本草经》言柴胡"主心腹结气"。黄芩与柴胡同为苦寒，可解热去烦、去胸胁满痛。脉浮细，主津虚血少。血者，非西医所说血球，而是血液，血中之液，也属津液范畴，津液生成赖于胃，人参、甘草、生姜、大枣均可健胃生津，祛邪外出。少阳多呕，以半夏伍生姜和胃止呕，故论中常以呕言少阳病，而以渴言阳明病。

38. 太阳中风，脉浮紧，发热恶寒，身疼痛，不汗出而烦躁者，大青龙汤主之。若脉微弱，汗出恶风者，不可服之，服之则厥逆，筋惕肉瞤，此为逆也。

【大青龙汤】

麻黄（去节）六两，桂枝（去皮）二两，甘草（炙）二两，杏仁（去皮尖）四十枚，生姜（切）三两，大枣（擘）十枚，石膏（碎）如鸡子大。

上七味，以水九升，先煮麻黄减二升，去上沫，内诸药，煮取三升，去滓，温服一升，取微似汗，汗出多者，温粉粉之。一服汗者，停后服。若复服，汗多亡阳，遂虚，恶风烦躁，不得眠也。

讲解：脉浮紧，发热恶寒身疼痛，为太阳伤寒麻黄汤证，而此处言中风，关键在于应出汗而汗不得出，故发烦躁。

麻黄、杏仁、桂枝、甘草为麻黄汤，生姜、大枣、甘草、麻黄、石膏为越婢汤，本方即是麻黄汤与越婢汤合方而成。越婢汤治风水即浮肿兼有外感发热，里热蒸腾，汗液欲出，而表实汗孔闭郁，汗不得发越，故郁而发烦躁。本条虽名之"中风"，实指越婢汤证汗出而言。可见"伤寒""中风"的主要鉴别点在于汗出，汗一出脉即不紧，身疼亦减，不汗出则脉紧、身疼痛。

麻黄汤证虽无汗而不烦躁，一见烦躁内必有热，此条为有别于麻黄汤，特将麻黄汤证"无"汗变为"不"汗出，即有汗应出而不得发越之意。脉微弱、汗出恶风，为真正太阳中风证，则不能服大青龙汤，仲景深恐后人误将上半段认为真是太阳中风证，特意言明"若脉微弱，汗出恶风者，不可服之"，以警后世。服后大汗亡阳，津液不达四末故厥逆，津液丧失，无以柔养筋肉，故筋肉跳动，则为误治。

大青龙汤麻黄用六两，一剂三服，配合桂枝、杏仁、生姜，发汗力量更大。方中石膏清里热，可阻碍麻黄发汗之功，故麻黄用量大，使汗出顺利。临床治疗肾炎水肿常用此方或越婢加术汤，但不可草率用之，更不要一下就用大量麻黄，曾有服大青龙汤后大汗不止，亡阳毙命之例。临床上恶寒、无汗，可在葛根汤及大青龙汤中选择应用，若见口渴、烦躁则用大青龙汤。本人曾患急性肺炎，恶寒极重、口渴，未服大青龙汤，而服葛根汤加石膏，虽当时汗出热退恶寒减，但未几热势又起，恶寒依旧，后终服大青龙汤而告痊愈。本方临床上可用于肾炎水肿、急性肺炎、小儿肺炎等疾病。

39. 伤寒脉浮缓，身不疼，但重，乍有轻时，无少阴证者，大青龙汤发之。

讲解：此条伤寒指恶寒而言。人体皮下肌肉组织如果停水则感到身沉重，但脉中未到充血程度，故脉浮缓而不紧，身不疼，后世注家多理解此处脉浮缓亦指中风，故有"麻黄汤证为寒伤营，桂枝汤证为风伤卫，大青龙汤为风寒伤营卫"鼎足而三的理论，实则误也。本病为水气病，水气尚未弥漫全身，乍有轻时，说明水气尚可流走，流至一处则一处沉，流走则轻，若病再重，则无有轻时。"无少阴证"与《金匮要略》有关，《金匮要略》有言"水之为病，脉沉小者，属少阴"，少阴病，应服麻黄附子甘草汤，若脉不沉小者，应服杏子汤，即大青龙汤。

本方不仅为解表重剂，亦为发越水气的重剂。

40. 伤寒表不解，心下有水气，干呕发热而咳，或渴，或利，或噎，或小便不利，少腹满，或喘者，小青龙汤主之。

【小青龙汤】

麻黄（去节），芍药、细辛、干姜、甘草（炙）、桂枝（去皮）各三两，五味子半升，半夏（洗）半升。

上八味，以水一斗，先煮麻黄减二升，去上沫，内诸药，煮取三升，去滓，温服一升。若渴，去半夏加栝楼根三两。若微利，去麻黄加芫花，如一鸡子，熬令赤色。若噎者，去麻黄加附子一枚，炮。若小便不利，少腹满者，去麻黄加茯苓四两。若喘，去麻黄，加杏仁半升，去皮尖。且芫花不治利，

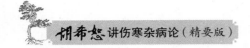

麻黄主喘，今此语反之，疑非仲景意。

讲解：本条与桂枝去桂加茯苓白术汤有关。彼处小便不利而表邪不解，此条承接上文，病因心下有水气，虽见无汗而用麻黄汤之类解表剂却无效，非但表邪难解，发汗剂激动里水，变证百出：里有水饮，逆于上则干呕；表证未解则发热；水饮冲逆于肺则咳；里有水饮，气化失司，水津不布则渴；水流肠间，水谷不别则下利；气逆上冲，与水气相合上逆则噎；水道不通则小便不利，小便蓄积膀胱而少腹满；水气迫肺而喘。小青龙汤可治因心下有水气而引起的各种或然症状。

关于方后加减法，恐非仲景原意。举例来说，"若渴，去半夏加栝楼根三两"，此证中的渴，是由于水饮阻滞，气化失司，水津难于布散而致，而栝楼根可治津液亡失的燥渴，却不可治水不化气的渴。"若噎者，去麻黄加附子一枚"更难说通，本方是"伤寒表不解"，去掉麻黄，何以解表？故方后加减法不应相信。

本方以麻黄、芍药、甘草解表，其他药物均为温中祛饮药，五味子可镇咳，机理就在于其性收敛，可祛水止咳。半夏祛饮，细辛、干姜温中祛饮，里饮一去，麻桂解表作用才可得以施展。

本方所治饮为寒饮，多见口舌不甚干渴，渴者多由于服麻黄汤类发汗剂之后，激动里饮而见变证。若口舌干燥为温热伤津所致，则细辛、干姜、半夏等药过于温燥，一定慎用。

临床上老年人痰喘，咳吐白色泡沫痰，用小青龙汤机会较多，若兼烦躁，可加石膏。

41. 伤寒心下有水气，咳而微喘，发热不渴；服汤已，渴者，此寒去欲解也；小青龙汤主之。

讲解：本条说明小青龙汤的应用，主要的证候为不渴。伤寒，心下有水气，外邪冲动里饮，则咳而兼喘；伤寒表证未解则发热；里有水饮则不渴。服解表兼祛内饮的小青龙汤后，表解饮去，则觉口渴，此为效验之征，为寒饮祛除的表现。"小青龙汤主之"为倒装句法，应写在"发热不渴"之后。

至此，介绍了太阳病解表的几个方剂：桂枝汤、葛根汤、麻黄汤、大青龙汤、小青龙汤，下文则是对桂枝汤、麻黄汤这两个主要方剂的运用加以阐释。

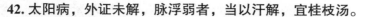

42. 太阳病，外证未解，脉浮弱者，当以汗解，宜桂枝汤。

讲解：太阳病，外证"未解"，说明以法服麻黄汤这类解表剂，而表证仍未解除，脉势浮弱者，还应发汗而解，与桂枝汤。论中表证，即指皮表不得汗出，麻黄汤证常言表不解；桂枝本为解肌，病在肌肉，比皮表深在，但仍在体外一层，故云外证，而与表证做一鉴别。

脉浮弱者，脉虽然浮，但不任按，即浮于外弱于内。津液有所丧失，应与桂枝汤。

43. 太阳病，下之，微喘者，表未解也，宜桂枝加厚朴杏子汤。

讲解：太阳病，不应吃泻药，医者误用下法，气逆上冲，出现微喘。前文 15 条"太阳病，下之后，其气上冲者，可与桂枝汤，方用前法"，此时增加微喘一症，与桂枝汤证稍有出入，故加厚朴、杏子消胀定喘。本条若单用桂枝汤，并不为错，但"微喘"这一症状则难以解决。

前文 18 条言本有喘病，一患外感，喘症又作，外感为桂枝汤证，同样是加厚朴、杏子消胀定喘。

44. 太阳病，外证未解，不可下也，下之为逆，欲解外者，宜桂枝汤。

讲解：本条特别提出外证。太阳病，如果外证（即桂枝汤证）未解，则不可攻下，与前文 34 条呼应，如果服用泻药，则为误治。要想解除外证，则用桂枝汤。

45. 太阳病，先发汗不解，而复下之，脉浮者不愈。浮为在外，而反下之，故令不愈。今脉浮，故在外，当须解外则愈，宜桂枝汤。

讲解：本条批评医界"汗之不愈则下"之陋习。太阳病，先发汗未解，是因为病重药轻，而非治法不当，此时应分析发汗不解的原因，而辨证治疗。但医家一见汗之不解，辄用下法。病人脉浮，病仍在表，故服泻药无效。虽经发汗、泻下，表邪未解，解外则愈，与服桂枝汤。

发汗、泻下之后，若再需解表，不用麻黄汤而用桂枝汤，说明桂枝汤作用平稳，用过桂枝汤后表未解，还需用桂枝汤，此为定法。

46. 太阳病，脉浮紧，无汗发热，身疼痛，八九日不解，表证仍在，此当发其汗。服药已微除，其人发烦目瞑，剧者必衄，衄乃解。所以然者，阳气重故也。麻黄汤主之。

讲解：本条言麻黄汤证多日不解，一般来说，八九日时太阳表证理应传里或半表半里，此条即言表证仍在的例子。太阳病，脉浮紧、发热、无汗、身疼痛，为太阳伤寒表实证。"表证仍在"意指恶寒仍盛，确为表证，不需顾虑发病日数多寡，仍然可以发汗。"此当发其汗"一句后应接"麻黄汤主之"。服麻黄汤后，病人感觉较好，症状有所减轻，但是同时发生"发烦、目瞑"，就是心烦而目闭，是因为病重日久或体虚误治时，服药中病后的瞑眩状态，《尚书·说命》云："若药弗瞑眩，厥疾弗瘳。"意为服药之后，没有瞑眩状态，则病不除，看似治不得法，实为病去之兆。瞑眩重者可能鼻衄，但衄后必愈。瞑眩发生的原因在于"阳气重"，此处以气血分阴阳，津液一类亦属阳，故阳气非指热证，而言津液。太阳伤寒表实证，寒邪闭表，人体调动津液至表，邪气随汗外泄，病即解除的过程。病日持久，津液聚而不得出，故一得出路，汹涌而至，发为瞑眩状态。

47. 太阳病，脉浮紧，发热身无汗，自衄者愈。

讲解：太阳伤寒表实证，有自衄而解的可能，古人称此为"红汗"。它是这个血管里头充斥的水分相当多，所以脉浮紧，它越实越不能出汗，若要有了出血呢？表气松动一下反倒容易出汗，而能出汗愈的。古人曾记载某人半身不遂，一日跌扑，头碰石块而血流不止，待血止发现其半身不遂亦痊愈。前文24条太阳中风服桂枝汤无误，但由于病邪深、实，故先刺风池、风府，血液疏通，药力发挥作用，与此同理。太阳伤寒表实证衄之后病愈可不再服药，未愈可继续服药。

48. 二阳并病，太阳初得病时，发其汗，汗先出不彻，因转属阳明，续自微汗出，不恶寒。若太阳病证不罢者，不可下，下之为逆，如此可小发汗。

讲解：此为本条第一部分。仲景论中有表里传变，可由表传里，也可由表传半表半里，此处所论即是太阳表证传为阳明里证。此时表证未罢，里证已现，称为并病。开始为太阳表证，经过发汗，病未痊愈，之后转为阳明。表证轻症，易治易愈，表证重症，虽以法治之，但病难痊愈，继续传入他经。续自微汗出，此为阳明外证的表现，热结于里，蒸发于外，故而接续不断地汗出。这时假如身疼痛、恶寒等表证仍在，就不可攻下，下之为逆，应以桂枝汤小发汗。

48（续）. 设面色缘缘正赤者，阳气怫郁在表，当解之，熏之。

讲解：假如病人面色红，为汗不得出，阳气怫郁在表的表现，应当解表，前文桂枝二麻黄一汤、麻黄桂枝各半汤均可选用。亦可熏之，如荆芥、青蒿煎汤熏洗，也能稍稍汗出而解。

48（续）.若发汗不彻，不足言阳气怫郁不得越，当汗不汗，其人躁烦，不知痛处，乍在腹中，乍在四肢，按之不可得，其人短气，但坐，以汗出不彻故也。更发汗则愈，何以知汗出不彻，以脉涩故知也。

讲解：这一部分论述发汗不彻，病不除。上文阳气怫郁不得越，只是表证不了了之证，此处为当汗不汗，不能说其仅是阳气怫郁不得越，应继续发汗。病人因表不解而烦躁特甚、全身酸疼，"短气、但坐"言其不汗出而喘，此为大青龙汤证。"何以知汗出不彻，以脉涩故知也"一句，历代医家均认为，表实当汗不汗，脉道受迫，影响血行。但根据临床所见，应以"脉浮"或"脉浮紧"更为合理。

本条第一段讲到二阳并病，为太阳阳明并病，临床上太阳阳明并病，既有大便多日未行，又有发热恶寒，表证未解，当先解表，再图攻下。故古人云"下不厌迟"，如果里证为虚寒证，如"太阳太阴并病"或"太阳少阴并病"则当先救里，此为定法。

49.脉浮数者，法当汗出而愈，若下之，身重心悸者，不可发汗，当自汗出乃解。所以然者，尺中脉微，此里虚，须表里实，津液自和，便自汗出愈。

讲解：脉浮数，脉浮为在表、数为有热，即表有热的情况，此时应发汗，汗出而愈。医者未用发汗法，反与泻药攻下，而现变证。下之后虚其里，外气郁滞蕴湿故身重，里虚血气少不能养心故心悸。此时不可发汗，须等到津液回复，自汗出而愈。因其尺中脉微，气血俱不足，为里虚，不要再发汗解表，要等到表里实而不虚，津液回复，自汗而解。此处里虚的症状仅举了心悸等，临床上可见多种多样的里虚表现。此处可与小建中汤或新加汤实其里，不可再发汗。

50.脉浮紧者，法当身疼痛，宜以汗解之；假令尺中迟者，不可发汗。何以知然？以荣气不足，血少故也。

讲解：脉浮紧，为太阳伤寒表实证，体液压迫、毒素刺激，故而身疼痛，但如果见到脉尺中迟，就不能发汗。仲景脉法中，除以浮沉定表里，关脉前后也候表里，《金匮要略·脏腑经络先后病》云："病人脉浮者在前，其病在表。"关以上候表，关以下候里，脉迟为三部俱迟，不可能仅仅尺部迟，寸关

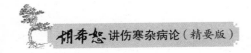

俱数。为何特地说尺部，为言明病位在里而已，为里虚，脉内血少，营气不足，若发汗，亡失体液则病生他变。

51. 脉浮者，病在表，可发汗，宜麻黄汤。

讲解：这是简文，桂枝汤脉浮不？也脉浮。脉浮在表这是肯定的，那就得用麻黄汤发汗吗？这不一定的，这是个简文，因为桂枝汤、麻黄汤已经反复地说了，前面都有了。就是脉浮无汗者，它起码有个无汗，这类的表证必须用麻黄汤发汗。

52. 脉浮而数者，可发汗，宜麻黄汤。

讲解：这跟上面的一样，只是脉浮而数，桂枝汤也脉浮而数，如有自汗出的话，要用桂枝汤，无汗的要用麻黄汤。这和上面是一样的，而且表实证不光是无汗、头痛、腰痛、骨节疼，这都是麻黄汤证，这是必有的，同时这个人还恶寒。这两条，它是同桂枝汤的一个划分，就是以有汗无汗来说，但这里没有明说，这里简略了，但读书应该灵活看，不可死于句下。

53. 病常自汗出者，此为荣气和，荣气和者，外不谐，以卫气不共荣气谐和故尔，以荣行脉中，卫行脉外，复发其汗，荣卫和则愈，宜桂枝汤。

讲解：病人仅有常常自汗出一个症状，为荣卫不和。古人认为饮食入胃，经过消化，精微物质进入血管，变化而赤者为血，血管之外为气，气、血均来源于饮食产生的精气，如雾露之溉，遍及周身。血的作用称为荣（营），气的作用称为卫，作用上言营卫，本体上言血气。卫有营才能固于外，营由于卫外稳固而能守于内，类似西医所言血管通透作用，可与之对照考虑。卫气不和，恣行于脉中，荣气本无病而受卫气之扰，故而汗出。自汗出，与桂枝汤，再小发其汗，调和营卫即可。

54. 病人脏无他病，时发热自汗出，而不愈者，此卫气不和也，先其时发汗则愈，宜桂枝汤。

讲解：病人内脏没有病，定时发热，自汗出，经久不愈，也是由于卫气不和而发生的。譬如2点左右定时发热，那么可以于2点前服桂枝汤即愈。此证临床上很多见，甚者可持续20年之久。

这两条一条为"常自汗出"，另一条为"时发热、自汗出"，均为营卫不协所致，说明桂枝汤不仅可以治疗发热、汗出、恶风、脉缓的太阳中风表虚证，也能调和营卫。此处可与23、25条对照理解。

55. 伤寒脉浮紧，不发汗，因致衄者，麻黄汤主之。

讲解：此条应与 46 条对照。伤寒脉浮紧，为表实证，法当发汗，但因为没有发汗，血管充血到相当程度而衄血。46 条自衄后病愈，此条未愈，仍当服麻黄汤。

56. 伤寒不大便六七日，头痛有热者，与承气汤。其小便清者，知不在里，仍在表也，当须发汗。若头痛者，必衄，宜桂枝汤。

讲解：头痛有热，为表里共有之病，太阳、阳明病均可见到。伤寒表实证时，不大便六七日，头痛、发热就有可能是肠中燥结引发的自身中毒反应，常规看来是阳明病，可以服承气汤，而非固定不移的"主之"。果真里有热，则小便红赤，若小便颜色不变，就知道不是阳明病，病在表，仍是太阳病，需发汗，这时发汗就当用麻黄汤。可知表热证与里热证最重要的鉴别点就在于小便。

假若服过麻黄汤发汗而头痛不已，病人必衄，因病情深在，气上冲亦甚，故虽服麻黄汤而病不除，平冲降逆为桂枝汤所长，故宜桂枝汤。

57. 伤寒发汗已解，半日许复烦，脉浮数者，可更发汗，宜桂枝汤。

讲解：本条承接上文，伤寒服麻黄汤发汗已经解表，但半日左右，又发烦躁，说明热未全除。脉浮数，说明热在表，再发汗则愈，宜桂枝汤。此条阐明麻黄汤发汗表未全解，不可再与麻黄汤，应服桂枝汤。

以上数条反复申明麻黄汤、桂枝汤二方的临床应用。

58. 凡病，若发汗，若吐，若下，若亡血、亡津液，阴阳自和者，必自愈。

讲解：此条泛论各种疾病，汗、吐、下三法用不得当，致亡血、亡津液。阴阳自和，指的表里，表里没有他病。如果表里阴阳协调，则可自愈。本条重点在于讲明汗、吐、下不得法，会导致亡失津液、血液。

59. 大下之后，复发汗，小便不利者，亡津液故也。勿治之，得小便利，必自愈。

讲解：有表证当先解表，而不应泻下，但是如果攻下，大下之后病未愈，再次发汗，致体液亡失过多而小便不利。"勿治之"指的是不要看到小便不利就去利小便，那样更伤津液。等到津液回复，则小便通利，再议表证。

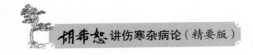

60. 下之后，复发汗，必振寒，脉微细。所以然者，以内外俱虚故也。

讲解：下之后里气被伤，可以服桂枝汤解表，但不可再以麻黄汤发汗，复发汗而虚其表，使表里俱虚，故必振寒、脉微细：振寒即身体颤抖而恶寒，为表虚之征；脉微细为里虚之征。此条阐明虽为太阳病，但经汗下失法，或发汗不当的误治后，有可能变为逆证。

61. 下之后，复发汗，昼日烦躁不得眠，夜而安静，不呕不渴，无表证，脉沉微，身无大热者，干姜附子汤主之。

【干姜附子汤】

干姜一两，附子（生用，去皮，切八片）一枚。

上二味，以水三升，煮取一升，去滓，顿服。

讲解：此条承接上一条，略去表里俱虚后振寒的症状。三阳病均有烦躁，三阴病中也可见到，其中症状最重者莫过于栀子豉汤证，可见"虚烦不得眠"。此处"夜而安静"，故可排除栀子豉汤证；不呕，排除少阳病；不渴，排除阳明病；无表证，也非表不解之烦；大热，一种看法认为表热为翕翕发热，遍及周身，另一种看法认为阳明病身大热、蒸蒸发热，故无大热，即排除太阳、阳明病的发热。

62. 发汗后，身疼痛，脉沉迟者，桂枝加芍药生姜各一两人参三两新加汤主之。

【桂枝加芍药生姜人参新加汤】

桂枝（去皮）三两，芍药四两，甘草（炙）二两，人参三两，大枣（擘）十二枚，生姜（切）四两。

上六味，以水一斗二升，煮取三升，去滓，温服一升。本云：桂枝汤，今加芍药、生姜、人参。

胡希恕注：此于桂枝汤加芍药、生姜、人参，补中健胃，故治桂枝汤证胃气虚而津液不足者。

讲解：发汗以后，身仍疼痛不休，为外未解可知，依法当与桂枝汤以解外，但脉沉迟，为里虚之应，已非原方所宜，势须新加芍药、生姜各一两，人参三两为本方者主之。

表证见里虚之候，必须扶里之虚，才能解外之邪，若只着眼表证，连续发汗，表热虽可能一时减退，但随后即复。此时唯有新加汤法，健胃于中，益气于外，邪自难留，表乃得解。若执迷不悟，见汗后有效，反复发之，必致其津枯肉脱于不起。本条所述只说脉迟，里虽虚但未见阴寒重症，假如另有厥逆下利等证，即本方亦不得用，应按先救里而后救表的定法处之。

63. 发汗后，不可更行桂枝汤。汗出而喘，无大热者，可与麻黄杏仁甘草石膏汤。

【麻黄杏仁甘草石膏汤】

麻黄（去节）四两，杏仁（去皮尖）五十个，甘草（炙）二两，石膏（碎，绵裹）半斤。

上四味，以水七升，煮取麻黄，减二升，去上沫，内诸药，煮取二升，去滓，温服一升。

讲解：发汗后，表未解，依法当与桂枝汤。汗出而喘，虽有似桂枝加厚朴杏子汤证，但这里汗出多，而喘也剧，此为既有表邪复有内热，并非桂枝汤所宜，故说不可更行桂枝汤。无大热，是身无大热，并非无热。假如汗出多，身大热，则是热实于里的阳明病。今无大热，是说表邪内热兼而有之，故与麻黄杏仁甘草石膏汤解表以清里。

麻黄汤治无汗而喘，今以热壅于内反使汗出，故去桂枝加石膏，消热以止汗，增麻黄用量，是由于喘剧的缘故。

本条说明发汗不得法，表邪未彻，里复有热。

64. 发汗过多，其人叉手自冒心，心下悸欲得按者，桂枝甘草汤主之。

【桂枝甘草汤】

桂枝四两，甘草（炙）二两。

上二味，以水三升，煮取一升，去滓，顿服。

讲解：夺汗者亡血，发汗过多，血不足以养心则悸。汗多出于上体部，上下体液骤然失调，导致急剧的气上冲出现。此时患者不得不交叉其手按冒于心部，抑制其心下的冲悸，对于这种情况，宜用桂枝甘草汤来主治。

本条提示发汗过多，因致剧烈气冲心悸的证治。

前 15 条有下之后，其气上冲者，可与桂枝汤的论述，后 65、67、117 等条有"发汗后，其人脐下悸者，欲作奔豚，茯苓桂枝甘草大枣汤主之""若吐、若下后，心下逆满，气上冲胸，起则头眩，茯苓桂枝白术甘草汤主之""气从少腹上冲心者……与桂枝加桂汤"的论述，都是在强调用桂枝的适应证，这便是，桂枝适用于不论是汗、下、吐等各种误治造成的津液大伤，气上冲是重要的特征。而一些人误于桂枝辛温发汗，认为津伤后阴虚不能再用桂枝，因而不会用桂枝，甚则不能真正理解《伤寒论》。

本方为桂枝汤的简化方，虽解外作用较逊于原方，但加重二物的用量，降冲镇悸而缓急迫，则又远非原方所及。

65. 发汗后，其人脐下悸者，欲作奔豚，茯苓桂枝甘草大枣汤主之。

【茯苓桂枝甘草大枣汤】

茯苓半斤，桂枝四两，甘草（炙）二两，大枣（擘）十五枚。

上四味，以甘澜水一斗，先煮茯苓，减二升，内诸药，煮取三升，去滓，温服一升，日三服。

作甘澜水法：取水二斗，置大盆内，以杓扬之，水上有珠子五六千颗相逐，取用之。

讲解：《金匮要略·奔豚气病》曰："奔豚病，从少腹起，上冲咽喉，发作欲死，复还止。"由此可见，奔豚病，即阵发性剧烈气上冲的病。

里有停水，虽发汗则表不解。若复激动里水，伴气以上冲，必发奔豚，脐下悸就是奔豚的预兆，宜用茯苓桂枝甘草大枣汤主治。

本条提示误里有停水者汗的证治。

本方于桂枝甘草汤加大量茯苓和大枣，故治桂枝甘草汤证小便不利而腹悸动者。

66. 发汗后，腹胀满者，厚朴生姜半夏甘草人参汤主之。

【厚朴生姜半夏甘草人参汤】

厚朴（炙，去皮）半斤，生姜（切）半斤，半夏（洗）半升，甘草（炙）二两，人参一两。

上五味，以水一升，煮取三升，去滓，温服一升，日三服。

讲解：发汗后表解，而腹胀满者，是里虚气滞所致，可用厚朴生姜半夏甘草人参汤来主治。

方中厚朴行气消胀，生姜降逆止呕，温中化饮，半夏降逆气使饮气皆下行。甘草、人参安中健胃，故治胃虚、腹胀满而呕逆者。

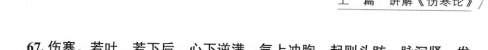

67. 伤寒，若吐，若下后，心下逆满、气上冲胸、起则头眩、脉沉紧，发汗则动经，身为振振摇者，茯苓桂枝白术甘草汤主之。

【茯苓桂枝白术甘草汤】

茯苓四两，桂枝三两，白术、甘草（炙）各二两。

上四味，以水六升，煮取三升，去滓，分温三服。

讲解：伤寒当发汗，若吐、若下均属逆治，心下逆满者，胃虚水气冲逆于中。气上冲胸者，是表未解。起则头眩，为水气冲逆于上。脉沉紧为里有水饮之应。虽表未解，也不可发汗，若误发之，激动水饮，则必动及经脉而身为振振摇。对此宜用茯苓桂枝白术甘草汤主治。

伤寒心下有水气，若误施吐下，胃中气虚，表复不解，最容易导致水伴冲气而上犯。心下逆满、气上冲胸、起则头眩、脉沉紧，就是水气上逆的表现。此时应用本方降气冲而逐水饮，使里和表亦解。若再误发其汗，则必动及经脉，而为身振振摇的变证。

本方于桂枝甘草汤加茯苓、白术，故治桂枝甘草汤证小便不利、心下逆满而头眩心悸者。

68. 发汗病不解，反恶寒者，虚故也，芍药甘草附子汤主之。

【芍药甘草附子汤】

芍药、甘草（炙）各三两，附子（炮，去皮，破八片）一枚。

上三味，以水五升，煮取一升五合，去滓，分温三服。

讲解：发汗表解，当不恶寒，而反恶寒者，由于发汗太过，津液损伤，虚极而陷于阴证。可用芍药甘草附子汤主治。

从本条用芍药甘草附子汤来看，本方证除恶寒外，当有四肢拘急，或脚挛急等症，此等证候，已见于前，故此处省略。

本方于芍药甘草汤加附子，故治芍药甘草汤证，而陷于阴证者。

69. 发汗，若下之，病仍不解，烦躁者，茯苓四逆汤主之。

【茯苓四逆汤】

茯苓四两，人参一两，附子（生用，去皮，破八片）一枚，甘草（炙）二两，干姜一两半。

上五味，以水五升，煮取三升，去滓，温服七合，日二服。

讲解：理解本条应先看霍乱篇385条"恶寒脉微而复利，利止，亡血也，四逆加人参汤主之"。霍乱病上吐下泻，脾胃大伤，津液亡失，虽然利止，但并非霍乱病瘥，而是津液亡失太过，再也无津可失，故利止。亡失津液即亡血，陷入阴寒证，阴盛阳衰，故不能以生地黄、麦冬之类阴性滋润药，必须用回阳救逆的四逆汤再加大补脾气的人参，合为"四逆加人参汤"方可见效。本条与其相比，增加烦躁一症，故于四逆加人参汤中再加止悸烦、宁心神的茯苓即可。

本条文字简略，但内容必须与385条参详，加深理解。

70. 发汗后恶寒者，虚故也。不恶寒但热者，实也，当和胃气，与调胃承气汤。

讲解：前文几条均论述发汗后体虚恶寒，转为阴寒证，但若发热而不恶寒，则属实。此"实"指胃家实，故发汗可产生两种变证：一种是虚极转为阴证，一种是丧失津液，胃中干转为阳明病。实热证时，可与调胃承气汤，此为概说，临床上也可见白虎汤、大小承气汤等证。

71. 太阳病，发汗后，大汗出，胃中干，烦躁不得眠，欲得饮水者，少少与饮之，令胃气和则愈。若脉浮，小便不利，微热消渴者，五苓散主之。

【五苓散】

猪苓（去皮）十八铢，泽泻一两六铢，白术十八铢，茯苓十八铢，桂枝（去皮）半两。

上五味，捣为散，以白饮和服方寸匕，日三服，多饮暖水，汗出愈，如法将息。

讲解：太阳病本应发汗，若汗不得法，使人大汗出，虽表证可解，但水分丧失过多，胃中干，胃气不和则烦躁不得眠，若口渴，则"少少与饮之"，此为重点。胃中干，人欲饮，必须限制其饮水量，因其胃气不和，水入难化，压迫横膈膜有作喘之虞，应当一点点饮水，和胃气、润胃腑，则烦躁可止。若里有停水，水不下行，小便不利，此时发汗表必不解，当先利其小便；表不解而微热；随饮随渴为消渴，这种渴与上文不同，饮水难解，缘其身体应排出的废水因小便不利而难于排出，再饮水则无法吸收，但实际上组织缺水，故渴。五苓散证的口渴有两种原因：一是废水不排，新水无法吸收；一是热不除，灼津而渴。故以五苓散利水解表，除其热、利其小便，恢复其正常的水液代谢功能。

本方猪苓、茯苓、泽泻、白术利尿，伍以少量桂枝镇气上冲，使水随气下。几种利尿药在临床上应用不同：猪苓利尿力强，性寒解渴；泽泻甘寒入胃，胃有停饮不寒而偏热者可用；白术性温，可配合泽泻祛胃中停饮而治头晕；茯苓性平，治心悸、心烦、肉𥆧等多用之，神经症由于停饮而起者，如失眠之酸枣仁汤证即多用本品。又伍以桂枝，既可解热，又可解渴，亦可利小便。现临床多用此方汤剂，一般来说，猪苓、茯苓、泽泻、白术可用 9g，桂枝用 6g，但如遇后文讲到"渴欲饮水，水入则吐"的水逆证时，则仍当用散剂为当。

72. 发汗已，脉浮数，烦渴者，五苓散主之。

讲解：此条略去胃有停饮、小便不利这一前提。发汗后脉浮数，说明表不解，烦渴为有热之象，此处即是误发胃有停饮、小便不利这类病人的汗，汗虽出而表不解。设想若非这类病人，仅从条文字句来看，应为白虎汤或白虎加人参汤证为是，说明白虎加人参汤证与五苓散证的主要鉴别点在于小便的利与不利。

73. 伤寒，汗出而渴者，五苓散主之；不渴者，茯苓甘草汤主之。

【茯苓甘草汤】

茯苓二两，桂枝（去皮）二两，甘草（炙）一两，生姜（切）三两。

上四味，以水四升，煮取二升，去滓，分温三服。

讲解：本为无汗的伤寒表实证，发汗汗出后，表未解而见烦渴者，以五苓散治之，不渴者，茯苓甘草汤主之，此处亦略去"小便不利"。茯苓甘草汤为桂枝甘草汤加入茯苓、生姜，《玉函经》中茯苓用至三两，为是。厥阴篇中356 条水气冲逆，逆满心下（心下即胃口），而心下悸亦用此方治疗，本条未言及此，但可见茯苓甘草汤证亦有胃中停饮，而见心下悸、呕逆、小便不利等症。本方未用猪苓、泽泻、白术，利尿作用大减，临床上停水失眠证多用此方，可加用龙骨 12g、牡蛎 12g 治疗顽固性心悸、失眠，茯苓可用至四两（12g）。

74. 中风发热，六七日不解而烦，有表里证，渴欲饮水，水入则吐者，名曰水逆，五苓散主之。

讲解：本为中风证，理当发热，经过六七日，表证未解，反而发热。表证不解为有表证，饮水则吐为有里证，"有表里证"实为连接上下而设。胃中停水，水入而不能吸收而见消渴，多饮则停水增加而吐，这一现象称为"水逆"，仍以五苓散主之。

75. 未持脉时，病人叉手自冒心，师因教试令咳，而不咳者，此必两耳聋无闻也。所以然者，以重发汗，虚故如此。发汗后，饮水多必喘，以水灌之亦喘。

讲解：病人就诊尚未诊脉，患者双手交叉于心下，前文桂枝甘草汤条言及气上冲剧烈、心跳也甚，双手按住才觉稍缓，即"心下悸欲得按"，可以预料其发汗过多，亡失津液，血不足以养心，兼以气上冲，故而心悸。欲查其津液亡失程度，而令患者咳嗽，患者因亡津液无以润泽而两耳聋，如同未闻一般，可知误治后发汗太过，津液大失。此病必待津液回复，逐渐康复。

后半部分根据 71 条而来，彼言"胃中干""欲得饮水者，少少与饮之"，若骤然大量饮水，水停于胃中，压迫横膈膜而喘，以水灌之亦喘。灌，即以水浇身，也是古人治病的一种方法，相当于西医的冰袋，以水浇身，闭锁毛窍，而热不得外出，热壅于里，亦可作喘。其病在表，理当服药，由内向表发越而病解，若由表向里治疗，邪气闭郁，则病难瘥，如仅用烤电等外治法治疗关节炎，常常会越治越重。

76. 发汗后，水药不得入口为逆，若更发汗，必吐下不止。发汗吐下后，虚烦不得眠，若剧者，必反覆颠倒，心中懊侬，栀子豉汤主之。若少气者，栀子甘草豉汤主之；若呕者，栀子生姜豉汤主之。

【栀子豉汤】

栀子（擘）十四个，香豉（绵裹）四合。

上二味，以水四升，先煮栀子得二升半，内豉，煮取一升半，去滓，分为二服，温进一服，得吐者，止后服。

【栀子甘草豉汤】

栀子（擘）十四个，甘草（炙）二两，香豉（绵裹）四合。

上三味，以水四升，先煮栀子、甘草取二升半，内豉，煮取一升半，去滓，分二服，温进一服，得吐者，止后服。

【栀子生姜豉汤】

栀子（擘）十四个，生姜五两，香豉（绵裹）四合。

上三味，以水四升，先煮栀子生姜，取二升半，内豉，煮取一升半，去滓，分二服，温进一服，得吐者，止后服。

讲解：前半段言发汗不当之后，变为水逆证，水药不得入口，若再次发汗，激动里水则上吐下泻，应服五苓散。

后半段言虚烦一病。汗、吐、下后，表里实邪尽去而发烦，故曰"虚烦"，烦躁而不得安眠，若病重则见翻来覆去，辗转不安，难以成寐。心中懊恼即指心烦重症，无可名状，此为热邪冲于脑，忮于心所致。故以栀子豉汤解烦去热；《黄帝内经》言"壮火食气"，若见少气，尚不能专事补益，仅加甘草一味缓其急迫状态，令其呼吸平稳，不促即可；若呕，则加入生姜止呕。

栀子豉汤，仅用均为解热除烦药的栀子、淡豆豉两味，凡心中说不出来的烦躁，用之为多。方后言"得吐者，止后服"为误，根据多年临床经验，未见服本方而吐者，有些注家以瓜蒂散中用豆豉而为催吐剂作解亦误，豆豉为大豆制品，不具催吐作用，瓜蒂散催吐作用乃是由于瓜蒂而来。根据条文来看，"发汗吐下后"，何以更服吐药？栀子甘草豉汤缓急，栀子生姜豉汤治吐，更不会有催吐作用，故几处"得吐者，止后服"均宜去掉。

77. 发汗，若下之而烦热，胸中窒者，栀子豉汤主之。

讲解：发汗或下之后，人发烦热而觉食道部位窒塞不通，类似于食道炎、食道息室等病，辨证后可用栀子豉汤治疗。

临床上若未经汗、下，只要见到烦热、胸中窒、心中懊恼，都可选用。仲景之所以冠以"发汗若下之"五字，只是为排除胃中有形积滞或表邪未解的可能性。

78. 伤寒五六日，大下之后，身热不去，心中结痛者，未欲解也，栀子豉汤主之。

讲解：伤寒五六日，表邪未解，仍应发汗，绝无泻下之理，大下则更谬。大下之后，邪气入里，热邪内陷故身热不去，心中即心口部位有支结疼痛感，这不是疾病向愈的征象。临床可以本方加减治疗急性心包炎。

79. 伤寒下后，心烦腹满，卧起不安者，栀子厚朴汤主之。

讲解：同为误下，表热内陷，心烦腹胀满而致卧起不安，用栀子解烦热，以枳朴除胀满。

80. 伤寒，医以丸药大下之，身热不去，微烦者，栀子干姜汤主之。

讲解：大下，古人多用巴豆剂，巴豆为热药，可除寒积，若用于热证则误，故身热不去。"微烦"有两种含义："烦"为栀子证，"微"暗含有大下伤中，有用干姜之需，以示其寒热错杂，用药寒热并行。

81. 凡用栀子汤，病人旧微溏者，不可与服之。

讲解：本条言栀子剂禁忌证。栀子苦寒去热，如病人习惯性的大便溏泄，久泻虚寒，则不可用栀子剂。栀子与芩连均可除烦，栀子可利小便而退黄疸，芩连苦燥而止泄泻。

82. 太阳病发汗，汗出不解，其人仍发热，心下悸，头眩，身𥅆动，振振欲擗地者，真武汤主之。

【真武汤】

茯苓、芍药、生姜（切）各三两，白术二两，附子（炮，去皮，破八片）一枚。

上五味，以水八升，煮取三升，去滓，温服七合，日三服。

讲解：本条可与 67 条苓桂术甘汤证互看。本为里有停水，小便不利，发汗而表邪不解，其人仍发热，水饮逆满于心下则心下悸，水气上冲则头眩，"身𥅆动"指身上筋肉跳动，67 条"身为振振摇"仅指站立不稳，"振振欲擗地"为站立不稳而欲倒地之态，均为水饮浸于四肢，四肢失濡而致，可见其已转入阴寒证，以真武汤主之。苓桂术甘汤证与真武汤证均为里有停水而小便不利，但前者尚为阳证中的虚证，后者已变为阴证中的虚证。

真武汤由茯苓、芍药、生姜、白术、附子组成。苓术利小便作用前已备述，水气上逆可作呕，故用三两生姜止呕化饮，陷于阴证，可能出现腹痛，故以芍药缓急止痛，附子温阳而镇寒化水。可见本方既可治心悸、头眩、身𥅆动的情况，也可以用于里有停饮而下利、腹痛的机转。

桂枝去桂加茯苓白术汤、苓桂枣甘汤、五苓散、茯苓甘草汤、小青龙汤、真武汤几方证均论述里有水饮之病，治以利水、解表。

83. 咽喉干燥者，不可发汗。

讲解：咽喉干燥，一方面有热，一方面津液枯燥，里热不可汗，津液虚亦不可汗，咽喉肿痛等炎性症状也不可发汗。临床上有一些以咽痛为主证的情况，虽类似表证，仍不可发汗，小儿常见此病，如感冒致咳嗽、咽痛，但咽痛不重，不为主证，仍可以桂枝汤、葛根汤等方加用桔梗治疗，但小儿痘疹后期可见明显的咽痛、咽干，此时发汗，则有封喉之弊。

84. 淋家不可发汗，发汗必便血。

讲解：淋家，为亡阴于下之人，再发汗，夺其津液，必伤阴血，而致小便带血。

85. 疮家虽身疼痛，不可发汗，汗出则痉。

讲解：疮家非身有小疮而不可发汗，乃指久败恶疮之类，已伤及阴血。虽有表证身疼痛，也不可发汗，再夺其汗，津液虚而致痉，甚则角弓反张。

86. 衄家不可发汗，汗出必额上陷，脉急紧，直视不能眴，不得眠。

讲解：衄家指鼻子经常出血之人，为阴血亡于上，夺汗后，上部血液更少，体液匮乏而额上肉陷，脉失柔润而急紧，眼球失于润泽而直视难于转动，血液不足以养心而不得眠。

87. 亡血家，不可发汗，发汗则寒栗而振。

讲解：亡血家，指大失血的病人，虚者再发其汗，虚极寒战而陷于阴寒证。

88. 汗家重发汗，必恍惚心乱，小便已，阴疼，宜禹余粮丸。

讲解：汗家，指久久汗出者，包括自汗、盗汗。汗出伤津，心失所养而恍惚心乱；小便已，阴疼，为组织枯燥的表现。禹余粮丸方缺，但观其前后文，均云发汗禁忌证，未论治疗方剂，恐此处出方为衍文。

89. 病人有寒，复发汗，胃中冷，必吐蛔。

讲解：发汗为解表热之法，若有里寒而撤其热，胃中更冷，蛔虫迫于内寒而上窜入膈而被吐出。

90. 本发汗，而复下之，此为逆也，若先发汗，治不为逆。本先下之，而反汗之为逆，若先下之，治不为逆。

讲解：病应发汗而下之，为逆，先发汗不为逆。亦有一说：病应先发汗却先下为逆，若先发汗，又可下之证时再下不为逆。但第二种说法在后半段中则讲不通，没有一种病是可以先泻下再发汗的，由此可知这种说法是错误的。后半段可理解为：本应先下，若发汗，为逆，先泻下则不为逆。

91. 伤寒，医下之，续得下利，清谷不止，身疼痛者，急当救里；后身疼痛，清便自调者，急当救表。救里宜四逆汤，救表宜桂枝汤。

讲解：伤寒不可下，下之为逆，攻下之后里虚，继续下利，排泄物完谷不化，且表邪不解，身体疼痛。里虚寒而表不解时，法当先救里后解表，舍表救里,此为定法,后治其身疼痛。若虽经误下,而大便正常,未续得下利,则当解表。亦可解释如下:续得下利,清谷不止,经过救里后,清便自调,之后再议救表。两种说法都是合理的,然以第一种说法更优。救里宜四逆汤健胃温阳祛寒,救表宜桂枝汤安中养液解表。

92. 病发热头痛,脉反沉,若不差,身体疼痛,当救其里,宜四逆汤。

讲解:本条应与301条互看。"无热恶寒发于阴也",即指少阴病,以不发热为常,故301条曰"反发热",《金匮要略》云"脉得诸沉,当责有水",有水则脉沉,故以麻黄附子细辛汤温阳解表发越水饮。本条承此而来,服了麻黄附子细辛汤而病不愈,身疼痛,说明表未解,但其表证已服过麻黄附子细辛汤,而脉沉不愈,就不可再发汗,而急当以四逆汤温里祛饮。

93. 太阳病,先下而不愈,因复发汗,以此表里俱虚,其人因致冒,冒家汗出自愈,所以然者,汗出表和故也。里未和,然后复下之。

讲解:太阳病法当汗解,若先下之为逆而病不愈,此时再以麻黄汤之类继续发汗,下虚其里,汗虚其表,故表里俱虚,津液血液亡失。患者因一时大脑缺血而昏冒,然无他病,可待津血回复则自愈,汗出表示津液回复,自然表气调和,昏冒自解。此时若便干,可调其胃而少少下之。

94. 太阳病未解,脉阴阳俱停,必先振栗,汗出而解;但阳脉微者,先汗出而解;但阴脉微者,下之而解。若欲下之,宜调胃承气汤。

讲解:本条承接上文,未解即言太阳病先下后发汗而病不解,此时脉内外浮沉俱停当、宁静,阴阳自和者必自愈。津液回复汗出之前,要经过振栗、战汗这一瞑眩状态,方可得解。阳脉微,非微细欲绝,实指浮缓、浮弱之脉,为桂枝汤脉证,可以桂枝汤小发汗而解。若脉沉而缓弱,主血少里不和,此处略去便干这一症状,胃中有热而便干,伤人阴分,故里不和而血少,可与调胃承气汤。临床上,当结合脉、证而进行治疗。

95. 太阳病,发热汗出者,此为荣弱卫强,故使汗出,欲救邪风者,宜桂枝汤。

讲解:此条论述脉阴阳候病问题。太阳病发热汗出,为中风证,前文言脉"阳浮阴弱",此言"荣弱卫强",为互词,说明外以候卫,内以候荣。中风证宜桂枝汤。

96. 伤寒五六日，中风，往来寒热，胸胁苦满，嘿嘿不欲饮食，心烦喜呕，或胸中烦而不呕，或渴，或腹中痛，或胁下痞硬，或心下悸，小便不利，或不渴，身有微热，或咳者，小柴胡汤主之。

讲解：太阳病，伤寒或中风，五六日时，由表转入半表半里，而不是伤寒五六日转为中风。太阳病发热恶寒同时发作，阳明病在里，不恶寒，但发热，半表半里时寒往热来，热往寒来，恶表，发热交替出现。其原理待到后文讲解。胸胁为半表半里部位，外接近表，内接近里，邪气结于半表半里，则胸胁部以满为苦。嘿嘿，形容浑浑然的样子，热郁胸腹间而浑然不欲饮食。热势上行而多呕，扰及心脏而心烦，此合称柴胡四症，下文或然症说明少阳半表半里为诸脏器所在之处，邪热郁结于此，可使诸脏器失其常度：若热势不盛，仅扰于胸膈则胸中烦而不呕；热及阳明则渴；热侵大肠则腹中痛；热及肝脾则两胁下痞结硬块；邪热兼内有行水则心下悸、小便不利、不渴，但身有微热；邪热及肺则咳。以上或然症可见可不见，以柴胡四症为主要。

方中柴胡，《神农本草经》言其：性苦辛，微寒，主心腹结气，积聚，寒热邪气，推陈致新。其味虽苦，然不似芩、连类苦性较甚，苦平微寒可以解热，可以治疗心腹部位无形结气及有形积聚。在仲景书中可治胸胁苦满，配伍黄芩解热除烦。余药皆为健胃药：半夏、生姜为小半夏汤，可以逐饮止呕，呕之原因在于胃虚，故以人参、甘草、大枣健胃补中。故本方既是健胃止呕剂，又是解热除烦剂。徐灵胎云：小柴胡汤之妙，妙在人参。病在太阳，为何传入半表半里之少阳？太阳病中，机体欲在表祛邪，四五日时，胃虚正气不足，没有机会于表祛邪，故此时虽用柴胡黄芩解其邪热，更应补中益气，以增正气，以防传变。

97. 血弱气尽，腠理开，邪气因入，与正气相搏，结于胁下，正邪分争，往来寒热，休作有时，嘿嘿不欲饮食，脏腑相连，其痛必下，邪高痛下，故使呕也，小柴胡汤主之。服柴胡汤已，渴者属阳明，以法治之。

讲解：本条论述少阳证形成过程。病在太阳，人体输送大量津液到体表欲祛邪外出，若未能祛邪，正气不支，欲向里退守，故在表之气血减少，皮肤腠理由致密变为疏松，邪气趁机而入，与正气相搏于胁下，正邪交争，正气进邪气退则恶寒，正气弱邪气进则发热，故往来寒热，正邪交争稍停则休作有时。热邪积于胸腹腔间，则嘿嘿不欲饮食。半表半里，布有心肺、肝脾、胃肠、肾脏等诸多脏腑，热及胃肠水谷之海，激动水气则腹中痛，胸上有热而腹中水气作痛，亦可作呕，主以小柴胡汤。但若病势剧烈，由太阳传入半表半里，之后又传于阳明之里而见渴，可以白虎汤治阳明里证。临床上可在少阳阶段兼见阳明证时处以小柴胡加石膏汤。

98.得病六七日，脉迟浮弱，恶风寒，手足温，医二三下之，不能食，而胁下满痛，面目及身黄，颈项强，小便难者，与柴胡汤，后必下重，本渴饮水而呕者，柴胡不中与也，食谷者哕。

讲解：太阳病一般六七日，为内传少阳之时，脉迟弱见于浮，主气血不足于外，与上条"血弱气尽"义同。恶风寒说明表证未罢，手足温与里虚有寒之四肢厥冷相对，说明里有热，里热蒸腾而汗出。阳明病若有湿则与太阴有联系，故云系在太阴，同在里位，病分两种，阳明为实热证，太阴病与之相反，为胃虚水停，阴寒盛，则饮重而复病下利，发为太阴病，机体无力收持水气，而作吐利，结合187条可便于理解。里位时开始有热，水火互相进退，热盛则小便数、汗自出，水分尽出，变为热实。古人认为小便不利，身当发黄，六七日时，小便数，汗出之后，津液干，大便硬。

阳明热证但里有湿，云系在太阴。表证未罢不可下，少阳证不可下，里有湿更不可下，但医者仅着眼于里有热而手足温，故再三攻下，伤其胃气则不能食，胃气一虚，水气客邪，均盛于半表半里，而胁下满痛，湿热重，小便难，则湿热无以发越，瘀热在里而发黄。古人认为黄疸是脾土色现，是不对的，但其总结的利湿清热的治疗方法是科学的、有效的。颈，即脖子两侧，属少阳；项，为脖子后面，属太阳，太阳证未罢，少阳证已现，加之胁下满痛，类似小柴胡汤，但其有"本渴饮水而呕"的水逆症状，不可服柴胡剂，应服茵陈五苓散利水退黄。若用小柴胡汤，水饮冲逆，在上则哕，在下后重，此处为倒装句，引起重视。疾病万变，而病位有表、里、半表半里，而病分阴阳，阳有热实，阴有虚寒，表位为太阳、少阴，里位为阳明、太阴，半表半里为少阳、厥阴。

99.伤寒四五日，身热恶风，颈项强，胁下满，手足温而渴者，小柴胡汤主之。

讲解：伤寒四五日，多传少阳，身热恶风，表证未罢，颈项强为太阳、少阳证俱在，胁下满为柴胡证，手足温而渴，为里有热，但热势不甚。三阳

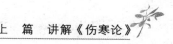

并病，太阳禁吐、下，阳明禁汗，少阳禁汗、吐、下，治取少阳为定法，临床上于小柴胡汤中加入石膏，疗效更佳。本条与上条区别就在于有无水逆证，上条柴胡证仍在，理应以小柴胡汤与茵陈五苓散合方为当。

【小建中汤】

桂枝（去皮）三两，芍药六两，生姜（切）三两，甘草（炙）二两，大枣（擘）十二枚，胶饴一升。

上六味，以水七升，煮取三升，去滓，温服一升，日三服。呕家不可用小建中汤，以甜故也。

讲解：太阳伤寒，脉浮涩为阳脉涩，脉沉弦为阴脉涩，为寒在内而血不足于外，中虚生寒，而腹中急痛，应为拘挛拘急疼痛，胃虚不能化生水谷，故在外营卫不足。但是脉弦亦为少阳脉，少阳病血弱气尽不充于外，亦可见阳脉涩，小柴胡汤也治腹痛，故脉证可两见于小柴胡汤证与小建中汤证。根据先里后外之定法，先用小建中汤救里，若没有完全好转，则是柴胡证，与小柴胡汤。

小建中汤即桂枝汤倍用芍药再加饴糖，芍药治腹中拘挛痛，但芍药微寒，故大量用饴糖，甘味补中缓急制寒。故本汤的适应证，为桂枝汤证见中虚有寒而腹急痛者，临床上有很多里虚腹痛而表不解，可用本方补虚解表，不似大建中汤专一补里。

101. 伤寒中风，有柴胡证，但见一证便是，不必悉具。凡柴胡汤病证而下之，若柴胡证不罢者，复与柴胡汤，必蒸蒸而振，却发热汗出而解。

讲解：前半段言无论伤寒、中风，如果发现柴胡汤证，但见柴胡四症之一便可应用，不必四症俱备，但此句应活看，不能理解为见一症便用，应结合其他脉证，符合小柴胡汤证病机方可使用。

柴胡汤证禁下，若误下之后，柴胡证未变，可再服柴胡汤。"必蒸蒸而振，却发热汗出而解"一句，后人常误以为柴胡汤为发汗剂。蒸蒸为热象，服小柴胡汤后，人觉蒸蒸发热烦躁，而寒战；发热汗出，这是邪盛正虚时，服药中病而出现的瞑眩状态，而非每服柴胡汤都会发生，瞑眩状态过后病即可解，应先嘱咐病人，有所准备。

102. 伤寒二三日，心中悸而烦者，小建中汤主之。

讲解：本条补充 100 条，论小建中汤不仅治腹痛。伤寒二三日，表不解，中虚血少，不能养心而心中悸动不安，表不解而烦，故与小建中汤补虚解表。

103.太阳病，过经十余日，反二三下之，后四五日，柴胡证仍在者，先与小柴胡。呕不止，心下急，郁郁微烦者，为未解也，与大柴胡汤，下之则愈。

【大柴胡汤】

柴胡半斤，黄芩三两，芍药三两，半夏（洗）半升，生姜（切）五两，枳实四枚（炙），大枣（擘）十二枚。

上七味，以水一斗二升，煮取六升，去滓，再煎，温服一升，日三服。一方，加大黄二两，若不加，恐不为大柴胡汤。

讲解：太阳病十余日，暗示传入少阳而为柴胡证，而医者一再与服泻药，四五日之后，柴胡证未因攻下而罢，先用小柴胡汤。但由于误下里虚，大部分半表半里之邪乘虚入里，虽有少阳柴胡证之呕，但心下即胃部痞塞不通而急紧，为较轻的里实证。郁郁，即默然，其烦亦较阳明病为轻，乃微烦，虽与小柴胡汤，但这些症状仍在，故与大柴胡汤下之。

呕之一症，在小柴胡汤证中由于热邪激动胃中停饮而致，以半夏、生姜治之。在大柴胡汤证中除此之外，尚有胃肠实满，气不得下降，逆而上升的原因，半夏、生姜则不足以止呕，而应用枳实、大黄通利大便，导气下行为法。邪去而里自安。

104.伤寒十三日不解，胸胁满而呕，日晡所发潮热，已而微利。此本柴胡证，下之以不得利，今反利者，知医以丸药下之，此非其治也。潮热者，实也。先宜服小柴胡汤以解外，后以柴胡加芒硝汤主之。

【柴胡加芒硝汤】

柴胡二两十六铢，黄芩一两，人参一两，甘草（炙）一两，生姜（切）一两，半夏（洗）二十铢（本云五枚），大枣（擘）四枚，芒硝二两。

上八味，以水四升，煮取二升，去滓，内芒硝，更煮微沸，分温再服。不解，更作。

讲解：根据文意，"下之以不得利"应改为"下之而不得利"。太阳伤寒十三日未解，传入半表半里而又及里，而成少阳阳明并病。胸胁满而呕为少阳柴胡证，日晡所，即申酉时日将落的时候，热结于里，常在此时发热，潮热，有人解释为定时发热，是错误的，潮热，乃其热如潮，形容热势汹涌，为阳明证，已而微利，根据后文来看，当是误治后的反应。此本柴胡证指的是少阳阳明并病的大柴胡汤证，用大柴胡汤后不会下利，现在反而微利，说明医者误用巴豆类温热攻下药，虽做成丸药后其泻下作用减缓，仅微利而已，但已属误治。下后里虚，虽仍是少阳阳明并病，但不宜用大柴胡汤之峻剂，应先服小柴胡汤解外治其胸胁满而呕。外是相对于阳明而言，少阳在外，而非解表，然后服小柴胡加芒硝汤治其潮热，芒硝与石膏同属大寒药，解热力强，而大黄等药是偏于祛里实，消胀满。

本方是小柴胡汤取原方三分之一量加芒硝而成，原方一剂三服，现仅取一服之量再加芒硝，芒硝为结晶体，不与他药同煮，仅在最后放入药中，微微加热即可。用于治疗小柴胡汤证又见大便不通发潮热，热盛时可再加石膏。

105. 伤寒十三日，过经谵语者，以有热也，当以汤下之。若小便利者，大便当硬，而反下利，脉调和者，知医以丸药下之，非其治也。若自下利者，脉当微厥，今反和者，此为内实也，调胃承气汤主之。

讲解：本条说明不仅少阳阳明并病不可服巴豆类丸药，真正的里实热证也不可服之。伤寒十三日，传入于里曰"过经"。已发谵语，里热证见，当以承气汤下之。如果小便多，津液由前阴出，大肠应燥，大便应干，但病人反而下利，可知曾用丸药攻下，观其脉调和，不是说其为正常之脉，乃是相对于三阴病中阴阳离决、下利清谷、神昏谵语、躁扰不宁之脉微欲绝而言，此调和是由于丸药攻下，中虚而脉不急数，其实仍是里实热证，而无大满、大实、大痛，故不用大承气汤，而用调胃承气汤治之。

此两条说明中医治病要明辨寒热，而不能仅着眼于症状，一见便闭，便以丸药逼其肠腑，里实热证时当选用寒凉攻下之品。

106. 太阳病不解，热结膀胱，其人如狂，血自下，下者愈。其外不解者，尚未可攻，当先解其外。外解已，但少腹急结者，乃可攻之，宜桃核承气汤。

【桃核承气汤】

桃仁（去皮尖）五十个，大黄四两，桂枝（去皮）二两，甘草（炙）二两，芒硝二两。

上五味，以水七升，煮取二升半，去滓，内芒硝，更上火微沸，下火，先食温服五合，日三服，当微利。

讲解：太阳病不愈，一般传入半表半里或传里，但也有热结在膀胱而成瘀血证者。热结膀胱，非谓瘀血结在太阳之腑膀胱之里，而言其部位在于少腹，因人站立，液体物质就下，多结于腹底盆腔。瘀血中晦恶之气上冲大脑而发狂躁，有的瘀血可自行排出则愈，不能自下者，或下之未尽者，都可用桃核承气汤下之则愈。若表证未解，还不可用桃核承气，应先用麻黄汤或桂枝汤解表，表证已解，仅见少腹急紧结硬，按之有抵抗感，其人如狂，才能以桃核承气汤攻之。

本方用调胃承气汤攻里热，加入桃仁祛瘀血，桂枝降其上冲之晦恶之气。临床多用于瘀血证急性发作期以发狂为主证者，而不用于内出血病人而意识正常者，后者多属少阴篇桃花汤证。瘀血多在体内潜伏，太阳病时即可诱发瘀热互结而致病，但亦有无太阳病而发病者，从另一个角度说明膀胱非指太阳腑证，而指少腹这一部位而言。

107. 伤寒八九日，下之，胸满烦惊，小便不利，谵语，一身尽重，不可转侧者，柴胡加龙骨牡蛎汤主之。

【柴胡加龙骨牡蛎汤】

柴胡四两，龙骨、黄芩、生姜（切）、铅丹、人参、桂枝（去皮）、茯苓各一两半，半夏（洗）二合半，大黄二两，牡蛎（熬）一两半，大枣（擘）六枚。

上十二味，以水八升，煮取四升，内大黄，切如棋子，更煮一两沸，去滓，温服一升。本云：柴胡汤，今加龙骨等。

讲解：伤寒八九日，传入半表半里，而为柴胡证，少阳柴胡证不可下，若下之，即如后文264条言"下则悸而惊"。少阳病热在胸腹腔间，而胸胁苦满，若吐或下，更虚其里，热乘势入里，攻冲头脑而烦惊。胃气不和而谵语，里虚生饮，水饮受邪热客气激荡上冲不下，而小便不利。水饮停滞而身重、不可转侧，以柴胡加龙骨牡蛎汤治之。本方为小柴胡汤加龙骨、牡蛎、铅丹、大黄、桂枝而成，小柴胡汤治胸满而烦，龙骨、牡蛎治神经官能症之烦惊。铅丹有毒，亦治惊悸，临床一般用3g。谵语而加大黄，气上冲而加桂枝。本方多用于精神失常症状。

108. 伤寒，腹满谵语，寸口脉浮而紧，此肝乘脾也，名曰纵，刺期门。

讲解：开始为太阳伤寒证，而腹满，说明谵语病已入阳明，寸口脉浮紧，为表证未罢，故此为太阳阳明并病。《医宗金鉴》认为下半句"此肝乘脾也，

名曰纵，刺期门"有误，当是。

109.伤寒发热，啬啬恶寒，大渴欲饮水，其腹必满，自汗出，小便利，其病欲解，此肝乘肺也，名曰横，刺期门。

讲解：伤寒，发热恶寒，说明表证仍在，里有热而大渴欲饮水，饮多则腹满。伤寒应无汗，此时自汗出，说明表欲解。小便利，而水有出路，热可泄，满可消，故病欲解。"此肝乘肺也，名曰横，刺期门"亦不可理解，为误。

110.太阳病二日，反躁，反熨其背，而大汗出，大热入胃，胃中水竭，躁烦，必发谵语。十余日，振栗，自下利者，此为欲解也。故其汗从腰以下不得汗，欲小便不得，反呕，欲失溲，足下恶风，大便硬，小便当数而反不数及不多，大便已，头卓然而痛，其人足心必热，谷气下流故也。

讲解：以下几条谈火攻的危害，本条论火攻逼取大汗而伤津液。太阳病二日时，一般并不传变，但前文第4条言"脉数急者为传也"，胃气不和则躁，说明传里迅速，于第二日出现"躁"这一征兆。热已及里，更不可用火攻，医者反用砖、瓦烧热，用布包裹，熨其背使其汗出，为古人火攻，发汗之一法。火攻之后，大汗出，津液伤，胃中干而发烦躁、谵语。

十余日后，如果胃中津液回复，津液下布至大肠而自下利，振栗为欲愈之瞑眩状态，病自然可愈。"十余日，振栗，自下利者，此为欲解也"为倒装句，应置于"大便已"之后。

胃中津竭不能润下，故自腰以下无汗，亡津液故不得小便。热向上壅，激动水饮上冲而呕，水火不两立，热盛则逼津外出，可汗出，亦可小便数，但又无溲可失，故仅是欲失溲。人体津液不能布下，而足下虚则恶风。胃中水涸，大便结硬。水谷不别，则或发为大便溏。小便不利，或发为大便干。此时大便干结，理应小便数，但因津伤谷气不得下流而小便反不数，量亦不多。大便已，后接倒装一句，头卓然，即骤然疼痛，亦为瞑眩状态，体液不足，足心热则不恶风，此皆谷气下流、津液回复之征，故病能愈。

111.太阳病中风，以火劫发汗，邪风被火热，血气流溢，失其常度。两阳相熏灼，其身发黄。阳盛则欲衄，阴虚小便难。阴阳俱虚竭，身体则枯燥，但头汗出，剂颈而还，腹满微喘，口干咽烂，或不大便，久则谵语，甚者至哕，手足躁扰，捻衣摸床，小便利者，其人可治。

讲解：本条亦论火劫，但病情较上条险恶，危及生命。太阳中风，津虚多热，多以桂枝汤安中养液而解热，不可用麻黄汤发汗，此处反以火劫，迫使大汗出，风邪本为热性阳邪，再加以火劫之热，邪热因火而盛，其势如焚，血流散于脉内，气溢失于脉外而为汗，失去气血存在的一般状态。外邪、火攻，两阳熏灼人身筋骨肌肉，而发身黄，此处身黄非指黄疸，乃指前文第6条火攻发黄之意。热亢于上而鼻衄，水竭于下而小便难，阴阳指气血，二者俱虚竭，身体枯瘘而燥热，热上攻但津液虚，故仅是头部出汗，颈以下无汗。糟粕结于胃肠，而腹满，热壅于上，而微喘，热逆于上则口干，热蚀肌肉则咽烂，大便干燥，阳明结实，而发谵语。津伤虚极胃气欲败，影响脏腑机能而干哕。神识不守则手足躁扰，捻衣摸床而不自知，此为病实正虚，为欲死之危候。如果小便尚且通利，说明仍有津液，还有治疗的机会。

上条仅是里有热，并不虚，故火攻之后，病尚轻浅，此条中风津液亏虚，再以火攻，则险象环生。

112. 伤寒脉浮，医以火迫劫之，亡阳，必惊狂，卧起不安者，桂枝去芍药加蜀漆牡蛎龙骨救逆汤主之。

【桂枝去芍药加蜀漆牡蛎龙骨救逆汤】

桂枝（去皮）三两，甘草（炙）二两，生姜（切）三两，大枣（擘）十二枚，牡蛎（熬）五两，蜀漆（洗去腥）三两，龙骨四两。

上七味，以水一斗二升，先煮蜀漆减二升，内诸药，煮取三升，去滓，温服一升。本云：桂枝汤，今去芍药，加蜀漆、牡蛎、龙骨。

讲解：太阳伤寒，表实不虚，脉浮无汗，医者以火迫劫汗，大汗出后，亡阳即亡津液、亡血液，血不足以养心，心怯则惊狂。或可理解为：火劫为热，与邪热相遇，两热相合，激荡水饮，起而攻冲头脑而发惊狂，亦可解释。卧起不安，形容惊狂之状，应以桂枝去芍药加蜀漆龙骨牡蛎救逆汤主之。

本证为伤寒，虽大汗出而表未解，此时不可用麻黄汤发汗，仅可用桂枝汤加减治疗。桂枝去芍药汤为底方，说明必有胸满，乃水饮、邪热逆满胸中所致。方中蜀漆，即常山苗，可攻逐水饮，消散痰结，与龙牡同为镇静药，可治胸腹动悸，发惊发狂。

本方用于桂枝去芍药汤证而又见精神症状的情况。

113. 形作伤寒，其脉不弦紧而弱，弱者必渴，被火必谵语，弱者发热脉浮，解之当汗出愈。

讲解：病形像无汗之伤寒，但脉弱并非弦紧，说明津液虚，脉中血少则弱，津液少引水自救则口渴，结合前文，当以桂二越一汤治疗，不可大发汗，更不可火攻，火攻竭其津液，当发谵语。津液虚而发热，脉浮，不可大发汗，当稍稍发汗，清肃表里。此条应与27条合看，若单看此条则难以理解"弱者必渴""弱者发热"等问题，故后世注家大多错注或妄改。

114. 太阳病，以火熏之，不得汗，其人必躁，到经不解，必清血，名为火邪。

讲解：火熏，即用火将地烧热，人躺在热地上取汗，亦是古人发汗方法之一。火熏后一般都会汗出，若不得汗，则说明津液已虚，无汗可发。但太阳病若不发汗，邪无从出，又加火热攻于里，其人必躁。躁者，乱也。烦者，热也，躁的程度较烦更深。到经不解，是指前述"发于阳者，六日愈，发于阴者，七日愈"，故太阳病自愈就在六七天，若六七日不愈，外邪火热不解，热欲外越而破血络，故便血，此便血因火热内攻而名之曰"火邪"。这类便血，表未解者，当先解表，表证已解，可考虑使用竹叶石膏汤。

115. 脉浮，热甚，而反灸之，此为实，实以虚治，因火而动，必咽燥、吐血。

讲解：太阳病脉浮热甚，为实证，应在解表药中加入石膏这类清凉药物的解热，而反用治虚寒证的艾火灸之，热实证反以治虚寒之法治之，热盛又继以灸火，反助其热，热因火激动而上炎，故咽中干燥而吐血，在临床中误用热药也会有这样的情况发生。

116. 微数之脉，慎不可灸，因火为邪，则为烦逆，追虚逐实，血散脉中，火气虽微，内攻有力，焦骨伤筋，血难复也。脉浮，宜以汗解。用火灸之，邪无从出，因火而盛，病从腰以下必重而痹，名火逆也。欲自解者，必当先烦，烦乃有汗而解。何以知之？脉浮，故知汗出解。

讲解：脉微者，血不足，数者有热，为津虚有热之病，更不可灸。若灸之，火与热合，人发烦逆。逆者，咳逆、呕逆之向上冲逆症状也。灸可济热而伤津，津液本虚，越灸越虚。有热本实，越灸越实，津血流散脉中而失常度。灸火看似微小，但对于虚热之证，内攻十分有力，甚至于伤筋焦骨，津血难于恢复。《金匮要略》云："痉家有灸疮者难治。"痉，津液枯燥，肌肉不和而致，如有灸疮，血气难复，痉病难愈，即言此意。

后半段脉浮为病在表，法当汗解。若误用火灸，邪无出路，反因火而更热，体液充斥体表欲作汗而不得汗，聚而成湿，流注于下，故病人自腰以下沉重麻木，究其原因乃因火而成逆证，此病可以自愈。因误治之后，身体受挫，待阴阳自和，必先发瞑眩状态而烦，后阴阳调和，汗出而解。因其脉浮，病仍在外，故知其有这一转归，但临床上，多用桂枝汤，如果服桂枝汤后，余症皆解，腰以下重而痹仍在者，当服苓姜术甘汤。

117. 烧针令其汗，针处被寒，核起而赤者，必发奔豚。气从少腹上冲心者，灸其核上各一壮，与桂枝加桂汤，更加桂二两也。

【桂枝加桂汤】

桂枝（去皮）五两，芍药三两，生姜（切）三两，甘草（炙）二两，大枣（擘）十二枚。

上五味，以水七升，煮取三升，去滓，温服一升。本云：桂枝汤，今加桂满五两。所以加桂者，以能泄奔豚气也。

讲解：烧针，即将针蘸上油或酒点燃，待针烧至通红时刺入患者体内，以迫取大汗。针处被寒，即现在所讲因消毒不彻底而出现感染，针刺之处红肿，其肿如核。奔豚，即是剧烈的气上冲，《金匮要略》言其"从少腹起，上冲咽喉，发作欲死，复还止"，发作时非常难受，过一阵则自己平静，是一种自感气上冲的神经症状。《金匮要略》言"奔豚病皆从惊恐得之"，此处惊恐非指外界使人惊恐的事物，结合本条很好理解，乃是指烧针迫使大汗出后，人的精神受到巨大的刺激，而产生惊慌，加之针外被寒而红肿，故发奔豚，气及水趁上身发汗之虚而上冲胸心，与桂枝加桂汤。灸其核上各一壮，为治疗感染之法。

本方为桂枝汤原方再加二两桂枝，由此可知桂枝可以降气治冲逆。赵绍琴教授曾遇一病人，患奔豚病，问于我，与桂枝加桂汤，服后渐愈。后治另一患者，无表证而用此方，无效，故可知后世言桂枝治奔豚气之说，为无稽之谈。此方乃是解表以降冲逆之法，当有表证未解的脉浮，发热等症状，若无表证，而有水饮，当用前文苓桂枣甘汤。

118. 火逆下之，因烧针烦躁者，桂枝甘草龙骨牡蛎汤主之。

【桂枝甘草龙骨牡蛎汤】

桂枝一两（去皮），甘草（炙）二两，牡蛎（熬）二两，龙骨二两。

上四味，以水五升，煮取二升半，去滓，温服八合，日三服。

讲解：火逆，即指前文提到火攻后"腰以下必重而痹"这类情况。欲自愈者，当自汗出，表乃解，不可下之，更不可加以烧针，若既攻下又行烧针，一误再误，患者必烦躁，卧起不安，而表证仍然未解，与桂枝甘草龙骨牡蛎汤。

本方用治范畴与桂枝去芍药加蜀漆龙骨牡蛎救逆汤相近。本方桂枝、甘草辛甘合用，起解表作用，龙牡用治恐惧惊慌，胸腹动悸，精神失常，即桂枝甘草汤证又见精神症状。

同是桂枝汤加减方，但救逆汤既用生姜，桂枝用量又较大，所以可知桂甘龙牡汤证表证几经误治，所剩无几，但如果临床见证表邪犹盛，可增加桂枝用量至9g。

119. 太阳伤寒者，加温针，必惊也。

讲解：本条为火攻做一总结。太阳表实，实以虚治，加以温针，一方面使之大汗亡阳，气上冲逆，另一方面火热上攻头脑，而发惊狂。

这几条言太阳病，尤其是表实证时，均不可以火攻迫汗。

120. 太阳病，当恶寒发热，今自汗出，反不恶寒发热，关上脉细数者，以医吐之过也。一二日吐之者，腹中饥，口不能食；三四日吐之者，不喜糜粥，欲食冷食，朝食暮吐，以医吐之所致也，此为小逆。

讲解：太阳病发热恶寒，只可汗，不可吐、下、火攻。若误用吐药，虚其胃，而邪陷于里故自汗出、不恶寒、发热，即变为阳明病外证——"身热，汗自出，不恶寒反恶热"。阳明病一般关上脉大，但吐之后，胃气虚而脉细，有热而数，可知其非太阳病传至阳明病，当是医者误用吐药治疗太阳病的结果。若是近一二日吐之者，胃中气逆，温温欲吐，吐后胃中空虚故腹中饥，但一吃就想吐。若三四日前吐之者，虽无温温欲吐之情，但胃热不和，不喜热粥，喜食凉冷，然其胃气仍虚，早上服之食物难于消化而于晚上吐出，故称小逆，问题不大。

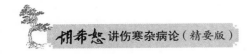

121. 太阳病吐之，但太阳病当恶寒，今反不恶寒，不欲近衣，此为吐之内烦也。

讲解：此条较上条内陷之热为重。太阳病宜汗不宜吐，误吐后太阳病内陷于里而不恶寒，烦热特甚而不欲近衣，这是因误吐之后而产生里热内烦的结果。

122. 病人脉数，数为热，当消谷引食，而反吐者，此以发汗，令阳气微，膈气虚，脉乃数也。数为客热，不能消谷，以胃中虚冷，故吐也。

讲解：脉数主热，热能化食，理当消谷欲食，但此时不能食而反吐。这是因为发汗太过，令津液虚于外，胃气（膈气）虚于内，故此脉数当为虚数之脉。外邪乘胃气虚而内客于胃，客热不能消谷，故不能食，胃气虚生饮，故吐。后文之半夏泻心汤，甘草泻心汤均可用之。

123. 太阳病，过经十余日，心下温温欲吐，而胸中痛，大便反溏，腹微满，郁郁微烦，先此时自极吐下者，与调胃承气汤。若不尔者，不可与。但欲呕、胸中痛、微溏者，此非柴胡汤证，以呕故知极吐下也，宜调胃承气汤。

讲解：本为太阳病，十余日当传他经。因巴豆既可大吐又可大下，若大吐后，心下即胃中经常温温欲吐。温温，即愠愠，烦恼苦恼之意，吐甚则胸中痛，郁郁微烦；若大下后则大便溏，腹微满，此时可与调胃承气汤，调和胃气，但用量宜小。若不是极吐下后不可与调胃承气汤。

若症见"但欲呕、胸中痛、微溏"，应是柴胡证，但此呕乃是温温欲吐，与柴胡汤证频繁呕吐之喜呕不同，参考腹微满、胸中痛、便微溏等症状，故可知是经大吐下之后的结果。说明临证问病务必仔细。

124. 太阳病，六七日表证仍在，脉微而沉，反不结胸，其人发狂者，以热在下焦，少腹当硬满，小便自利者，下血乃愈。所以然者，以太阳随经，瘀热在里故也，抵当汤主之。

【抵当汤】

水蛭（熬）、虻虫（去翅足，熬）各三十个，桃仁（去皮尖）二十个，大黄（酒洗）三两。

上四味，以水五升，煮取三升，去滓，温服一升，不下更服。

讲解：太阳病六七日，为当传里之时，但外热仍在，脉沉为在里，微主结实，脉沉微，说明结的程度相当深，却未结于上而成结胸，其人发狂，比桃核承气汤证"其人如狂"更剧。由于热与血结于下焦，少腹当硬满。少腹硬满，其因有二：若小便不利，膀胱蓄水，少腹可硬满；若小便自利，当责之瘀血，故下血乃愈。古人认为血受热邪，结于下焦而成此证，但临床多见病人素有瘀血，瘀血留滞于盆腔中者最多，偶尔由外因诱发而发狂。如果病情重笃，瘀血难化，应与抵当汤，若病势偏轻者，可与桃核承气汤。

本方较桃核承气汤，去掉解表之桂枝，甘缓之甘草，解热之芒硝，而加用祛瘀解凝药水蛭、虻虫，用治顽固、陈旧性瘀血，力量强于桃仁、牡丹皮。顽固陈久的瘀血，我们要用水蛭、虻虫。所以叫抵当汤，就是非它不足以抵挡的意思。

125. 太阳病，身黄、脉沉结、少腹硬、小便不利者，为无血也；小便自利，其人如狂者，血证谛也，抵当汤主之。

讲解：本条论血水之辨。太阳病发黄、脉沉为在里。结为脉来间歇，主于里有阻碍。少腹硬，说明其结在于下焦：若小便不利，当为膀胱蓄水，而非血证；若小便自利，当为瘀血。瘀血影响脑系，其人如狂，则可明辨其为蓄血证，仍用抵当汤。

126. 伤寒有热，少腹满，应小便不利，今反利者，为有血也，当下之，不可余药，宜抵当丸。

【抵当丸】

水蛭（熬）二十个，虻虫（去翅足，熬）二十个，桃仁（去皮尖）二十五个，大黄三两。

上四味，捣分四丸。以水一升，煮一丸，取七合服之。晬时当下血，若不下者，更服。

讲解：伤寒表不解而有热，少腹满，有两种原因：一是前文提到的小便不利，非利小便不能解表；二是蓄血证，血不下，里气不畅，则表亦不解。应当下血，不可用其他药发汗、吐、下，因其无发狂、如狂，故不可大攻，宜小其制为丸，服用次数增加，服时用水煮丸。晬时，即一昼夜24小时，当下血，若不下，再服。

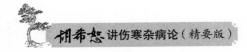

127. 太阳病，小便利者，以饮水多，必心下悸；小便少者，必苦里急也。

讲解：本条承上条言蓄水证，小便虽利，但亦可停水，因其饮水多，胃中水蓄而心下悸动，《金匮要略·痰饮咳嗽病》亦言病人饮水多而为心下有留饮，"甚者心悸，微者短气"，为留饮冲逆心肺而致。若小便少者，必苦少腹里急，少腹满，此言里有蓄水有两种证候：一者水停胃中，而短气心悸；一者水蓄膀胱，而少腹里急。

第三章　辨太阳病脉证并治下

（第 128 条～第 178 条）

128. 问曰：病有结胸，有脏结，其状何如？答曰：按之痛，寸脉浮，关脉沉，名曰结胸也。

讲解：本条以设问形式解释结胸证。结胸，实为水与热结于心下而上及胸膛之病。脏结，为邪结于脏器本身。结胸证，心下按之痛，若剧者，不按亦痛，邪结于胸膈，隔阳于上而寸脉浮。胸中大气不得交于下，病在里，故关脉沉。

129. 何谓脏结？答曰：如结胸状，饮食如故，时时下利，寸脉浮，关脉小细沉紧，名曰脏结。舌上白胎滑者，难治。

讲解：脏结症状类似结胸，同样是疼痛拒按，但脏结多阴证而无阳证。饮食如故，即知非水热结于胃中。时时下利，为阴寒下利。因中有阻隔，故寸脉亦浮，关脉不仅沉，且小细紧，小细者言其中气虚，紧者言其寒，为邪结内脏之病，多难治，根据临床观察，应类似肝癌等病。脏结多寒，舌苔滑为湿象，结者散之，欲图攻邪，但其中夹杂湿、虚，则不可攻，为难治。

130. 脏结无阳证，不往来寒热，其人反静，舌上胎滑者，不可攻也。

讲解：脏结无阳证，多阴证。不往来寒热（一云"寒而不热"），应活看为只寒而不热，没有发热恶寒、往来寒热的症状。病为阴证，故人安静，邪结于内而不躁扰，故云"反"静，舌上胎滑，为湿象，不可攻之。

131. 病发于阳，而反下之，热入因作结胸；病发于阴，而反下之，因作痞也。所以成结胸者，以下之太早故也。结胸者，项亦强，如柔痉状，下之则和，宜大陷胸丸。

【大陷胸丸】

大黄半斤，葶苈子（熬）半斤，芒硝半斤，杏仁（去皮尖，熬黑）半升。

上四味，捣筛二味，内杏仁、芒硝研如脂，和散，取如弹丸一枚；别捣甘遂末一钱匕，白蜜二合，水二升，煮取一升，温顿服之。一宿乃下。如不下，更服，取下为效。禁如药法。

讲解：病发于阳，即太阳病，应汗解，若误下之，虚其里，邪热乘虚而入，而成结胸。病发于阴，阴证宜温不宜下，若误下之，而作痞，此痞非"心下痞"之痞，为痞块之意，即脏结，因论中脏结难治，故不言治法，下文皆言结胸。结胸形成的原因即在于太阳表证未罢而下之过早，若太阳病已传阳明，则下之为宜，过早者即相对于此而言。

结胸者，项强如柔痉状，《金匮要略·痉湿暍病》篇言及刚痉、柔痉。痉，即津液丧失，组织枯燥，肌肉不和而发痉挛，甚则抽搐背弓反张。伤寒无汗者为刚痉，葛根汤主之；自汗出者为柔痉，桂枝汤加栝楼根（栝楼桂枝汤）主之。结胸范围扩大及于颈项，亦觉紧张痉挛，下之则和，宜大陷胸丸。丸药作用比较缓和，此证只是强而已，心下虽痛但远未及大陷胸汤证，病势较缓，故小其制为丸治之。

本方大黄、芒硝攻其热结，葶苈子、杏仁攻其水邪，甘遂有毒，祛水力强。先捣筛大黄、葶苈子，后纳芒硝、杏仁，和散，取如弹丸大小一枚，甘遂末用一钱匕，匕为勺意，是古人盛药的一个器皿，一勺为古时一钱，古时一两合现三钱，一钱合现三分，量很少，再加甘味白蜜一缓疼痛，二缓药力。以水煮散，顿服，一宿而下，如果不下，可以更服，以下为度。大黄、芒硝二药，功能攻下祛热，配桃仁、水蛭、虻虫则可下血，配合黄连、黄芩可下热解烦，配合甘遂、葶苈子则可下水。

132. 结胸证，其脉浮大者，不可下，下之则死。

讲解：结胸病，脉浮为有表证，脉大为虚，邪结不实，此不可下，下之则死，可见结胸病下之也不宜过早。

133. 结胸证悉具，烦躁者亦死。

讲解：结胸症状俱备，应当机立断，急下乃治，若延误致烦躁不宁，病人亦死，此两条言结胸病情险恶，既不可下之过早，又不可下之过迟，必须把握好医治的时机。

134. 太阳病，脉浮而动数，浮则为风，数则为热，动则为痛，数则为虚。头痛发热，微盗汗出，而反恶寒者，表未解也。医反下之，动数变迟，膈内拒痛，胃中空虚，客气动膈，短气躁烦，心中懊恼，阳气内陷，心下因硬，则为结胸，大陷胸汤主之。若不结胸，但头汗出，余处无汗，剂颈而还，小便不利，身必发黄。

【大陷胸汤】

大黄（去皮）六两，芒硝一升，甘遂一钱匕。

上三味，以水六升，先煮大黄减二升，去滓，内芒硝，煮一两沸，内甘遂末，温服一升。得快利，止后服。

讲解：本条承接 131 条"病发于阳，而反下之，热入，因作结胸"而言。太阳病，浮则表证仍在。动脉，王叔和云其"关脉如豆摇摇谓之动"此误也，脉跳突摇摆，即滑之甚者谓之动，非独关上可见。脉浮主风邪在表，脉动主痛，脉数既主有热，又主热盛伤津，如肺结核晚期，热盛灼津则脉数特甚。病在表者，头痛发热而恶寒，动者，亦可作痛。数者，亦可作发热，虚则微盗汗出，症状与脉象相应。表证未解仍当发汗，若误下虚其里，脉动数而转为脉迟，主里有阻隔，正邪交争于胸膈而膈内拒痛，外邪乘虚入里动膈而心中懊憹。"阳气"即体液，表证时布于体表，误下则随邪气同入于里，与热邪相合，变为结胸，心下硬痛，大陷胸汤主之。虽然水热互结却不结胸，热循里上攻而头汗出，自颈而下，身上无汗，热仍不得发越，如小便不利，相结之水热不得外泄，瘀滞而发黄。

本条说明结胸与黄疸皆是湿热为患。在上结于胸膈则病结胸，若瘀于里则病黄疸，文中黄疸为客，结胸为主，乃"借客明主"之手法。

大陷胸汤力量峻猛，强于大承气汤。故服后，大都下利，下利之后，勿再服本方。

135.伤寒六七日，结胸热实，脉沉而紧，心下痛，按之石硬者，大陷胸汤主之。

讲解：本条及 136 条言结胸非皆得于误下，亦有自发。伤寒六七日，为由表传里或传半表半里之时，若人体本有水气，邪热内传与其相结，则发为结胸，既结胸又热实于里，病在里则脉沉，病实而脉紧，心下自觉疼痛，按之如石般坚硬，且疼痛更甚，说明除有结胸以外，里实证亦很明显，以大陷胸汤主之。

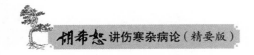

136. 伤寒十余日，热结在里，复往来寒热者，与大柴胡汤；但结胸，无大热者，此为水结在胸胁也，但头微汗出者，大陷胸汤主之。

讲解：伤寒十余日，多已传里，热结在里，但还有半表半里之往来寒热，说明此为少阳阳明并病，故与大柴胡汤。若仅是结胸，邪全部结于里，而外不现大热，即无表热，因胸胁水结，气不旁达，热循里上冲而头微汗出而身无大热。注家多分离135、136条，云135言热结胸，136言水结胸，此误也。此2条均为水热互结，而形成结胸。

本条亦说明大柴胡汤证与大陷胸汤证之鉴别点：大柴胡汤证必见少阳症状，而结胸则无往来寒热等症状；其结胸症状与少阳胸胁苦满亦有较大差异，少阳证为两胁胀满，结胸证则病位在心下；大柴胡汤证见心下急，大陷胸汤证见心下痛，按之石硬，临床应仔细鉴别。

137. 太阳病，重发汗而复下之，不大便五六日，舌上燥而渴，日晡所小有潮热，从心下至少腹硬满而痛，不可近者，大陷胸汤主之。

讲解：太阳病在表，应发汗，但不宜重剂发汗，如桂枝汤证误用麻黄汤或大青龙汤则为重发汗，重发汗后大汗流漓，病常常不解，若复下之更误，津液亡失而病陷于里。胃中津伤故大便干，五六日不大便，津虚故舌上燥而渴，应为阳明证，阳明证应日晡所发潮热，但此时仅是小有潮热，是由于水结于胸下而不会外现大热。心下至少腹硬满，不可碰触，说明里实明确，以大陷胸汤主之。

138. 小结胸病，正在心下，按之则痛，脉浮滑者，小陷胸汤主之。

【小陷胸汤】

黄连一两，半夏（洗）半升，栝楼实大者一枚。

上三味，以水六升，先煮栝楼取三升，去滓，内诸药，煮取一升，去滓，分温三服。

讲解：此条论述小结胸病证治。与大结胸相比，小结胸部位较小，仅位于心下一点，邪结程度亦较轻，按之才痛，病结较浅而脉浮，阻膈不甚而脉滑，病轻故药亦轻，以小陷胸汤主之。

方中黄连解热，半夏祛水，栝楼实大量使用，有解凝缓下之功，后人改为栝楼仁为误。实者，果实也，为现用之全栝楼，大者一枚重数两。临床咳喘病人可用此方宽胸祛痰，但必须用于热证，注意全栝楼用量须大，可用至

45g 左右。

139. 太阳病二三日，不能卧，但欲起，心下必结，脉微弱者，此本有寒分也。反下之，若利止，必作结胸，未止者，四日复下之，此作协热利也。

讲解：根据文意，当依《医宗金鉴》将"四日复下之"改为"四日复下利"。太阳病二三日时，不应传里，"不能卧，但欲起"，言其心下必结有邪，或是水饮，水饮就下，坐则沉于下，卧则上冲压迫横膈膜，则短气而喘；或阳明腑实，腹满而喘，亦可见利。若为实证，则脉沉紧或沉滑、沉大。若脉微弱，其结不实，则为水饮，此处称为"寒分"。有水饮，不可服泻药，若服泻药后利可止，则说明不但有水，亦有热，必作结胸。二三日服泻药，至第四日仍继续下利，水饮随泻下而排出则不会发生结胸，此为"协热利"，意即下利之中夹有表热，亦名"挟热利"，治宜葛根芩连汤，热去则利自止。此条借协热利来说明结胸产生的病因，亦属"借客明主"文法。

140. 太阳病，下之，其脉促，不结胸者，此为欲解也；脉浮者，必结胸；脉紧者，必咽痛；脉弦者，必两胁拘急；脉细数者，头痛未止；脉沉紧者，必欲呕；脉沉滑者，协热利；脉浮滑者，必下血。

讲解：此条自"为欲解也"之后，均为以脉定证，若不结合具体的病例，泛泛而论则很不可靠。如下后脉浮，前文提到"此为在外"，当服桂枝汤，此处言必结胸，结胸之脉为寸脉浮；邪盛之时脉紧容易发生咽痛，但不一定发生，后半段恐为王叔和加入，略去不讲。

太阳病宜汗不宜下，下之为误治，其脉促，促者寸脉浮，关以下沉，可见于结胸，亦可见于表不解。不结胸，则表证仍在外，未因下之而入里，解表即可。

临床上一定要脉证合参，以明病证，如女子有孕二三月，阴搏阳别而脉滑，一定要结合妇人断经二三月等因素，才能判定有孕，所以说某脉不一定专主某证。

141. 太阳病，应以汗解之，反以冷水潠之，若灌之，其热被劫不得去，弥更益烦，肉上粟起，意欲饮水，反不渴者，服文蛤散；若不差者，与五苓散。寒实结胸，无热证者，与三物小陷胸汤，白散亦可服。

【文蛤散】
文蛤五两。

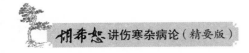

上一味为散，以沸汤和一方寸匕服。汤用五合。

【三物白散】

桔梗三分，巴豆（去皮心，熬黑，研如脂）一分，贝母三分。

上三味，为散。内巴豆更于臼中杵之，以白饮和服。强人半钱匕，羸者减之。病在膈上必吐，在膈下必利。不利，进热粥一杯；利过不止，进冷粥一杯。身热，皮粟不解，欲引衣自覆，若以水溅之、洗之，益令热却不得出，当汗而不汗则烦。假令汗出已，腹中痛，与芍药三两如上法。

讲解：本条当自"五苓散"后分为两段，"文蛤散"应为"文蛤汤"，"三物小陷胸汤，白散亦可服"应改为"三物白散"。病在阳，即病在表，在表当以汗解，而医者反用凉水溅之，喷脸谓之溅；或者灌之，以水浇身谓之灌，均为古人以冷水激迫汗出的方法。热邪被凉水阻遏而不得外越，当汗不汗出，热郁于里则烦，热与水相激，而皮肤起粟粒样皮疹，即日常所说"鸡皮疙瘩"，因热未及里，故虽欲饮水而反不渴，应服文蛤汤。文蛤汤即大青龙汤去桂枝加文蛤，而麻黄用量减半，因表证不甚，故去桂枝减麻黄加入文蛤清热止渴。《金匮要略》云"渴欲饮水不止者，文蛤散主之"，而治消渴。文蛤散中只此一味，咸寒解渴，文中"意欲饮水，反不渴"岂能用之？文蛤汤亦出《金匮要略·呕吐哕下利病》篇："吐后，渴欲得水而贪饮者，文蛤汤主之。"彼处亦方证不合，吐后伤津，应服文蛤散止渴，断无吐后口渴反用发汗之理，当为传抄之误。文蛤，一说为花皮蛤蜊，《医宗金鉴》言古人又称五倍子为文蛤。临床上五倍子止渴效果不明显，可换用花粉、牡蛎二味代之。

服过文蛤汤后，仍欲饮水而表不解，恐内有停水，若小便不利，可与五苓散。

结胸病中，又有一种寒痰凝结而无热的情形，纯为寒实，则不可用苦寒泄热的小陷胸汤，白散治寒实而不治热，故"小陷胸汤""亦可服"几字当删去。

白散，为温下寒饮之剂。桔梗、贝母二药排痰，巴豆性热，既涌吐又泻下，用于寒实证，临床将巴豆炒出油脂，以草纸将油吸尽，而用巴豆霜，毒性较小。白散强人服半钱匕，羸者减之，用量很小，若在膈上则吐，在膈下则利。若不下利，则服热粥；利不止，则饮凉粥或凉水亦可止利，则看出巴豆之性热，方后"身热"至"如上法"与文意、证见不合，当删去。

142. 太阳与少阳并病，头项强痛，或眩冒，时如结胸，心下痞硬者，当刺大椎第一间，肺俞、肝俞，慎不可发汗，发汗则谵语、脉弦，五日谵语不止，当刺期门。

讲解：太阳病传入少阳而太阳未解，发为太阳少阳并病：头项强痛为太阳证；或眩冒，时如结胸，心下痞硬为少阳兼症，但或眩冒，有时如结胸，均示少阳证不甚明显。可以针刺颈椎，胸椎相接之处以泄其热，肺俞位于第三胸椎旁一寸五分，肝俞位于第七胸椎旁一寸五分，以对证治疗。因其有少阳证，故慎不可发汗，发汗则易转为少阳阳明并病，见谵语、脉弦，当刺其门，期门穴位于乳下第二肋端，可祛胸中邪热。

143. 妇人中风，发热恶寒，经水适来，得之七八日，热除而脉迟身凉，胸胁下满，如结胸状，谵语者，此为热入血室也，当刺期门，随其实而取之。

讲解：妇女患中风证，发热恶寒，恰好月经来潮，表邪乘子宫空虚而入，称为热入血室。热邪陷入血室，在表之热除，而脉迟、身凉，胸胁下满、如结胸状为少阳证，谵语为蓄血影响脑系之象，当刺期门。"随其实"，意为病变虽在下焦血室，但病证反映却在上部胸胁下满，刺期门可解此处邪热。

144. 妇人中风，七八日续得寒热，发作有时，经水适断者，此为热入血室，其血必结，故使如疟状，发作有时，小柴胡汤主之。

讲解：妇人中风证，七八日后，虽无发热恶寒，但出现"续得寒热，发作有时"即往来寒热，定时发作，例假中断，血与热结，亦是热入血室。临床上多以小柴胡汤合入桃核承气汤或桂枝茯苓丸为是，亦有用大柴胡汤配合桃核承气汤或桂枝茯苓丸之机，当审其证是否可下而定，单用小柴胡汤的机会不多。

145. 妇人伤寒，发热，经水适来，昼日明了，暮则谵语，如见鬼状，此为热入血室，无犯胃气及上二焦，必自愈。

讲解：外感伤寒初作，而恰巧月经来潮，有两种转归：一是血与热结出现症状，如 143 条，必须治之；一是热随血去，表邪可解必自愈。本条即是第二种转归，仅仅入夜谵语，别无他病，可不予治疗，勿施吐、下，则无犯胃气，勿汗则无犯上二焦，可自愈。

146. 伤寒六七日，发热，微恶寒，支节烦疼，微呕，心下支结，外证未去者，柴胡桂枝汤主之。

【柴胡桂枝汤】

桂枝（去皮）、黄芩各一两半，芍药一两半，人参一两半，甘草（炙）一两，半夏（洗）二合半，大枣（擘）六枚，生姜（切）一两半，柴胡四两。

上九味，以水七升，煮取三升，去滓，温服一升。本云：人参汤，作如桂枝法，加半夏、柴胡、黄芩，复如柴胡法，今用人参作半剂。

讲解：本条言太阳少阳并病之证治。伤寒六七日为由太阳向阳明、少阳传变之时，发热恶寒，支节烦疼为表证未解。心下支节，支同"枝"，即两侧之意，心下两侧即胸胁部，心下支节即"胸胁苦满"的另一种说法。微呕亦为少阳柴胡证，故治之以柴胡桂枝汤。

本方为小柴胡汤与桂枝汤用量减半而合方，用治太阳少阳并病。少阳证虽禁汗、吐、下，但若表证未解，不妨表证、半表半里证同时用药，在小柴胡汤基础上，加用解表药。如加薄荷、桑叶、菊花或合用葛根汤，疗效很好。小儿发热多见此证。

147. 伤寒五六日，已发汗而复下之，胸胁满微结，小便不利，渴而不呕，但头汗出，往来寒热，心烦者，此为未解也，柴胡桂枝干姜汤主之。

【柴胡桂枝干姜汤】

柴胡半斤，桂枝（去皮）三两，干姜二两，栝楼根四两，黄芩三两，牡蛎（熬）二两，甘草（炙）二两。

上七味，以水一斗二升，煮取六升，去滓，再煎取三升，温服一升，日三服。初服微烦，复服，汗出便愈。

讲解：伤寒五六日，为由表传半表半里之时，已发过汗，而表未解，古人有一种"先汗后下"的陋习，汗之不解便泻下，使邪热内陷，不仅见胸胁满之半表半里症状，里亦微有所结，但非如阳明病、结胸病一样结实特甚。汗后泻下，丧失津液，加之气逆上冲，水气不降，故小便不利，里有微结而渴，胃中无停饮而不呕，气上冲而但头汗出，心烦与往来寒热均为柴胡证，"此为未解"，言既有表证未解，又有柴胡证未解。

本证有柴胡证，故用小柴胡汤为底方，因胃不虚而不用人参、大枣，因不呕而不用半夏、生姜，口渴故用栝楼根、牡蛎，二药相配有润下通便作用。

栝楼根即天花粉，临床祛痰宽胸用全栝楼，祛热解渴则用栝楼根。桂枝甘草汤合干姜解未尽之表邪，降上冲之逆气。本方临床应用注意两点：①大便微结者可用本方，大便正常服本方可致微溏；②本方用于治疗无名低热，如肝炎发热，可解之。

148.伤寒五六日，头汗出，微恶寒，手足冷，心下满，口不欲食，大便硬，脉细者，此为阳微结，必有表，复有里也。脉沉亦在里也。汗出为阳微。假令纯阴结，不得复有外证，悉入在里，此为半在里半在外也。脉虽沉紧，不得为少阴病。所以然者，阴不得有汗，今头汗出，故知非少阴也。可与小柴胡汤，设不了了者，得屎而解。

讲解：本条即为解释上条"微结"一词。根据本条文意，"脉虽沉紧"应改为"脉虽沉细"。阳微，指津液微少，阳微结者，由于津液内竭而致大便硬结的为证言。本条可分以下三段解：

"头汗出，微恶寒"，太阳的表证还在；"心下满，口不欲食，大便硬"，阳明内结已显。津虚血少，则脉细；不充于四末则手足冷，可见此之阳明内结，纯由于津液内竭所致。故谓此为阳微结，而与胃家实的阳明病不同，所以必有表（指头汗出、微恶寒言），复有里也（指心下满、口不欲食、大便硬言），虽脉沉亦在里之诊，如其为阳明病，依法当多汗，今只头汗出，故知为阳微，而非胃家实的阳明病也。

假令是纯阴证的脏结，又不得复有外证，当悉入在里，而以上为证乃半在里半在外也，故肯定不是脏结。

脉虽沉紧（细），亦不得认为少阴病，所以然者，阴证不得有头汗出，今头汗出，乃热亢之候，故知非少阴也；津液内竭的阳微结，汗下俱非所宜，只可与小柴胡汤通其津液，表里和则治矣。设服药后而大便硬仍不了了者，可与麻子仁丸，得屎而即解矣。

按：脉虽沉紧，当是脉虽沉细，以前文有脉细，而无脉紧，必是传抄之误，宜改之。心下满、口不欲食、大便硬为里实，但同时又微恶寒、手足冷、脉沉细，最易误为纯阴内结的寒实证，只头汗出一证属阳不属阴，以是则微恶寒亦可证为表未解，乃肯定为必有表复有里的阳微结。阳微结者，即阳气（津液）内竭的大便硬结证，详见阳明病篇，互参自明。脉沉细，为少阴脉。微恶寒、手足冷，亦易误为少阴病，但阴证不得有热，头汗出为热亢于上，

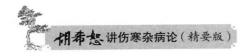

故知非少阴。辨证要全面观察、反复细推，才可无误，本条即最好一例，宜细玩。

本条主要讲由于汗下无法而致亡津液的变证，亦即上节所谓为"微结"者。不过"可与小柴胡汤"，不如柴胡桂枝干姜汤更较贴切，或传写有遗误亦未可知。

149.伤寒五六日，呕而发热者，柴胡汤证具，而以他药下之，柴胡证仍在者，复与柴胡汤，此虽已下之，不为逆，必蒸蒸而振，却发热汗出而解；若心下满而硬痛者，此为结胸也，大陷胸汤主之；但满而不痛者，此为痞，柴胡不中与之，宜半夏泻心汤。

【半夏泻心汤】

半夏（洗）半升，黄芩、干姜、人参、甘草（炙）各三两，黄连一两，大枣（擘）十二枚。

上七味，以水一斗，煮取六升，去滓，再煎，取三升，温服一升，日三服。

讲解：伤寒五六日，多为去表内传之时，以传少阳更多。呕而发热，小柴胡汤可解热止呕，但必须结合其他脉证而定是否为少阳证，单见喜呕一症便言为柴胡证是不全面的。里有水饮之呕治以小半夏汤；呕而头痛治以吴茱萸汤；呕而发热之热证，当考虑少阳证，应与小柴胡汤。医者误下之，若未因误下生变而为逆，仍现柴胡证，可再与柴胡汤。服小柴胡汤后，发生蒸蒸发热战栗、汗出之瞑眩状态，而后病解。下之后，心下（胃）胀满硬痛，为热结于里，乃大陷胸汤证；若仅觉胀满而不痛，为痞证，柴胡证见胸胁满，此见心下满，宜用半夏泻心汤。此处言明大陷胸汤证之心下满而硬痛，半夏泻心汤证之但满而不痛，柴胡汤证之胸胁满，为三方证之鉴别要点。

方中人参为健胃之药，胃健则气血津液化生有源，于本书中专主于胃虚而心下痞硬。因胃虚而客邪凑于胃，故用芩、连祛其邪热，半夏合干姜为《金匮要略》的半夏干姜散，用于化饮止呕，甘草、大枣甘甜助人参健胃安中，全方共奏健胃化饮、祛痰消痞之效。半夏泻心汤证，证见较多，如下利、肠鸣等，此处仅言其中之"呕、心下满"。临床常用治胃肠功能紊乱。

150. 太阳少阳并病，而反下之，成结胸，心下硬，下利不止，水浆不下，其人心烦。

讲解：太阳与少阳并病，二者均不可下，医者反与服下药，二阳热邪趁胃虚内陷，在上而为结胸，心下硬且必痛，在下而下利不止。上有所结而水浆不下，心烦不安，而成攻补两难之危笃重症。

151. 脉浮而紧，而复下之，紧反入里，则作痞；按之自濡，但气痞耳。

讲解：脉浮紧，为邪在表，太阳伤寒之脉，法当发汗，若误下，"紧"指"邪"，邪反趁下后之虚而陷于里，发为心下痞满。"痞"为卦名，"地天泰，天地痞"，即地在上，天在下，则地气上升，天气下降，万物生长安泰；天在上，地在下，其气不可交流，则痞塞不通。医家借此而有"痞块"及"闭塞"二意，此处按之自濡，即按之柔软无抵抗，故称其为"气痞"，取闭塞之意，气者，言其无形者，非言痞块中有气体。

152. 太阳中风，下利、呕逆、表解者，乃可攻之。其人漐漐汗出、发作有时、头痛、心下痞硬满、引胁下痛、干呕、短气、汗出不恶寒者，此表解里未和也，十枣汤主之。

【十枣汤】

芫花（熬）、甘遂、大戟、大枣十枚。

上三味等分，分别捣为散。以水一升半，先煮大枣肥者十枚，取八合，去滓，内药末。强人服一钱匕，羸人服半钱，温服之，平旦服。若下少病不除者，明日更服，加半钱，得快下利后，糜粥自养。

讲解：太阳中风，下利、呕逆，暗指葛根汤及葛根加半夏汤，葛根汤方中为以桂枝汤为基础，故此处言中风。服葛根加半夏汤后，下利、呕逆、恶寒随表邪汗出而解，内有悬饮，布于胸胁，见干呕、短气、头痛、心下痞硬满、引胁下痛，故云"表解里未和"。

本条语句错杂，应如下排列为佳：太阳中风，下利、呕逆，（服葛根加半夏汤）其人漐漐汗出、发作有时、汗出不恶寒、头痛、心下痞硬满、引胁下痛、干呕短气者，此表解里未和也，表解者，乃可攻之，十枣汤主之。

方中芫花、大戟、甘遂均为有毒之下水药，用量须轻，方后言三药研末等分，强壮之人服一钱，瘦弱之人服半钱，煮散，服后下利特甚，以粥调养。方中大枣妙不可言，古人用峻猛药时，多以甘味之药调和、健胃，大枣在甘味药中除可固护脾胃，又有通利小便之功，但用量宜大，一钱或半钱药末即加十枚肥大枣，若散剂增加，大枣也要相应地增加。临床用于实证胸水、腹水，具体煎煮法如下：取大枣半斤至一斤，放入锅中加水煮开，小火继续炖，至大枣皮核分离时，将其撇出，锅中仅留枣肉与枣汤，放入三药各6～9g，再煮，如一般煎法煎好后，去掉药渣，药液少量频服，得下利则止后服。

153. 太阳病，医发汗，遂发热恶寒。因复下之，心下痞，表里俱虚，阴阳气并竭，无阳则阴独。复加烧针，因胸烦，面色青黄，肤眴者，难治；今色微黄，手足温者，易愈。

讲解：太阳病发汗后，更加发热恶寒，此指桂枝汤证误用麻黄汤、大青龙汤这类重剂发汗，大汗流漓，病必不除，大夫一见汗之不除，辄用下法，表邪内陷而作心下痞。发汗虚其表，下之虚其里，故云"表里俱虚"，脉内营气及脉外卫气俱伤，故云"阴阳气并竭"。正气大虚而邪气独存，名之"无阳则阴独"。加之烧针，其热反助邪气，大汗再虚其正气，邪益盛而正益虚，正气难支，不足养心，心失所养而胸烦。面色青黄，即言面色暗淡无泽，组织失去濡养而肤眴，为难治，故不出方。若面色微微发黄，手足温，即胃气仍在，可达四末，津液尚未完全枯竭，还可医治。

154. 心下痞，按之濡，其脉关上浮者，大黄黄连泻心汤主之。

【大黄黄连泻心汤】

大黄二两，黄连一两。

上二味，以麻沸汤二升渍之，须臾，绞去滓，分温再服。

讲解：心下痞，按之柔软，其脉仅关上见浮，浮为热，亦主邪结不实，胃亦不虚，故不痞硬。以大黄黄连泻心汤苦寒泄热。

本方用法值得注意：大黄6g，黄连3g，以两小碗滚开的开水渍泡，过一会儿去滓，每服一碗。柯韵伯言此方大下，验之临床此方不致大泻，而有泄热之功。若加黄芩成三黄泻心汤，用治鼻衄、吐血疗效极佳。

155. 心下痞，而复恶寒汗出者，附子泻心汤主之。

【附子泻心汤】

大黄二两，黄连一两，黄芩一两，附子一枚（炮，去皮，破，别煮取汁）。

上四味，切三味，以麻沸汤二升渍之，须臾，绞去滓，内附子汁，分温再服。

讲解：心下痞，兼有阳虚则恶寒，汗出，非是表证，故以泻心汤治痞，加附子补虚温阳。附子为亢进机能之药，何处机能陈衰皆可用之，如小便失禁、心衰等，均可用附子兴奋机能，使之恢复原状。

156. 本以下之，故心下痞，与泻心汤，痞不解，其人渴而口燥烦，小便不利者，五苓散主之。

讲解：本条言心下痞由水饮而成者。下之后成心下痞，服泻心汤而痞不除，说明非泻心汤证，因小便不利，陈水不去，结于心下而为痞，新水不入，组织缺水则渴而口燥烦，正是五苓散证。

本条说明心下痞不是一味使用泻心汤就可治疗，临床上应仔细辨证，其他疾病亦是如此。

157. 伤寒汗出，解之后，胃中不和，心下痞硬，干噫食臭，胁下有水气，腹中雷鸣下利者，生姜泻心汤主之。

【生姜泻心汤】

生姜（切）四两，甘草（炙）三两，人参三两，干姜一两，黄芩三两，半夏（洗）半升，黄连一两，大枣（擘）十二枚。

上八味，以水一斗，煮六升，去滓，再煎，取三升，温服一升，日三服。

讲解：伤寒当发汗，汗出表证已解，但病人素有胃病，平日不显，于表邪祛除后胃部症状表现出来：胃中不和，心下痞硬，水谷不化而嗳气中夹有食物气味，胁下即心下部有水气，水走肠间而肠鸣，雷鸣言其声音响亮，并有下利，生姜泻心汤主之。

本方为半夏泻心汤减干姜用量而增加一味生姜以健胃止其呃逆，临床上见干噫食臭症状，用半夏泻心汤难以治愈，必加生姜，病方可除。但应注意，服本方后可能出现瞑眩状态而吐利加重，因本方生姜、半夏、干姜均温中祛饮，祛水力强，水饮自胃肠间出入，而作上吐下泻，为欲愈之兆。

158. 伤寒中风，医反下之，其人下利日数十行，谷不化，腹中雷鸣，心下痞硬而满，干呕，心烦不得安，医见心下痞，谓病不尽，复下之，其痞益甚，此非结热，但以胃中虚，客气上逆，故使硬也，甘草泻心汤主之。

【甘草泻心汤】

甘草（炙）四两，黄芩三两，半夏（洗）半升，大枣（擘）十二枚，黄连一两，干姜三两。

上六味，以水一斗，煮取六升，去滓，再煎取三升，温服一升，日三服。

讲解：此条不仅言甘草泻心汤方证，更是对上文心下痞成因的解说。无论伤寒、中风依法全应以汗解之，不可下。若下之则为逆，邪热内陷，则为协热利，下利日数十行，由于下利太频，水谷不得消化，里虚而腹中雷鸣，心下痞硬而满，下后胃气不和则干呕心烦不得安。医者见心下痞硬，谓内仍有实邪，继续泻下，但越泻下其痞越重，因此病非是热结里实，乃是胃气虚弱，邪热客气入内，内生水饮亦逆于上，所以出现心下痞硬，甘草泻心汤主之。

甘草泻心汤特别针对"心烦不得安"这一神经症状，增加甘草的用量，缓其急迫。本方在《金匮要略·百合狐惑阴阳毒病》篇中用治"惑"病，即相当于口腔溃疡这类疾患，口舌干燥可以加大甘草用量，或加用生石膏，烦热特甚则加入生地黄，而祛热时多用生甘草代替炙甘草。

159.伤寒服汤药，下利不止，心下痞硬，服泻心汤已，复以他药下之，利不止；医以理中与之，利益甚；理中者，理中焦，此利在下焦，赤石脂禹余粮汤主之；复不止者，当利其小便。

【赤石脂禹余粮汤】

赤石脂（碎）一斤，太一禹余粮（碎）一斤。

上二味，以水六升，煮取三升，去滓，分温三服。

讲解：本为太阳伤寒，误下后下利不止，胃虚则心下痞硬，服泻心汤而病已，即病愈，此时再服泻药，复又下利不止，则非泻心汤可治。医者与服理中汤，下利更甚，因一再猛攻，大肠滑脱，而非中焦虚寒之理中汤证，应与赤石脂禹余粮汤固涩止利。若仍下利不止，为水谷不别，应利小便，随证选方。本条说明攻下之后，下利不止而病在下焦者，有两种情况：一是大肠滑而不收，用收涩的赤石脂禹余粮汤治之；另一种是病在前阴，小便不利，水谷不别，应利小便以实大便。

赤石脂禹余粮汤即赤石脂、禹余粮二药组成，二药均有很强固涩力，用于纯虚无实之久利滑脱证。若痢疾内有邪气，切不可以用此二药，以留邪在里。

160. 伤寒吐下后，发汗，虚烦，脉甚微，八九日心下痞硬，胁下痛，气上冲咽喉，眩冒，经脉动惕者，久而成痿。

讲解：本条承接 67 条苓桂术甘汤证而来，但 67 条为发汗之前，本条为发汗之后，故 67 条脉沉紧，本条脉甚微。先看 67 条：伤寒误吐误下后，里虚水饮上犯则心下逆满，气上冲胸，起则头眩，脉沉紧，治应在发汗的同时而治水，与苓桂术甘汤。若单发汗则动经，身为振振摇。本条言不应发汗而发汗，吐下虚其里，发汗虚其外，里外俱虚，表证未罢故虚烦。脉甚微，主亡失津液，八九日后，胃虚极，水饮客之，而心下痞硬，水饮牵引而胁下亦痛。冲气及水饮上逆，冲于咽喉，影响脑系，眩晕头沉。本条所有症状均重于 67 条所述，经脉跳动不宁，则多为肌肉痿软不用。可见水饮危害相当严重，治之不当，预后不良。

本证若未陷入纯阴证，则可使用苓桂术甘汤，如果陷于阴证，则可使用真武汤。

161. 伤寒发汗，若吐若下，解后，心下痞硬，噫气不除者，旋覆代赭汤主之。

【旋覆代赭汤】

旋覆花三两，人参二两，生姜五两，代赭石一两，甘草（炙）三两，半夏（洗）半升，大枣（擘）十二枚。

上七味，以水一斗，煮取六升，去滓，再煎取三升，温服一升，日三服。

讲解：太阳伤寒，法当发汗，发汗后依据病情或吐或下，病已解，但遗留下因吐下伤胃所致的心下痞硬、噫气不除症状，旋覆代赭汤主之。

旋覆代赭汤与半夏泻心汤、生姜泻心汤、甘草泻心汤大有相似之处，都有大枣、生姜、半夏、甘草、人参健胃止逆，另加下气去结之旋覆花，收敛健胃之代赭石。后世言代赭石重镇，多用亦伤胃气，故用量不宜过大。

本方应用于"噫气不除，大便不利反干"之证，若兼有胃痛反酸，可加乌贼骨治之，若大便偏稀，可换用茯苓饮。

162. 下后，不可更行桂枝汤；若汗出而喘，无大热者，可与麻黄杏子甘草石膏汤。

讲解：下之后表不解，一般应服桂枝汤，但若是表不解而作喘，里有热而汗出，则不可更服桂枝汤及桂枝加厚朴杏子汤，故以麻黄汤去桂枝之辛温而治喘，加石膏清里热而止汗，且石膏兼有下气定喘之功。阳明病为大热，则麻杏石甘汤不可用之，但此时并没有蒸蒸发热，未到承气汤证程度，故云"无大热"。

本方临床可治肺炎等病，但因其为发汗解表之剂而不可长用。非但汗出而喘可用此方，无汗而喘者只需加大麻黄用量亦可用之。

我的儿子4岁时，发热出疹，误服安宫牛黄丸后，疹回热稍降，但旋即无汗而喘，胸闷短气，颜面涨红，大有转为肺炎之势，与服麻杏石甘汤加大麻黄用量，即转危为安。

163. 太阳病，外证未除，而数下之，遂协热而利，利下不止，心下痞硬，表里不解者，桂枝人参汤主之。

【桂枝人参汤】

桂枝（别切）四两，甘草（炙）四两，白术三两，人参三两，干姜三两。

上五味，以水九升，先煮四味，取五升，内桂，更煮取三升，去滓，温服一升，日再夜一服。

讲解：太阳病外证未除，应服桂枝汤而反数下之，使邪热协同泻药入里而为协热利，下利不止伤其胃气，胃虚则为心下痞，而表亦未解，故云"表里不解"，桂枝人参汤主之。

桂枝人参汤，即理中汤加入桂枝而成。方中以理中汤补虚安胃，以桂枝甘草汤解外。此处即可看出人参可以通过补胃虚而达到治疗心下痞的目的。

164. 伤寒大下后，复发汗，心下痞，恶寒者，表未解也。不可攻痞，当先解表，表解乃可攻痞。解表宜桂枝汤，攻痞宜大黄黄连泻心汤。

讲解：伤寒，应发汗解表，若误下后，表仍未解，应用桂枝汤，医者见其病未愈，而再以麻黄汤类发其汗，表必不解。一方面因泻下虚里而为心下痞，另一方面由于误治仍恶寒而表不解。表不解而有心下痞，应当先解外而后攻痞，故云"不可攻痞"，表证已解才可攻痞，此为定法。故以桂枝汤解表安中养液，大黄黄连泻心汤攻痞。

165. 伤寒发热，汗出不解，心中痞硬，呕吐而下利者，大柴胡汤主之。

讲解：本条"心中"应改为"心下"，论中"心中"多指心脏，"心下"指胃。形似伤寒发热，但不恶寒，故汗出不解，发生心下痞硬，此痞硬非人参证之痞，为实证痞硬，心下坚满，乃大柴胡汤证"心下急"的重证，同时呕吐、下利，此与急性痢疾发作时十分类似，与大柴胡汤。若口舌干燥，可与大柴胡加石膏汤。本病若恶寒，则确有太阳表证未解。表虚者宜桂枝汤，表实者宜葛根汤。

痢疾初起无补法，当以通为贵，除可与大柴胡加石膏汤，亦有应用小柴胡加石膏汤之机。

166. 病如桂枝证，头不痛，项不强，寸脉微浮，胸中痞硬，气上冲喉咽不得息者，此为胸有寒也，当吐之，宜瓜蒂散。

【瓜蒂散】

瓜蒂（熬黄）一分，赤小豆一分。

上二味，各别捣筛，为散已，合治之，取一钱匕。以香豉一合，用热汤七合，煮作稀糜，去滓，取汁合散，温顿服之，不吐者，少少加，得快吐乃止。诸亡血虚家，不可与瓜蒂散。

讲解：病如桂枝证，但既不头痛，也不项背强，即言出现桂枝汤之气上冲证，脉浮主病在上，此皆与桂枝汤证相似。但病实在胸中，痞硬言其憋闷感很强，加之气上冲咽喉，以至于呼吸都很困难。本病由下向上，欲吐而不得吐，故当有"温温欲吐"之症状。此为胸有寒也，寒指水饮，当因势吐之，宜瓜蒂散。

瓜蒂苦寒，涌吐、祛水，亦治浮肿。赤小豆祛湿，与苦寒药同用，则兼有养正之功。二药捣筛为散，和匀，将解烦之豆豉煮成稀粥状，去滓，以豆豉汁调瓜蒂散，温时顿服，若不吐，则少少加量瓜蒂散，得快吐而止。因吐剂伤正，故亡血家、虚家慎用。

后世注家即根据此处方后注而言豆豉有涌吐作用，故栀子豉汤服后可吐，实误也，方后注中言"不吐者，少少加"，即指涌吐者在于瓜蒂散，不在豆豉。

167. 病胁下素有痞，连在脐傍，痛引少腹，入阴筋者，此名脏结，死。

讲解：病人平素胁下就有痞块，乃"病发于阴，而反下之，因作痞也"之"痞"，而非大黄黄连泻心汤之气痞，痞块发于胁下，即肝、脾、胰腺之所在，素有痞，说明非因近日泻下而致，当为肝、脾、胰腺等部之癌肿。痞块向下连于脐旁，少腹疼痛，甚则累及前阴，此为脏结，死。论中但论结胸治

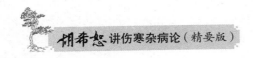

法，而未有论治脏结者，说明此病难治而预后不良。

168.伤寒若吐若下后，七八日不解，热结在里，表里俱热，时时恶风，大渴，舌上干燥而烦，欲饮水数升者，白虎加人参汤主之。

讲解：太阳伤寒，误吐、误下皆属误治，吐下虚其里，热邪趁势结于里，里热盛，必蒸于外，而表里俱热。热则时时恶风，盛极而热伤津液，则口渴，舌上干燥而烦，欲饮水数升，白虎加人参汤主之。

本方在白虎汤解热除烦的基础上，再加补益胃气之人参，胃气不虚，则津液化生有源，此与后世见渴辄加麦冬、生地黄之法相去甚远，合观《伤寒论》《金匮要略》二书，凡白虎汤仅言其口舌干燥，一见渴，必加人参，可以于临床中参考。

169.伤寒无大热，口燥渴，心烦，背微恶寒者，白虎加人参汤主之。

讲解：太阳伤寒，无汗，"无大热"指表无大热，实则里热已盛，故口燥渴、心烦。胃中热，当胃之处即背部则稍稍恶寒，若胃中有停水，则"背寒冷如掌大"，二者如何鉴别？有热口燥渴，有寒口中和，可资鉴别。白虎加人参汤主之。

170.伤寒，脉浮，发热无汗，其表不解，不可与白虎汤。渴欲饮水，无表证者，白虎加人参汤主之。

讲解：前两条提到"时时恶风""背微恶寒"，后世注家多以此为表不解之征，言"石膏辛寒，可以解表"，此大误，本条特别解释这一观点。伤寒，发热、无汗、脉浮，为表不解，不可与白虎汤，故前两条中不含"表不解"的情况，恶风、恶寒者，均是由于内外温度差异而造成的感觉，实为缘于热盛。热盛伤津，渴欲饮水，无表证，则白虎加人参汤主之。

171.太阳少阳并病，心下硬，颈项强而眩者，当刺大椎、肺俞、肝俞，慎勿下之。

讲解：太阳病未罢，传入少阳，发为并病，心下硬，即是痞硬，乃人参证、小柴胡汤证，脖子两侧为颈，脖子后面为项，颈强为少阳证，项强为太阳证，目眩为少阳证，太、少症状俱见，故云"太阳少阳并病"，可刺大椎、肺俞、肝俞，以祛胸腹之间邪热。二阳皆忌下，切切一见心下硬，不论寒热虚实，一概下之。

172. 太阳与少阳合病，自下利者，与黄芩汤；若呕者，黄芩加半夏生姜汤主之。

【黄芩汤】

黄芩三两，芍药二两，甘草（炙）二两，大枣（擘）十二枚。

上四味，以水一斗二升，煮取三升，去滓，温服一升，日再夜一服。

【黄芩加半夏生姜汤】

黄芩三两，芍药三两，甘草（炙）三两，大枣（擘）十二枚，半夏（洗）半升，生姜（切）一两（一方三两）。

上六味，以水一斗，煮取三升，去滓，温服一升，日再夜一服。

讲解：太阳与少阳合病，说明兼有二经的症状。太阳病，应见发热、脉浮，当无恶寒，因若恶寒，仍当与葛根汤；少阳病可见口苦、咽干、目眩，二者同时发作，谓之"合病"，以方测证，表证当不著，否则当先解表。下利而兼腹痛、心烦者，有使用黄芩汤的机会，若兼呕，再加入小半夏汤即可。

方中芍药甘草汤治腹痛，黄芩袪热解烦，大枣安中。若兼里急后重，则以白头翁汤或白头翁加大黄汤为宜。

173. 伤寒胸中有热，胃中有邪气，腹中痛，欲呕吐者，黄连汤主之。

【黄连汤】

黄连二两，甘草（炙）三两，干姜三两，桂枝（去皮）三两，人参二两，半夏（洗）半升，大枣（擘）十二枚。

上七味，以水一斗，煮取六升，去滓，温服，昼三夜二。

讲解：太阳伤寒，"胸中有热"指热邪，"胃中有邪气"指水饮，热邪与水饮相互激动而腹中痛，冲气上逆则欲呕吐，黄连汤主之。由此可见黄连有治腹痛之功，而黄芩却无，上方黄芩汤治腹痛为芍药、甘草、大枣之功，且黄连治胸中烦热之力也较强，临床上颜面潮红者多为黄连证。

本方为半夏泻心汤去黄芩而加桂枝，以镇冲气而降逆。条文中虽仅言呕吐，但临床上亦可见下利，用此方亦可。与半夏泻心汤相比，本条着重在胸中有热，故去三两黄芩而将黄连一两增至三两。方后注中"温服，昼三夜二"几字恐非仲景原意，当照小柴胡汤及泻心汤后改为"再煎取三升，温服一升，日三服"。

174.伤寒八九日，风湿相搏，身体疼烦，不能自转侧，不呕不渴，脉浮虚而涩者，桂枝附子汤主之。若其人大便硬，小便自利者，去桂加白术汤主之。

【桂枝附子汤】

桂枝（去皮）四两，附子（炮，去皮，破）三枚，生姜（切）三两，大枣（擘）十二枚，甘草（炙）二两。

上五味，以水六升，煮取二升，去滓，分温三服。

【去桂加白术汤】

附子（炮，去皮，破）三枚，白术四两，生姜（切）三两，甘草（炙）二两，大枣（擘）十二枚。

上五味，以水六升，煮取二升，去滓，分温三服，初一服，其人身如痹，半日许复服之，三服都尽，其人如冒状，勿怪，此以附子白术并走皮内，逐水气未得除，故使之耳。法当加桂四两，此本一方二法，以大便硬，小便自利，去桂；以大便不硬，小便不利，当加桂。附子三枚恐多也，虚弱家及产妇，宜减服之。

讲解：风湿亦为在表之证而无汗，故冒以伤寒，八九日时，风湿相搏的证候才明显发作。所谓风湿，即体内素湿，一经外感，风湿相合则发病，相当于现代所言"风湿性关节炎"。风湿之身体疼痛大大超过伤寒，故云"身体疼烦"，以致于"不能自转侧"。不呕则无停饮，无少阳证；不渴则无内热，无阳明证。说明太阳病八九日，并未向少阳、阳明传变。脉虚，与实相对，指下按之无力为虚，主于虚证；脉涩，与滑相对，指下脉动往来不流利为涩，主于血少；脉浮为病在表。病虽在表，但实已陷于阴证、虚证，故在桂枝汤基础上去芍药加附子而成桂枝附子汤治之。

前面讲到，附子可在机能陈衰之时起亢奋作用，其性温热，可祛寒湿，治疗风湿痹痛而证属阴时，多有应用。桂枝亦有通利关节的作用，故去阴寒之芍药而加重桂、附用量。若小便自利，丧失津液，大便缺少津液而硬，则不能以桂枝汤再发汗，更伤津液，故以上方去桂加白术汤主之。或云白术为利尿药，为何加入白术、茯苓，二药既可治小便不利，又可治小便频数，伍桂枝则可治小便不利，如五苓散；伍附子则可治疗老年人膀胱失约而小便频数，如真武汤、肾气丸。方中以附子、白术，一可使小便正常，津液回复，大便则不硬，二可以祛湿解痹。

桂枝附子汤，药物组成虽与桂枝去芍药加附子汤相同，但用治痹痛，附子、桂枝用量增加，故另立一方。

去桂加白术汤方后注中言到："附子、白术并走皮内，逐水气未得除……"水气上激头脑，故"其人如冒状"。又谈到一方二法的问题：小便频数而伤津大便硬，不可加桂枝，因一方面桂枝发汗更伤津液，另一方面桂枝降冲逆，引导水液下行而为小便，更加重小便频数症状，故去桂枝；若大便不硬，小便正常，仍可加桂。附子三枚，量稍大，若是虚人及产妇服此方当减量。我临床常将此二方相合化裁：以桂枝汤原方加入附子、苍术，用治风湿性关节炎、类风湿性关节炎、骨质增生等多种疾病，若半身疼痛，则加大黄 6～8g。附子用量初宜少量使用，随后逐渐加量，可用至 12～15g。若出现眩晕、呕吐、面红等症状，应当考虑附子用量过大，若用至七两，则会危及生命。

175. 风湿相搏，骨节疼烦，掣痛不得屈伸，近之则痛剧，汗出短气，小便不利，恶风不欲去衣，或身微肿者，甘草附子汤主之。

【甘草附子汤】

甘草（炙）二两，附子（炮，去皮，破）二枚，白术二两，桂枝（去皮）四两。

上四味，以水六升，煮取三升，去滓，温服一升，日三服。初服得微汗则解，能食汗止复烦者，将服五合，恐一升多者，宜服六七合为始。

讲解：本条所言症状重于上条。体内有湿，又感外邪，骨节疼烦，牵引疼痛而不能屈伸，挨近则疼痛剧烈，说明这一疼痛具有敏感性。心下有水饮，达于肌肤则自汗出，压迫横膈膜则短气，水不下行则小便不利，畏恶风寒而不想减去衣物，可见其陷入阴证、虚证，湿流关节则身微肿。故于解表之桂枝、甘草中加入温经胜湿之白术、附子而成甘草附子汤。

临床上，常常以桂枝加术附汤、桂枝甘草加术附汤及桂枝去芍药加术附汤治疗风湿痹痛，疗效显著。

176. 伤寒，脉浮滑，此表有热，里有寒，白虎汤主之。

【白虎汤】

知母六两，石膏（碎）一斤，甘草（炙）二两，粳米六合。

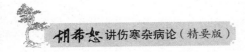

上四味，以水一斗，煮米熟，汤成，去滓，温服一升，日三服。

讲解：太阳伤寒，浮主表热，滑主里热，为表里俱热，白虎汤主之。后世注家对"此以表有热里有寒"一句说法不一。如方后林亿按中提到后文"脉浮迟，表热里寒，四逆汤主之"以论述此条表里字差，但这两条均存在问题：表热里寒者，里寒而表邪未解，似当与白通汤为是，此条"表有热里有寒"之寒，当以"邪"字作解，乃表里俱热之证。

177. 伤寒脉结代，心动悸，炙甘草汤主之。

【炙甘草汤】

甘草（炙）四两，生姜（切）三两，人参二两，生地黄一斤，桂枝（去皮）二两，阿胶二两，麦门冬（去心）半斤，麻仁半升，大枣（擘）十二枚。

上九味，以清酒七升，水八升，先煮八味，取三升，去滓，内胶烊消尽，温服一升，日三服。一名复脉汤。

讲解：脉结代，不一定都用炙甘草汤，但若是阴血虚，不足以养心而心动悸，则当使用炙甘草汤。前文脉沉结用抵当汤治之，而不见动悸，实证当下瘀血为法。

本方以桂枝汤去芍药为基础，外调营卫，内滋阴液，健其胃气，另加麦冬、地黄、麻仁、阿胶等滋阴药，同时加入人参健胃，以生血、生津液。方中生地黄用一斤，麦冬用半斤，用量最大，而不以"生地麦门冬汤"名之，而甘草仅用四两，却冠以"炙甘草汤"，乃由于甘能养脾健胃，为治血虚津液虚之正法。《千金》言此方又名"复脉汤"，误也，若脉绝不出，当以通脉四逆汤治之，温热养胃，救脉扶阳，断不可用阴性滋润之药。本方主要作用在于补益津血，补养胃气，不在治疗脉结代，更非治疗脉绝不出。

178. 脉按之来缓，时一止复来者，名曰结。又脉来动而中止，更来小数，中有还者反动，名曰结阴也。脉来动而中止，不能自还，因而复动者，名曰代阴也。得此脉者，必难治。

讲解：脉按之来缓，非缓急迟数之意，乃是太阳中风脉浮缓之意，即脉按之松弛而不紧，有时中有一下停顿，但很快回复正常，名为结脉。结者，如绳有结，绳子中间虽结有一扣，但整条绳子仍是完好，故病极轻，正常人亦可偶见此脉。脉来摇动而中间停止，之后脉来细小而快，其中亦有节律正常者，脉仍跳动摇摆，名曰"结阴"脉，为死脉、怪脉。脉来动而中间停歇，却不能回复节律，比较长的时间才又现动脉，名曰"代阴"脉，即如同一脉代替原有脉象之意，预后亦差。临床上时一止就来为结，中止良久而再来为代，脉来快慢不均，脉型不整则为"结阴""代阴"脉。

太阳病小结

仲景于太阳篇所耗笔墨最多，全书 112 方，太阳篇中占到 74 方。篇名"辨太阳病脉证并治"，说明治疗的根据在于辨明脉象及症状，从而辨证施治。故于篇首即提出"太阳之为病，脉浮，头顶强痛而恶寒"，后世称此为提纲证，即有这样的症状就可算为太阳病，一说太阳病，就应具有这些症状。其中概言之分为两种类型：一种发热汗出恶风脉缓者，名为中风；另一种或已发热或未发热，必恶寒，体痛呕逆，脉阴阳俱紧者，名为伤寒。另有一种发热而渴不恶寒者，为温病，表里俱热，不是发热恶寒之太阳病。表证不仅仅是太阳病，亦可发为无热恶寒之少阴病，故太阳病为表阳证。太阳病常常在四五日时传入半表半里为少阳病，也可在六七日时传入里为阳明病。此为表里相传，若一经病未罢，而传入他经，则为并病。若起病即有二经或三经症状，同时出现，刚为合病，此皆言太阳病形象与变化。

太阳病的治疗——有汗之中风证用桂枝汤，无汗之伤寒证用麻黄汤。其中随着证候千差万别，又衍化出众多的加减方：如桂枝汤证项背强甚，则加葛根；桂枝汤证里虚有寒而脉沉迟，则加芍药、生姜、人参为新加汤。可见仲景辨证是由"六经"至"方证"范围逐渐缩小，最终使方证相对，使方药恰好适合症状，故辨方证是辨证的尖端。表里并病，里实当攻，但当先解表，里虚当温，当先救里，此为定法。若太阳少阳并病，或少阳阳明并病，不可汗下，当治从少阳，亦为定法。表证不解，内有停水，小便不利，必当解表之同时通利小便，不可一味发解，亦不可单利小便，否则必生变证，如桂枝去芍药加茯苓白术汤证、小青龙汤证等。太阳病法当发汗，但有些特殊情形不可发汗，文中列出七种禁忌，其中大都是丧失血液、丧失津液，而不可发汗。

仲景一书，是以伤寒为例而言辨证论治的方法方式。研究古人书，需注重两个问题：一是方法方式，中医发展时代久远，不像西医是在一种基础科学之上演绎而成的理论体系，中医不能辨病论治是受到了当时客观实际的限制，只是从脉证的观察与总结得出结论，经过临床检验而形成的客观存在。古时太阳病是脉浮、头顶强痛而恶寒，此时太阳病也不例外，将来亦不会变，这是一种自然规律。而对这一规律的描述是受当时客观条件所限制，故而出现了冠以经络名称的六经，对这种理论应持有着扬弃的态度去看待。太阳病，就是表阳证，六经之中又分析了阴阳、表里、虚实、寒热，实为八纲俱备，可见仲景一书亦详论八纲。就病位而言，除表、里之外，尚有半表半里。阳性病，表、里、半表半里均有，阴性病亦是如此，故有三阴、三阳病。所谓表者，即人体外在的躯壳，由皮肤、肌肉、筋骨组成，病邪反映在这些部位，即是表证，故将风湿相搏而身体疼痛之病归于太阳病篇；里即指消化道，位于人体最里，病邪反映于此，则称为里证；半表半里，即指表之内、里之外，胸腹腔间之处，其中脏腑众多，病邪反映于此，则为半表半里证。疾病万变，病位不离此三种。就病性而言，不出阴阳，人体生病，机能当有相应的改变，而这改变不外太过、不及两种：太过则兴奋、发扬，为阳性病，反之现抑制、衰沉，为阴性病。寒热更属于阴阳之内：颜面红赤、口苦咽干、脉数皆是热证、阳证；颜面苍白、下利清谷、脉沉细皆是寒证、阴证，非仅仅指温度的寒热。寒热在辨证治疗中用处极大。虚实者，虚言人虚，实言邪实，如太阳病中，伤寒无汗、身疼痛、脉浮紧，为表实证，中风自汗出、脉弱，为表虚证。二者一实一虚，虚者不及，实者太过，是阴阳特性的一种具体形式。以前讲过"寒热有常，虚实无常"，指无论在什么情况下，是寒就属阴，是热就属阳，永远不变，但虚实在与寒热交叉互见时，随寒热为阴为阳。例如虚为阴证，但虚人发生阳性病热时，而为虚热，仍属阳证，此时虚则随热实而转变；实为阳证，发于寒实证中，则为阴证，如前文所言寒实结胸，断不可用一点凉药。阴阳、寒热、虚实谓之病型，必须还要反映到病位上，只有二者结合，才能形成对证的描述，既有病位，又有病型，寒热虚实统归于阴阳，病位又分表、里、半表半里，故而出现六经之数，即表、里、半表半里各有阴、阳两种病型，而为六经病。这是一种客观规律，古人冠之以六经名称而成，实则为八纲的具体运用。

晋代皇甫谧云："仲景论广《汤液经》……"说明仲景之《伤寒论》非自行创作，实有蓝本可考，《汤液经》即《汤液经法》，汉书中有所记载，概

《汤液经》中已有六经名称？皇甫氏非但对医学有所研究，且是一位历史学家，其所处历史时代与汉代相近，不可能视序言中"撰用《素问》《九卷》《八十一难》……"如无物而单言《汤液经》，故序言恐为伪文，为南北朝之后加入，致使后世学者均称《伤寒论》是在《黄帝内经》理论基础上发展而来。《黄帝内经》中言"三阳俱在表，可汗之，三阴俱在里，可下之"，与《伤寒论》所讲相去甚远。

第四章　辨阳明病脉证并治

（第 179 条～第 262 条）

179. 问曰：病有太阳阳明，有正阳阳明，有少阳阳明，何谓也？答曰：太阳阳明者，脾约是也；正阳阳明者，胃家实是也；少阳阳明者，发汗利小便已，胃中燥烦实，大便难是也。

讲解：本条论述发生阳明病的不同原因。阳明病，有太阳病传入阳明病位，而太阳病未罢，即太阳阳明并病；也有少阳传里，并发阳明病；还有一种是正阳阳明。此处以设问形式解释三者关联：太阳阳明，脾约是也，胃肠消化水谷，化生精微物质，一部分精微物质入于血脉而为血，另一部分需上输于肺，与天气相合而为气。由于当时不可能认识到血管吸收，古人认为脾为胃行其津液，可使津液、气血得以上输。若胃中燥，无津可输，则脾为胃行其津液之功能受到制约，故名"脾约"。太阳病以发汗为法，汗出过多，亡失津液，而致里实，大便不通，而发为脾约，称为"太阳阳明"；"正阳阳明"，没有太阳、少阳证候存在，只是阳明病，胃家实，即病邪充实于胃，心下部满，按之疼；由少阳病转属阳明者，称为"少阳阳明"，少阳病，禁汗、禁通利小便太过，若发汗、利小便皆为误治，误治伤津，胃中水分被夺而干燥，结实，大便难，胃中燥则心烦。

180. 阳明之为病，胃家实是也。

讲解：阳明病，即里阳证，病邪充实于胃肠，无论是太阳阳明，少阳阳明，均要有胃家实的表现。

按：赵·成本把本条置于篇首。

181. 问曰：何缘得阳明病？答曰：太阳病，若发汗，若下，若利小便，此亡津液，胃中干燥，因转属阳明。不更衣，内实，大便难者，此名阳明也。

讲解：本条论述为何会发生阳明病。太阳病阶段，经过发汗，或下，或利小便，津液损伤，胃中水分被夺而干燥，则转属阳明，大便干燥而难解。

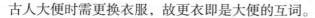

古人大便时需更换衣服，故更衣即是大便的互词。

182. 问曰：阳明外证云何？答曰：身热、汗自出、不恶寒、反恶热也。

讲解：本条论述阳明病外在症状。阳明病为阳热证，热由里及外，笼罩全身，热入组织，蒸化津液而为自汗出。阳明病身热，应当感到外界寒冷，但是热性刺激过于强烈，对大脑皮层影响很大，而对于寒冷的感觉则相对受到抑制，故"不恶寒，反恶热"。临床上"胃家实"者属于阳明病，若胃实症状不明显，而"身热，汗自出，不恶寒，反恶热"症状出现，仍当归于阳明病。

183. 问曰：病有得之一日，不发热而恶寒者，何也？答曰：虽得之一日，恶寒将自罢，即汗出而恶热也。

讲解：根据文意及《玉函经》，当将"不发热"改为"不恶热"。阳明病初得一日，不恶热而恶寒，与阳明病外证不符。原因在于热势初起尚未到达一定程度，故恶寒感觉仍有，但随着热性刺激加剧，很快恶寒感就被掩盖，代之以汗出、恶热。此种情形在温病时也是存在的，但吴鞠通著《温病条辨》以桂枝汤治疗是错误的，此证非表证，不可服桂枝汤。

184. 问曰：恶寒何故自罢？答曰：阳明居中，主土也，万物所归，无所复传，始虽恶寒，二日自止，此为阳明病也。

讲解：太阳病恶寒，表证不解则恶寒仍在，为何阳明病恶寒可以自罢呢？古人认为阳明居中，属土，土为万物所归，寒邪一入阳明经则化热，故开始恶寒，很快便自罢转为恶热。实际上仍是热刺激尚未到达一定程度所致。

185. 本太阳初得病时，发其汗，汗先出不彻，因转属阳明也。伤寒发热无汗，呕不能食，而反汗出濈濈然者，是转属阳明也。

讲解：太阳病，法当发汗，汗后病未解，现在很多重症的外感或流感，也不是一汗可解的，病未愈而传入少阳或阳明。伤寒发热无汗，呕不能食说明病已传少阳，此论"少阳阳明"；而汗出濈濈然，濈濈然，就是连绵不断的样子，阳明病法多汗，是转属阳明，此论"太阳阳明"。

186. 伤寒三日，阳明脉大。

讲解：太阳伤寒三日，若转属阳明，因内热盛，而脉大，故太阳病二三日时，突现脉大，当考虑是否已转入阳明。

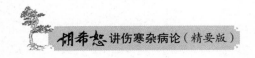

187. 伤寒脉浮而缓，手足自温者，是为系在太阴。太阴者，身当发黄，若小便自利者，不能发黄；至七八日，大便硬者，为阳明病也。

讲解：太阳伤寒表实，体液充实于体表，脉应浮紧，现反而浮缓，即体液不足于外之因，还可能里有留湿、留饮之故。太阳病当发热，今手足温而外无热，当是表邪已陷于里，就脉与热颇似转属太阴病了，故谓系在太阴。若真转属太阴，则湿热结合，当发黄疸。若出现上证而小便自利者，为里热迫使津液下泄之象，为转属阳明而非太阴，故亦不能发黄，至七八日大便硬而难通，则肯定为阳明病了。

188. 伤寒转系阳明者，其人濈然微汗出也。

讲解：伤寒本无汗，若已转属阳明，则里热蒸腾津液外出而见连绵微汗出。

189. 阳明中风，口苦，咽干，腹满微喘，发热恶寒，脉浮而紧，若下之，则腹满，小便难也。

讲解：阳明中风，即指里热外邪的证候而言。发热恶寒，脉浮而紧为太阳伤寒表实证，虽病发于里，但里不甚实，当先解表，此为定法，宜大青龙汤。此处增加口苦、咽干这一少阳症状，则不宜使用汗法。至于腹满而喘，仍当是由于表邪未解，气机不利所致，如果攻下，则致胃虚而腹满更甚，水谷不别，水走肠间而小便难，故可知"腹满微喘"非胃肠结实之满、向上压迫之喘。

190. 阳明病，若能食，名中风；不能食，名中寒。

讲解：本条以能食与否区分中风、中寒。阳明病，若能食，说明胃中有火，火可消食，而风为阳邪，故名"中风"；若不能食，说明胃虚停水，而寒为阴邪，故名"中寒"。阳明病临床上有两个阶段，因胃中热而开始能食，到一定程度，里实显著，腑气不通，而不能食，单以能食、不能食而区分风寒、水火于临床无大意义。

191. 阳明病，若中寒者，不能食，小便不利，手足濈然汗出，此欲作固瘕，必大便初硬后溏。所以然者，以胃中冷，水谷不别故也。

讲解：阳明中寒，水停于内则不能食，小便不利。阳明病法多汗，而手足汗出连绵不断，津液越发丧失，大便当硬，结实成硬谓"固"，成形固定不移之义。内有水饮，大便可溏，此欲作固瘕，必大便初硬后溏，其原因为胃中有冷饮，水谷不别，水走肠间。

192. 阳明病，初欲食、小便反不利、大便自调，其人骨节疼、翕翕如有热状、奄然发狂、濈然汗出而解者，此水不胜谷气，与汗共并，脉紧则愈。

讲解：阳明病，欲食，说明胃中无饮，小便当利，大便当硬，此时因水谷不别，反而小便不利，大便自调。其人骨节疼痛，翕翕如有热状，说明本病原为太阳病，转属阳明而太阳表邪未罢之证，故虽因欲食而冠以阳明病，但实为太阳表实证。能食而补充机体精气，祛邪外出，发为"奄然发狂"之瞑眩状态，濈然汗出而病解，故后言"脉紧则愈"并非奄然发狂之后脉紧，当在翕翕发热之时脉已然见紧。"此水不胜谷气，与汗共并"，水指水谷不别，谷气，指胃气增强，胃气一强，则水谷不别与太阳表邪一并得解。本条说明保护胃气的重要性。

193. 阳明病，欲解时，从申至戌上。

194. 阳明病，不能食，攻其热必哕。所以然者，胃中虚冷故也。以其人本虚，攻其热必哕。

讲解：阳明病不能食，当考虑胃虚停饮里虚寒的可能，若胃本虚，切不可撤热，若以大承气汤类攻其热，胃中虚弱，冲动水饮而哕逆。

195. 阳明病，脉迟，食难用饱，饱则微烦头眩，必小便难，此欲作谷疸。虽下之，腹满如故，所以然者，脉迟故也。

讲解：阳明病，脉迟主于有寒、有饮，胃虚有饮，当不能食，若多食饱胀，与水饮夹杂而停积，故心烦、目眩、小便难，称为"谷疸"。古人将黄疸分为"酒疸""谷疸""女劳疸"三种。"谷疸"由于消化不良引起，《金匮要略》言："谷疸之为病，寒热不食，食即头眩，心胸不安，久久发黄为谷疸。"与此条所言相同，概由于胃虚不能消谷，亦不能运化水湿，水谷杂合，郁久生热，湿热相搏，发为黄疸，此皆由于胃虚，故不可攻，攻之腹满依旧。

196. 阳明病，法多汗，反无汗，其身如虫行皮中状者，此以久虚故也。

讲解：阳明病，里热蒸汗外出，以法当多汗，若反无汗，原因很多，本条所言为因虚而致。精气虚，虽欲汗而无汗可出，热向外蒸而无津随行，故出现身如虫行皮中状。

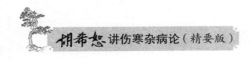

197. 阳明病，反无汗而小便利、二三日呕而咳、手足厥者，必苦头痛；若不咳、不呕、手足不厥者，头不痛。

讲解：阳明病法多汗，此条无汗，则是与少阳病有关。二三日，非言无汗，小便利之后二三日，其病仅在二三日，为由表传半表半里之时，少阳病虽传向阳明，但小便利说明热尚未深，热未到一定程度则汗仍不出。少阳病水饮停聚而呕，热壅于上而咳，手足厥为热厥，津液因热结而不能旁达，发为热厥，热向上攻而头痛，若不咳、不呕、手足不厥，则不为少阳病，不会头疼。

198. 阳明病，但头眩，不恶寒，故能食而咳，其人咽必痛；若不咳者，咽不痛。

讲解：头眩，多与胃中停饮有关，如前文提到苓桂术甘汤证。但阳明病不恶寒，说明这时头眩乃因于热，热攻冲于上亦可头眩，有热为阳明中风，故曰能食。热上亢于头，必经于肺，肺受熏灼而咳，咽喉因咳而伤，故咽痛，如果不咳则咽不伤而不痛。

199. 阳明病，无汗、小便不利、心中懊侬者，身必发黄。

讲解：阳明病法多汗，若无汗则热不得外越，郁于胸膈而心中懊侬，小便不利则湿不得下泄，湿热相合，瘀热在里，身当发黄。

200. 阳明病，被火，额上微汗出，而小便不利者，必发黄。

讲解：阳明病，为阳热证，此时再用火攻，火更助热，额上微汗，余处无汗，其热在里而不得外越，小便不利水湿不得去，亦当发黄。

201. 阳明病，脉浮而紧者，必潮热，发作有时，但浮者，必盗汗出。

讲解：阳明病脉浮而紧，是太阳伤寒转属阳明，太阳乍传阳明，脉仍浮紧，虽发潮热但仅是定时发作，而非始终发热不休。若为阳明病，脉当沉实、沉大，脉但浮而不紧，病仍在表，但津液有所丧失。热势更迫津外出，发为盗汗，故临床上切勿一见盗汗，辄用黄芪之类，可以考虑以小柴胡加石膏汤，清其里热，盗汗可止。

202. 阳明病，口燥、但欲漱水、不欲咽者，此必衄。

讲解：阳明病，热盛而口舌干燥，但仅仅只想漱水而不欲吞咽，说明热在血分而不在胃，血分有热迫血妄行，多发为鼻衄。

203. 阳明病，本自汗出，医更重发汗，病已差，尚微烦不了了者，此必大便硬故也。以亡津液，胃中干燥，故令大便硬。当问其小便日几行，若本小便日三四行，今日再行，故知大便不久出。今为小便数少，以津液当还入胃中，故知不久必大便也。

讲解："自汗出""重发汗""病已差"几句，说明此为太阳病中风邪未解，汗之乃解，绝不是真正的阳明病，若真为阳明病，断无汗后病瘥之理。表解病瘥，理当不烦，但仍微烦不了了，乃由于重汗后伤津，胃中干燥，故大便硬。此时不可以阳明病治法治之，当问其小便一日几行，若平时小便三四次，今日两次，可知其津液得以积蓄，还入胃中，津液回复则大便正常，本条因自汗出一症状类似阳明，故冠以"阳明病"。

204. 伤寒呕多，虽有阳明证，不可攻之。

讲解：伤寒呕多，当属少阳柴胡证，虽有阳明证，亦无非少阳与阳明的并病，若呕多，则说明少阳证明显，不可汗、下，虽有阳明证，当治从少阳，不可贸然服承气汤。

205. 阳明病，心下硬满者，不可攻之。攻之，利遂不止者，死；利止者，愈。

讲解：胃虚则邪热、水气聚于胃，而呈心下痞硬。仅有心下硬满，并无其他热证、实证，当属人参证，不可见心下硬满便认为是阳明病而攻下。若攻之，虚者更虚，下利不止，致使人亡。若幸而胃气尚存，下利可止者，尚有病愈的可能。

206. 阳明病，面合色赤，不可攻之，必发热、色黄者，小便不利也。（按：《集注》色黄后无"者"字）

讲解："面合色赤"即前文所提到"缘缘正赤"，这是阳气怫郁在表，欲汗而汗不出之证，必与小小发汗之法，不可服泻药。若攻之，邪热内陷，胃虚水谷不别，小便不利，则必发黄。

207. 阳明病，不吐、不下、心烦者，可与调胃承气汤。

【调胃承气汤】

甘草（炙）二两，芒硝半斤，大黄（清酒洗）四两。

上三味，切，以水三升，煮二物至一升，去滓，内芒硝，更上微火一二沸，温顿服之，以调胃气。

讲解：本条为相对76条栀子豉汤证而言。栀子豉汤证经吐、下之后而烦，是为虚烦，此条有阳明外证，不吐、不下而烦，是为实烦，故可与调胃承气汤。

调胃承气汤在三承气汤中作用最为和缓。调胃者，调其胃不和也，大黄涌下，刺激胃肠蠕动，芒硝软坚祛热，可稀薄坚块之物，硝、黄相伍，作用强大。古人有云："大黄无芒硝，如快刀无刃。"配合甘草一味，可缓其药力，使药物作用缓缓发作。方中芒硝用量应将半斤改为半升，顿服亦应改为分服。大黄用量四两，顿服虽有甘草调胃，亦属泻下峻剂，用之当慎，可少少与之，亦不必拘于方中药物用量，一般用量：大黄9g，芒硝6g，炙草6g。若遇轻症，可再减量。

208. 阳明病，脉迟，虽汗出不恶寒者，其身必重、短气、腹满而喘、有潮热者，此外欲解，可攻里也。手足濈然汗出者，此大便已硬也，大承气汤主之。若汗多、微发热恶寒者，外未解也，其热不潮，未可与承气汤。若腹大满不通者，可与小承气汤，微和胃气，勿令至大泄下。

【大承气汤】

大黄（酒洗）四两，厚朴（炙、去皮）半斤，枳实（炙）五枚，芒硝三合。

上四味，以水一斗，先煮二物，取五升，去滓，内大黄，更煮取二升，去滓，内芒硝，更上微火一二沸，分温再服，得下，余勿服。

【小承气汤】

大黄（酒洗）四两，厚朴（炙，去皮）二两，枳实（大者，炙）三枚。

上三味，以水四升，煮取一升二合，去滓，分温二服，初服当更衣，不尔，尽饮之。若更衣者，勿服之。

讲解：前半段为自始至"大承气汤主之"，脉迟为不及之脉，主寒、主虚，阳明病中更应当谨慎对待，虽见汗出不恶寒之阳明外证，但由于脉迟，其里结实必不太深，外有湿则身重，内有饮则短气，胃有停饮，热向上壅，二者结合，则腹满而喘，言外之意，此时不可攻下。潮，非主汛而定时之意，潮热，形容来势汹涌，热象甚剧，若出现潮热，说明表已解，可攻里，可议下法。若除身上汗出外，手足也不断出汗，为大便已硬之候，大承气汤主之。大承气汤泻下猛峻，必须有潮热、大便硬才可使用。此时脉迟，则是津液被热大伤之后的征象，乃太过之后的不及，为可下之脉。

假若汗出多，微发热恶寒，说明外证未解，当先解外，可服桂枝汤。若微热而非潮热，则不可与承气汤。若未潮热但腹部胀满特甚，且大便不通，仍不可服大承气汤，仅可以服小承气汤，以枳实、厚朴、大黄消胀通便，微和胃气，而不令其泻下太过。

三承气汤均为下实救阴之法。大承气汤中，大黄、芒硝泄热祛实，同时大量应用厚朴、枳实行气消胀，四药同用，向下攻泻之力甚强，故大承气汤可治大实、大满、大痛。用之应慎，临床应用剂量：大黄 9～18g，芒硝 9～18g，枳实 12～15g，厚朴 12～15g。小承气汤将芒硝去掉，泻下作用有所减弱，以消胀理气为主。调胃承气汤与小承气汤相比，前者通便力强，后者消胀力强。

209. 阳明病，潮热，大便微硬者，可与大承气汤，不硬者，不可与之。若不大便六七日，恐有燥屎，欲知之法，少与小承气汤。汤入腹中，转矢气者，此有燥屎也，乃可攻之；若不转矢气者，此但初头硬，后必溏，不可攻之，攻之必胀满不能食也。欲饮水者，与水则哕。其后发热者，必大便复硬而少也，以小承气汤和之。不转矢气者，慎不可攻也。

讲解：阳明病发潮热，大便微硬，则可攻里，与大承气汤。大承气汤可治热实于里，而非专解燥便，大便硬仅是应用大承气汤的一个指征，若大便不硬则不可与之。若不大便六七日，恐有燥屎，而无手足濈然汗出等表现可测知大便已硬，此时不可盲目使用大承气汤，可以少与小承气汤，此非以药试病，实为治疗方法。若服小承气汤，腹中有气转动而欲放屁，却不大便，说明内有燥结而小承气汤药力不及，乃可以大承气汤攻之。若未转矢气，大便下行，先干后稀，说明小承气汤便已中病，则不需再服大承气汤。若再用大承气汤，攻伐太过，虚其胃气，则发虚胀、虚满而不能食，泻下伤津则欲饮水，胃虚难以传化则哕。服小承气汤大便初硬后溏者，潮热必退，但其后不久又发潮热，定是大便又硬而难解，泻过之后，数量亦少，还以小承气汤和之，转矢气者，用大承气汤，不转矢气，慎不可用。

210. 夫实则谵语，虚则郑声，郑声者，重语也。直视谵语，喘满者死，下利者亦死。

讲解：本条讨论阳明病一个主要症状——"谵语"。里实则谵语，即狂言乱道；正虚则郑声，即重语，一句话反复说，低声细语。精气不能荣于目，则直视，气脱于上则喘满，津液脱于下则下利，皆是死证。阳明病死证，皆是因为津虚太甚而致，故临床应细心大胆，该攻即攻，若至邪实正衰之时，多无所措手，补虚则反助其邪，攻邪则人不胜药，进入两难之境。

211. 发汗多，若重发汗者，亡其阳，谵语，脉短者死，脉自和者不死。

讲解：反复发汗谓之发汗多，猛剂大汗谓之重发汗，这两种方法均可亡阳，即亡津液，大量津液亡失，胃中干则谵语。一般脉上至寸口，下至尺中。若上不及寸，下不及尺，仅见关上一点，则为短脉，为血液、津液虚竭之象，必死；若上下脉尚可及，则不死。

212. 伤寒，若吐、若下后不解，不大便五六日，上至十余日，日晡所发潮热，不恶寒，独语如见鬼状；若剧者，发则不识人，循衣摸床，惕而不安，微喘直视。脉弦者生，涩者死。微者，但发热谵语者，大承气汤主之。

讲解：太阳伤寒，法当发汗，误吐、误下后病必不解，一方面伤其津液，一方面虚其里，伤其胃气，邪热陷于里，不大便五六日，甚至十余日，日晡所发潮热，不恶寒，独语如见鬼状即谵语，均示阳明里实热已盛。如果病重，则不省人事，循衣摸床，无故惊恐而不安，直视而微喘，为气欲脱而未脱之征。若脉弦，为有余，与弱相对，说明正气尚存，还可用大承气汤，背水一战，若脉涩为血液虚竭，人不任药，攻下则死，治与不治皆死。

"微者"一句接于"独语如见鬼状"之后，若病情尚轻，发热谵语，大承气汤主之，一剂之后大便通利，则可停用大承气汤，不可多行峻攻。

临床热证，常有医者以为阴虚发热而处以六味地黄丸，迁延日久，热盛扰心，谵语神昏，则处以安宫、至宝，未曾辨其里实而考虑使用承气汤，往往延误病情，亦属误治。故为医者，必当胆大心细，辨证精准，用药恰当。

213. 阳明病，其人多汗，以津液外出，胃中燥，大便必硬，硬则谵语，小承气汤主之。若一服谵语止者，更莫复服。

讲解：阳明病，其人多汗，汗多而津液外出，津少则胃中干燥而大便硬，便硬而谵语，仅是此证则没有用大承气的必要，小承气汤主之。按其腹部，尤其是心下部，当无剧烈疼痛，故知非大承气汤证。

陈慎吾先生之母曾病痢疾，二月不愈，里急后重感强烈，邀我诊治，陈母发热谵语，苔干而黄，请陈老触其腹部，则痛而叫苦不迭，断其为大承气汤证，一剂之后，解下燥屎数枚，落于盆中当当有声，病遂愈。

214. 阳明病，谵语、发潮热、脉滑而疾者，小承气汤主之。因与承气汤一升，腹中转气者，更服一升，若不转气者，勿更与之，明日又不大便，脉反微涩者，里虚也，为难治，不可更与承气汤也。

讲解：阳明病，谵语、发潮热，可攻的为候虽备，但脉滑而急，为有热无实之诊，故以小承气汤主之，因先试与一升，服后腹中转矢气而不利下者，则再与服一升；若服后不转矢气而即利下者，即勿更与之。假设明日又不大便，而脉微涩者，乃气血俱不足，为里虚之候，病实正虚，故为难治，慎不可更与承气汤也。

滑脉虽主实热，但实热而至结硬的高度，气血受阻，脉常不滑，故小结胸汤证脉滑，而大结胸汤证则脉不滑。热结于里的白虎汤证脉滑，但大便硬的大承气汤证则脉不滑。疾为数之甚，数疾之脉虽主热，但亦主虚，尤其滑、疾同时出现，脉来既滑利又数急，中无所阻甚明，谓里热则可，若里实以至大便成硬的高度，则不当有此脉应。阳明病，谵语、发潮热，本属大承气汤可攻之证，只因脉滑而疾，热实中隐伏有虚候可虑，但为证当下，虽云小承气汤主之，实乃舍重就轻，慎而又慎，为防实去虚脱之变。全文精神，统由因之一字传出，经过深思熟虑，因而才与小承气汤一升，更服、勿再与之、脉反微涩，在因与承气汤时使步步都有成算，并非贸然一试，当初诊察脉证，便即知为难治，但如未至大虚，遂与小承气汤和胃救津，亦可缓缓治愈，故谓小承气汤主之。假如先服一升后，腹中不转矢气而即利下，明日又不大便，脉反微涩，原来所虑里虚真面目乃暴露出来，终成为不可更与承气汤的难治证。

215. 阳明病，谵语、有潮热、反不能食者，胃中必有燥屎五六枚也。若能食者，但硬耳，宜大承气汤下之。

讲解：谵语有潮热，为热实于里、大便成硬的为候。里热当能食，今反不能食者，为胃中必有干燥的宿食不消关系。若其人能食，则胃中无积食，但亦必大便硬无疑。故无论能食与否，均宜大承气汤主之。

谵语有潮热，为热实于里、大便成硬的一候，燥结上及于胃则不能食，尚未及于胃则能食，但潮热而大便微硬者，即大承气汤的适应证，上条以小承气汤治同证，只以脉滑而疾，与实结于里大有矛盾，深恐隐伏津耗为虚，

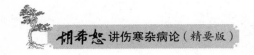

乃迫不得已的权宜手段，前后对照更易明了。

216. 阳明病，下血、谵语者，此为热入血室，但头汗出者，刺期门，随其实而泻之，濈然汗出则愈。

讲解：下血、衄血，多属瘀血，素有瘀血积于少腹血室。阳明病作，热邪亦凑于瘀血之处，全身之热布于两处，一处为热源胃中，一处为热聚少腹，胃中热则谵语，少腹热则全身无汗，但头汗出，其治法同太阳篇所述，刺期门泄实热，热去里和，表里通畅，濈然汗出而解。此病临床不仅可见谵语，亦可见如狂，需以祛瘀药治之。

病人徐某，女，外感而恰逢经至，则发热谵语，视人皆呼为鬼，延我诊治，需家人按住始不挣扎，脉来数疾，观他医皆处以当归等补血养正之剂，遂书大柴胡汤合桂枝茯苓丸，再加石膏而获愈。

太阳篇中后人称热入血室为太阳腑证，但热入血室亦可发于阳明病中，实为未合看此条而妄言。故本书应前后对照，仔细研读。

217. 汗出谵语者，以有燥屎在胃中，此为风也。须下者，过经乃可下之。下之若早者，语言必乱，以表虚里实故也。下之愈，宜大承气汤。

讲解：根据"此为风也"，可知"汗出"乃太阳中风之汗，太阳中风之时，并发阳明病，而见谵语，胃中有燥屎，大便硬。太阳病中，并发阳明，多经过口干、欲饮、汗出之白虎汤证。若初起则谵语，便硬，可见病情严重，不可轻视，当以大承气汤下之，但必须注意，下法须在病过太阳经之后方可使用。若下之过早，外邪内陷谵语增剧而为语言狂乱。病尽入于里则表虚，病聚于里则里实，此时方可下之，言外之意，太阳病未解，仍当先服桂枝汤以解表，表解之后再用大承气汤攻下。

218. 伤寒四五日，脉沉而喘满，沉为在里，而反发其汗，津液越出，大便为难，表虚里实，久则谵语。

讲解：上条言太阳中风，本条言太阳伤寒。伤寒四五日时，脉沉主里，喘满非因表证，乃里实压迫横膈膜而作。脉不浮则病不在表，不应发汗，汗则夺其津液，大便困难，夺汗则表虚，伤津则里实，里实则谵语。

219. 三阳合病，腹满，身重，难以转侧，口不仁，面垢，谵语遗尿。发汗则谵语，下之则额上生汗，手足逆冷，若自汗出者，白虎汤主之。

讲解：同时发病者，谓之合病，本条论述三阳合病。腹满、谵语、遗尿皆因于热为阳明病证；身重难以转侧因于湿为太阳证；口不仁，即口舌不知五味，面垢即面色污垢而不泽，为少阳证。表、里、半表半里证候交错互见，谓之三阳合病。阳明里热，将湿浊逼于体表，故身重难以转侧，冀汗出而湿浊得泄，未经发汗而自汗出，则湿有出路，湿邪一去，则可以白虎汤清肃内外、表里之热。故"若自汗出者，白虎汤主之"一句当接于"遗尿"之后。三阳合病，若发汗则胃中干燥，而谵语更甚，若下之虚其里，热邪内陷，浮阳上越而额上生汗，精微不布而手足逆冷，此病相当于后世所言"湿温"病。

后人有云当于白虎汤中加入苍术以利湿浊，但《神农本草经》言知母功能治"肢体浮肿，下水"，《金匮要略》中桂枝芍药知母汤治疗"脚肿如脱"，均说明其有利水消肿之功，故不必于白虎汤中再加温热性燥之苍术。

220. 二阳并病，太阳证罢、但发潮热、手足漐漐汗出、大便难而谵语者，下之则愈，宜大承气汤。

讲解：二阳并病，即指太阳阳明并病，太阳病不罢，当解表，若发潮热而不恶寒、手足漐漐汗出、大便难、谵语，说明太阳病已罢，仅为阳明病大承气汤证，下之则愈。

221. 阳明病，脉浮而紧，咽燥口苦，腹满而喘，发热汗出，不恶寒，反恶热，身重，若发汗则躁，心愦愦，反谵语，若加温针，必怵惕，烦躁不得眠。若下之，则胃中空虚，客气动膈，心中懊憹，舌上胎者，栀子豉汤主之。

讲解：脉浮紧为太阳伤寒证；咽燥、口苦为少阳证；腹满而喘、发热汗出不恶寒、反恶热为阳明证。身重为仍有湿邪，亦为三阳合病，但主证为阳明病，故冠以"阳明病"，但因三阳病俱在且有湿邪，故不可下，可与白虎汤清肃内外之热。里热不可发汗，若发汗，夺其津液，热更盛则躁烦、谵语。愦愦，闷乱也，热攻冲头脑则心愦愦，此时有用承气汤的机会。若用温针，逼取大汗，必惊恐、烦躁、不得眠，可用桂枝去芍药加蜀漆龙骨牡蛎救逆汤或桂枝甘草龙骨牡蛎汤治之。胃不实而用下法，使胃中更虚，客邪凑之而扰动胸膈而致心中懊憹，舌上白苔，应以栀子豉汤治其虚烦。

222. 若渴欲饮水，口干舌燥者，白虎加人参汤主之。

讲解：本条承接上条下之后而言。误下之后，无形之热未去，而津伤之证又起，故口干燥，渴欲饮水，此时当用白虎加人参汤健胃滋液。

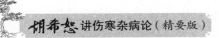

223. 若脉浮、发热、渴欲饮水、小便不利者，猪苓汤主之。

【猪苓汤】

猪苓（去皮）、茯苓、泽泻、阿胶、滑石（碎）各一两。

上五味，以水四升，先煮四味，取二升，去滓，内阿胶烊消，温服七合，日三服。

讲解：本条仍承221条下后而言，下后虚其胃，土不制水，而小便不利；内有留饮，郁而化热而脉浮发热；热盛伤津，胃虚生化无源，旧水不去新水不生，三者均致渴欲饮水。此时当与猪苓汤利小便而祛热。

五苓散利小便中有桂枝而治气上冲，故症见心悸、头眩，其病在上；猪苓汤证由于小便不利而生热，其病在下，故方中均为寒性解热药，猪苓利水而解渴，滑石性寒利小便，阿胶养血止血，可防阳明热邪伤及血分。临床多以猪苓汤加生薏苡仁而治疗泌尿系感染，亦可少加大黄3g，因大黄重用可通大便，少用走前阴。本方加减可用治急性肾盂肾炎等疾病。

224. 阳明病，汗出多而渴者，不可与猪苓汤，以汗多胃中燥，猪苓汤复利其小便故也。

讲解：真正的阳明病，法多汗，热实灼伤津液而致渴，若利小便，则更伤津液，胃中更燥，故不可与猪苓汤。

225. 脉浮而迟，表热里寒，下利清谷者，四逆汤主之。

讲解：太阳篇176条言脉浮滑，表有热里有寒，为表里俱热。此处脉浮而迟，实为表热里寒，此表指少阴而言，少阴亦为表。下利清谷说明里虚寒，不化水谷，故舍表救里，以四逆汤，但不若白通汤更为合拍，方中以附子、干姜温里，葱白性温发汗而解表，两解其表里。故下利兼有表证，可分两法，兼表阳证治以葛根汤，兼表阴证治以白通汤。本条及以下几条均非阳明病，乃是不可下之证，放于本篇中，以资鉴别与重视。

226. 若胃中虚冷，不能食者，饮水则哕。

讲解：胃中虚冷则不能食，名中寒，胃虚指胃气虚，冷指胃有寒饮，胃虚有饮，再饮难化故哕。

227. 脉浮发热，口干鼻燥，能食者则衄。

讲解：脉浮发热为表热，口干鼻燥，为热伤津液之象，或可见于少阳热证，能食为里热，表里内外俱热，极易伤人体津液、血液，故易发衄。

228. 阳明病，下之，其外有热，手足温，不结胸，心中懊侬，饥不能食，但头汗出者，栀子豉汤主之。

讲解：阳明病，里尚未实，当以白虎汤清肃表里，若下之过早，热不除则外有热而手足温，所余虚热郁于胸膈，则心中懊侬。因结胸证亦可发为心中懊侬，故特别指出"不结胸"三字，以资鉴别。有热则善饥，但此热为客气邪热，不能消谷，而不能食，郁热上攻则头汗出，栀子豉汤主之。

229. 阳明病，发潮热、大便溏、小便自可、胸胁满不去者，与小柴胡汤。

讲解：阳明病，潮热、下利，而小便自可，则除外小便不利，水走肠间所致之便溏，此病多见于热性痢疾。痢疾一病，小便不利，可利小便而实大便。若小便自可，则不可再利小便，若再通利，津伤而热盛，为误也。若胸胁满而现少阳证，则可以小柴胡汤既治胸胁满，又可解热治痢。临床小柴胡汤有治痢疾的机会，甚至"噤口痢"都可使用，若有热而无实，可加石膏。本条说明，小柴胡汤可治热痢而现柴胡证者。

230. 阳明病，胁下硬满、不大便而呕、舌上白胎者，可与小柴胡汤。上焦得通，津液得下，胃气因和，身濈然汗出而解。

讲解：胁下硬满，即胸胁苦满，胸胁苦满而呕为少阳证，不大便为阳明证，苔白，主热而未实，结实则苔色转黄，不大便而现柴胡汤证，可与小柴胡汤。柴胡汤证正邪交争，结于胁下，影响津液上下交通，故而大便干，服小柴胡汤，胁下结消，三焦通畅，津液输布，胃气回复调和，汗出而病解。

231、232. 阳明中风，脉弦浮大而短气，腹都满，胁下及心痛，久按之气不通，鼻干，不得汗，嗜卧，一身及面目悉黄，小便难，有潮热，时时哕，耳前后肿，刺之小差，外不解。病过十日，脉续浮者，与小柴胡汤。脉但浮，无余证者，与麻黄汤；若不尿，腹满加哕者，不治。

讲解：少阳脉弦，太阳脉浮，阳明脉大。腹都满，即上下腹俱满的意思。短气而腹都满，为里有水气。胁下及心痛，指胁下和心下俱痛，为少阳证。久按之气不通，谓按其胁下和心下稍久，则觉呼吸困难的意思。鼻干属阳明证。不得汗，即不得汗出，属太阳证。嗜卧属少阳证。一身面目悉黄、小便难，为黄疸病。有潮热，属阳明证。时时哕、耳前后肿，属少阳证。由以上的脉和证，可知此为三阳合病而又发黄疸证。刺之小差者，谓耳前后肿，经过针刺后而小差也。外不解者，谓仍不得汗出，其他外证不解也。病过十日，

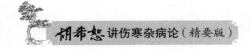

脉续浮者，则可与小柴胡汤；若脉但浮而无余症者，则可与麻黄汤。至于黄疸，虽以利小便的方法治之，而终不得尿，腹内水气不消，腹满有增无减，又见哕逆者，属胃气已败，故称不治。

此两条所述，很近似黄疸并发腹水而现三阳交错互见的重症。临床观察，肝硬化腹水而发黄疸者，或黄疸型肝炎并发腹水者，预后多凶，谓为不治，并非虚言。而治用小柴胡汤，可以理解，但麻黄汤之用，实难理解，其中必有错简。

233. 阳明病，自汗出，若发汗，小便自利者，此为津液内竭，虽硬不可攻之。当须自欲大便，宜蜜煎导而通之。若土瓜根，及大猪胆汁，皆可为导。

【蜜煎导】

食蜜七合。

上一味，于铜器内，微火煎，当须凝如饴状，搅之勿令焦着，欲可丸，并手捻作挺，令头锐，大如指，长二寸许，当热时急作，冷则硬。以内谷道中，以手急抱，欲大便时乃去之。

【土瓜根导】

（方缺）

【猪胆汁导】

大猪胆一枚，泻汁，和少许法醋，以灌谷道内，如一食顷，当大便出宿食恶物甚效。

讲解：阳明病汗出，若再发汗，小便频数，津液亡失太过，组织枯燥而大便硬，此大便硬非热邪所致，故不可攻，可使其大便自行通下即可。用蜜、土瓜根、猪胆汁都可以通导，此种方法类似于现代西医灌肠疗法。

蜜煎方：将蜜入铜器中微火熬，黏稠至可以和丸的程度，趁热用手搓成挺，一头稍尖，如小指大小粗细，做好后晾凉备用。用时以稍尖一头向里，放入肛门中，用手捂住，等待大便即可。方后言"疑非仲景意"无根据，用之多验。

猪胆汁法：取大猪胆汁一枚，煎一小口，倒出少许胆汁，再于猪胆内加入少许食醋，用毛笔（竹制）插入小孔一部分，封住，笔管另一端抹少许蜂蜜或蜡，纳入谷道，挤压猪胆，胆汁即可流入谷道。土瓜根即苦瓜根，根中含有黏液，亦可用之。

本条说明大便硬亦当详审情形，不可一见便硬，便用承气，没有大满、大实、大痛、大热不可妄用大承气汤。

234. 阳明病，脉迟、汗出多、微恶寒者，表未解也，可发汗，宜桂枝汤。

讲解：脉迟，主阴虚血少，津液不足。汗出多，津更虚，但表未解，仍微恶寒，本病是里实不显，阳明外证已现，故冠以"阳明病"，实际是太阳病表证未解，里实不著，法当解表，宜桂枝汤。

235. 阳明病，脉浮、无汗而喘者，发汗则愈，宜麻黄汤。

讲解：上条言太阳中风转属阳明，本条论述太阳伤寒转属阳明，二者均是太阳阳明证。脉浮、无汗而喘，为伤寒表实证，虽已现阳明外证，但仍当发汗解表，宜麻黄汤。

236. 阳明病，发热汗出者，此为热越，不能发黄也；但头汗出、身无汗、剂颈而还、小便不利、渴引水浆者，此为瘀热在里，身必发黄，茵陈蒿汤主之。

【茵陈蒿汤】

茵陈蒿六两，栀子（擘）十四枚，大黄（去皮）二两。

上三味，以水一斗二升，先煮茵陈，减六升，内二味，煮取三升，去滓，分三服。小便当利，尿如皂荚汁状，色正赤，一宿腹减，黄从小便去也。

讲解：阳明里热，发热汗出，热越于外，有所出路，则不能发黄。若仅仅头部出汗，剂颈而止，颈下无汗，为热不能外越，小便不利，湿不得下泄，渴引水浆一则为热盛之象，二则又为内湿之助，此为热与水湿瘀结在里，身必发黄，茵陈蒿汤主之。

方中茵陈为利尿药，其性苦寒又可解热。栀子、大黄亦是苦寒解热药，三药相合，正是治疗瘀热在里，小便不利之法。

237. 阳明证，其人喜忘者，必有蓄血。所以然者，本有久瘀血，故令喜忘，屎虽硬，大便反易，其色必黑者，宜抵当汤下之。

讲解：阳明证，说明只具有某些阳明症状，未计入阳明病中，其人好忘，与前文桃核承气汤之"如狂"同为脑系症状，其中必有蓄积之瘀血，体内原有之瘀血，不足发病，此时与阳明之热一起，热瘀互结，影响脑系，故令喜忘。大便虽然硬，但血性濡润，血与便合，解大便时反倒容易，但便中有血色故黑，即便有潜血之意，可以抵当汤祛热下血。

本条说明两点：①脑系神经状态之异常，多由于瘀血证而起；②凡出血证，有很多是由于瘀血而成，不可一见出血便止其血，瘀血不去则出血不止，《金匮要略》桂枝茯苓丸证即是此意，临床上实证出血多应考虑祛瘀法。

238. 阳明病，下之，心中懊憹而烦，胃中有燥屎者，可攻。腹微满，初头硬，后必溏，不可攻之。若有燥屎者，宜大承气汤。

讲解：阳明病，本应下，下后心中懊憹而烦。心中懊憹而烦是承气汤与栀子豉汤共有的症状，此时必须细辨，若内有燥屎、腹大满、按之痛，则为承气汤证，可以大承气汤攻之。仅是腹微满，虽有里实，但初头硬而后溏，非大承气汤可攻之证，当为虚烦，与栀子豉汤。

若没有"潮热、谵语、手足漐漐汗出"这些提示内有燥屎症状时，当以腹诊辨别。《金匮要略》言："病者腹满，按之不痛为虚，痛者为实，可下之。"另本条大满与微满，均可资鉴别。

239. 病人不大便五六日、绕脐痛、烦躁、发作有时者，此有燥屎，故使不大便也。

讲解：病人不大便五六日，燥屎内结，阻于肠中而生热，热起则烦躁，肠蠕动欲将燥屎向下推动，而燥屎结于肠壁，二者用力相较，则围绕肚脐而作痛，肠道不蠕动时，燥屎安于肠中，则不痛，故曰"发作有时"，当以大承气汤攻之。

燥屎、大便硬、宿食三者稍有不同：大便硬为大便干，欲排出而难以排出；燥屎为大便久结肠中，不向下行，未有排出之意；而宿食所居位置更上。但三者均宜以大承气攻下。

240. 病人烦热，汗出则解，又如疟状，日晡所发热者，属阳明也。脉实者，宜下之；脉浮虚者，宜发汗。下之与大承气汤；发汗宜桂枝汤。

讲解："又如疟状"《玉函经》中作"复如疟状"，"复"作"反"意。病人烦热，结合"汗出则解"，可断定此烦热乃是大青龙汤证，汗出病虽解，反而像发疟疾一样，日将暮则定时发热，此病转属阳明。若脉沉实而有力，为由表传里，应以大承气汤下之；若脉浮虚，为表不解，前文亦提到桂枝汤可治"时发热，自汗出"，故与桂枝汤。

241. 大下后，六七日不大便，烦不解，腹满痛者，此有燥屎也。所以然者，本有宿食故也，宜大承气汤。

讲解：大下之后，除非特殊情形，一般不会再不大便。大下之后六七日又不大便，且烦始终不解，大下之后理应腹中畅快，而反满痛，为实，有燥屎，因其人饮食不节，本有宿食，六七日后，胃中宿食移于肠腑，而为新的燥屎，祛病务尽，仍当以大承气汤下之。

242. 病人小便不利、大便乍难乍易、时有微热、喘冒不能卧者，有燥屎也，宜大承气汤。

讲解：病人小便不利，水走肠间，多为下利便溏，而大便不稀反时难时易，有燥屎则大便可硬，水在肠中则大便可稀，为有燥屎之明证，虽然偶尔发微热，但喘冒不能卧，说明内热不现于外而上攻特甚，不可轻视，宜大承气汤。

243. 食谷欲呕，属阳明也，吴茱萸汤主之；得汤反剧者，属上焦也。

【吴茱萸汤】

吴茱萸（洗）一升，人参三两，生姜（切）六两，大枣（擘）十二枚。

上四味，以水七升，煮取二升，去滓，温服七合，日三服。

讲解：食谷欲呕，为胃虚有寒，不能消谷，与胃家实之阳明病不符，故应将"属阳明也"，改为"属胃也"，以吴茱萸汤温胃止呕。若服吴茱萸汤呕吐反剧者，病在少阳，此处上焦即指胸腹腔间少阳而言，少阳邪热激动里饮，亦可作呕。本条论述吴茱萸汤与小柴胡汤的鉴别。

吴茱萸汤以吴茱萸、人参、大枣健胃，大量生姜以祛饮，不仅可治食谷欲呕，还可以治疗胃虚有寒饮，向上攻冲头脑，而见头晕、头疼，如梅尼埃病、偏头疼，都可应用吴茱萸汤，且本方温胃祛饮可治胃疼。

244. 太阳病，寸缓关浮尺弱、其人发热汗出、复恶寒、不呕、但心下痞者，此以医下之也。如其不下者，病人不恶寒而渴者，此转属阳明也。小便数者，大便必硬，不更衣十日无所苦也，渴欲饮水，少少与之，但以法救之。渴者，宜五苓散。

讲解：本为太阳病，脉"寸缓关浮尺弱"，缓，与紧相对，弱，与弦相对，理论上虽有差别，但指下实难分辨，均为不充实、松缓之感，在论中常为互词，故此脉即是脉浮缓，为中风证之脉。为何采取这种写法，因关以候胃，脉浮除主以表证之外，胃中有热而作热痞时关脉亦可浮。发热、汗出、恶寒为中风证，不呕为未传少阳，此时又见心下痞，多为误下所致，表邪未解，误下虚其里，表邪内陷，而为心下痞。治法如前所述，先以桂枝汤解外，再以泻心汤攻痞。若出现心下痞，不是由于医者误下而不恶寒、口渴，说明内热已现，发为太阳阳明并病。小便频数，津液外流，大便必硬，虽不大便，而不发生谵语等症，说明热尚未盛，不可攻里，若有热则可用麻子仁丸，热不著则可以蜜煎导之法导便而出。若口渴欲饮水，可少少与之，不可过多，多饮则喘，令胃气回复，津液复还则可。"渴者，宜五苓散"是承接上两段而言：下之后表热未解而作心下痞，小便不利，微热而渴，可服五苓散；未下，病人微热不恶寒而渴，非是转属阳明证，而是水饮停聚而为心下痞，常见小便频数，亦可服用五苓散。

245. 脉阳微而汗出者，为自和也。汗出多者，为太过。阳脉实，因发其汗，出多者，亦为太过。太过者，为阳绝于里，亡津液，大便因硬也。

讲解：浮为太过属阳，沉为不及属阴。脉阳微，指脉浮按之微，即太阳中风之脉浮弱。阳脉实，指脉浮按之不微而实，即太阳伤寒之脉浮紧。中风则自汗出，若汗出少者，津液无大损伤，故谓自和。若汗出多者，则津液大量亡失，故谓太过。太阳伤寒当发汗，但发汗宜取微似汗出者佳。若大发其汗，使汗出多者，亦为太过。无论自汗或发汗，若汗出太过，则亡津液，其结果必使阳绝于里，大便因而成硬。

这里可知，"阳绝于里"为津液绝于里，不是后世注家所说，"阳气极于里""阳热绝于里"。

246. 脉浮而芤，浮为阳，芤为阴，浮芤相搏，胃气生热，其阳则绝。

讲解：浮为阳者，谓浮为卫气强于外，主表，故谓阳；芤为阴者，芤脉主营气、津血虚于内，故谓阴。浮芤相搏者，即热和津液相互影响，营卫不谐、常自汗出，必致热者愈热，虚者愈虚，津液外越则胃气生热，终必致阳绝于里，大便因硬也。

这里的阳仍是指津液。本条从脉论述津液自虚，非因他之亡失所致。津虚本可致热，热盛更使津虚，二者相搏，其结果必致胃气生热，阳（津液）绝于里，其亦必使大便硬，自在言外。

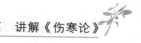

247. 趺阳脉浮而涩，浮则胃气强，涩则小便数，浮涩相搏，大便则硬，其脾为约，麻子仁丸主之。

【麻子仁丸】

麻子仁二升，芍药半斤，枳实（炙）半斤，大黄（去皮）一斤，厚朴（炙，去皮）一尺，杏仁（去皮尖，熬，别作脂）一升。

上六味，蜜和丸，如梧桐子大，饮服十丸，日三服，渐加，以知为度。

讲解：趺阳脉以候胃，浮为热，胃气生热则脉浮，故谓浮则胃气强。涩为津液虚，小便数亡津液，则脉见涩，故谓涩则小便数。浮涩相搏，亦必使阳绝于里而致大便硬。古人谓脾为胃运行津液，今胃中干已无津液可运，则脾的功能受到制约，故谓其脾为约，这种情况用麻子仁丸治疗。

这里可看出，由于津液亡失，因致大便硬者，与热结于里发潮热、谵语、烦乱者显异，即如前述，不更衣十日无所苦也。唯其如此，故不可用大承气汤猛攻，而宜麻子仁丸以缓下也。

以上四条，是为脾约证做较详细的说明，虽所因各有不同，但津液绝于里，而致大便硬结的结果是一致的，此与大承气汤证热实燥结者大不一样。若就大便难一证取治，最易弄错，因此连续论述，或以证分，或以脉辨，处处示人以辨证之道，并名之为脾约，出麻子仁丸的主治方，以示与大承气汤显然有别之治。

248. 太阳病三日，发汗不解，蒸蒸有热者，属胃也，调胃承气汤主之。

讲解：太阳病三日，虽发汗而病不解，其人反蒸蒸发热者，此热为发自于里也，不似太阳病的发热翕翕然郁于外也，故谓属胃也，宜以调胃承气汤主之。

太阳病才三日，发汗不解，马上即蒸蒸发热，传变可谓迅急，而不用大承气汤者，以无大汗出和腹满痛等证故也。

249. 伤寒吐后，腹胀满者，与调胃承气汤。

讲解：吐后，胃气逆，胃气不和而腹胀满者，可与调胃承气汤。

这里要注意，吐后，胃气不和而腹胀满者，不要误认为是大实满，而与大承气汤以攻之。吐后，胃常不和，与调胃承气汤和其胃气，乃常法，宜注意。

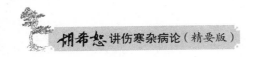

250. 太阳病，若吐、若下、若发汗后，微烦、小便数、大便因硬者，与小承气汤和之愈。

讲解：太阳病，若误用汗、下、吐，均足以亡津液，使病传里。微烦者，胃不和也；小便数、大便因硬者，亦津液内竭，脾约之属，但以微烦，故不用麻子仁丸，宜与小承气汤以和胃则愈。

此由太阳病误治而转属阳明病者，但里热不甚，故只微烦。虽使大便硬，不宜大承气汤猛攻。此虽有似脾约证，但脾约证为虽十日不大便无所苦，而此则只微烦，故不用麻子仁丸，而用小承气汤。辨证必如此入细，用药方能恰到好处。

251. 得病二三日，脉弱，无太阳、柴胡证，烦躁，心下硬，至四五日，虽能食，以小承气汤少少与微和之，令小安，至六日，与承气汤一升。若不大便六七日，小便少者，虽不能食，但初头硬后必溏，未定成硬，攻之必溏，须小便利，屎定硬，乃可攻之，宜大承气汤。

讲解：得病三日，脉弱，为外欲解。无太阳证，则表已罢。无柴胡证，则未传少阳。烦躁、心下硬，为阳明内结。但以脉弱，当虑其虚。至四五日，虽能食，显然有热，亦只可少少与小承气汤，微和其胃，稍安其烦躁，即令小安，再行观察，至六日仍不大便，虽不能食，为里当有燥屎，可再与小承气汤一升。若不大便六七日，而小便少者，虽不能食，似有燥屎，但必初头硬后必溏，屎未被成硬，攻之必溏泄不止，必须待其小便利，屎定硬，乃可攻之，此时宜用大承气汤。

本条的脉弱和前条的脉迟，均属不及的一类脉，阳明病见之，必须细心观察，慎重用药，尤其脉弱而心下硬，更当虑其胃虚，攻之有下利不止则死之诫，即有一二实候，亦不可妄试攻下。以小承气汤少少与微和之，至六日再与一升，用药何等谨慎，四五日，五六日，六七日观察何等周详。治大病难，治疑病更难，病家急躁，医者粗心，未有不败事者。四五日至六日虽无不大便的明文，然据不大便六七日一语，则四五日至五六日当未大便甚明，古文简练，须细玩之。

252. 伤寒六七日，目中不了了，睛不和，无表里证，大便难，身微热者，此为实也，急下之，宜大承气汤。

讲解：目中不了了，是说视物不明。睛不和，为眸子暗无光泽。伤寒六七日，为病传里时期，其人突然目中不了了，睛不和，无发热恶寒的表证和大实大满的里证，虽只见大便难而身微热，此热于里为候殊恶，虽外迫尚微，但上攻甚烈，势须急下，急以大承气汤。

热实极于里，或迫于外，发于体表，而为身大热汗出等症；或亢于上，波及头脑，而为烦躁、谵语等症。本条所述即系后者，不过伤寒表证，突然而罢，而里实诸证候不待形成，竟出现目中不了了、睛不和的阳恶证候，其来势猛暴，传变迅急，大有不可终日之势。那只得以大便难而身微热，再行观察之理，应急制变，唯有釜底抽薪，以大承气汤急下之一法。

253.阳明病，发热汗出多者，急下之，宜大承气汤。

讲解：阳明病，蒸蒸发热，大汗如流，为热盛蒸腾于里，津液欲竭于外的形象，应急下其热，以救津液，缓则无及，宜大承气汤。

壮热内迫，津液外越，故发热汗多如流，如不急下，则津液立可枯竭，恶证蜂起，必致不救。

254.发汗不解，腹满痛者，急下之，宜大承气汤。

讲解：发汗不解，指太阳病发汗后而病不解，径直传于里。腹满且痛，可见实结已甚，传变迅急，势甚猛恶，不可等闲视之，须急下之，宜大承气汤。

以上三条，均属病热进展迅速、传变迅急的证候，看似不重，稍有延误，恶候蜂起，祸变立至，故须急下，学者宜细玩而熟记之。

255.腹满不减，减不足言，当下之，宜大承气汤。

讲解：此承上条的腹满痛言，虽以大承气汤急下之，但腹满不减，即有所减，亦微不足道，此为实，还当下之，宜大承气汤。

腹满不减，减不足言，虽属实满，则用三物厚朴汤即可，当无须大承气汤的峻攻，其承上条而言甚明。盖病重剧，常非一法即能收功，除恶务尽，故须再下。

《金匮要略·腹满寒疝宿食病》曰："腹满时减，复如故，此为寒，当与温药。"与本条所述恰成对子，宜对照互参。

256.阳明少阳合病，必下利。其脉不负者，为顺也；负者，失也。互相克贼，名为负也。脉滑而数者，有宿食也，当下之，宜大承气汤。

讲解：本条应读为：下利，脉滑而数者，有宿食也，当下之，宜大承气汤。脉滑而数，为里有热，下利见此脉，故知有宿食，当下之，宜大承气汤。

阳明病本不下利，由于木来克土，故反而下利，因以阳明少阳合并名之。此和"其脉不负"以下一段文字，均属附会五行家言，不足取法，可能是后人所附，宜去之。其实本条所述下利，即指今之肠炎、痢疾而言。中医治病在辨证，其以太阳病出现者，即依法汗以解之，其以阳明病出现者，即依法下以解之，应是活泼泼的，不存任何成见，治痢疾如是，治他疾亦莫不如是也。

257. 病人无表里证，发热七八日，虽脉浮数者，可下之。假令已下，脉数不解，合热则消谷善饥，至六七日不大便者，有瘀血，属抵当汤。

讲解：病人没有发热恶寒之表证，也没有身热、汗出不恶寒、但恶热之里证，仅见发热七八日不退，虽脉浮数，浮主表，但亦主热，数亦主热，当属里热，故可下之。下之后，无形之热所附有形之燥屎已去，热当随燥屎并走，假若此时脉数、发热均不解，而六七日不大便，定有其他有形之物可资依附，何物与热相合而不影响胃纳而消谷善饥？当责之瘀血，宜抵当汤祛瘀解热。

流感或重感冒等急性热病，发汗表解，但仍高热不退，脉浮数、舌苔黄、大便干燥者，多宜下之，尤以大柴胡加石膏汤证为最常见，下之即愈。不过形似伤寒，发热、脉浮数，亦有由于瘀血所致者。若瘀血证而以他药下之，则热不解。条文之脉数不解，即热不除的互词，其实脉浮数和发热俱未解也，成无己解为"脉浮解，而数未解"，后之注家多信从之，实非！此与前126条互参自明。又由于本条"合热则消谷善饥"的说明，则如嗜食证亦有瘀血所致者，宜注意。

258. 若脉数不解，而下不止，必协热便脓血也。

讲解：本条当与上条合看，承于257条"假令已下"之后，与抵当汤证相并列。若下之后脉数不解，而下利不止，即热与泻药注于大肠而为协热利，热伤血络而便脓血。

259. 伤寒发汗已，身目为黄，所以然者，以寒湿在里不解故也。以为不可下也，于寒湿中求之。

讲解：太阳伤寒，法当发汗，汗后反皮肤、巩膜发黄而为黄疸，因其内有寒湿，又不能自小便而出，留于体内。兼有表证时，当先利其小便，祛其寒湿而解表，此点已于太阳篇中详细论述。古人认为热与水相合，称为瘀热，即湿热，湿胜热，热随湿化，发为阴黄，归于太阴病，不可下之，当以茵陈五苓散类温性方剂治疗；若热胜于湿，湿随热化，发为阳黄，归于阳明病，治以茵陈蒿汤。

260. 伤寒七八日，身黄如橘子色、小便不利、腹微满者，茵陈蒿汤主之。

讲解：太阳伤寒七八日，常为由表传里而为阳明病之时，小便不利，湿留在里，与热相合，而为瘀热，此时发黄，黄色鲜艳为橘子色。热色鲜艳，寒色黑褐。此时黄如橘子色，说明寒少热多。由于二便不利而腹微满，茵陈蒿汤主之，本方一方面祛黄利湿，一方面以大黄通腑泄热。

261. 伤寒身黄发热，栀子柏皮汤主之。

【栀子柏皮汤】

肥栀子（擘）十五个，甘草（炙）一两，黄柏二两。

上三味，以水四升，煮取一升半，去滓，分温再服。

讲解：伤寒发热，为翕翕发热，笼罩全身，此处发热当为由里及外，热势汹涌，与伤寒热型不同，若身黄，栀子柏皮汤主之。本证既无里实，也无寒湿，只是发热，临床可见烦躁不安，大便通调，有热无寒，可用一派苦寒解热，为防苦寒伤胃，酌加炙草。

262. 伤寒瘀热在里，身必黄，麻黄连翘赤小豆汤主之。

【麻黄连翘赤小豆汤】

麻黄（去节）二两，连翘二两，杏仁（去皮尖）四十个，赤小豆一升大枣（擘）十二枚，生梓白皮（切）一升，生姜（切）二两，甘草（炙）二两。

上八味，以潦水一斗，先煮麻黄再沸，去上沫，内诸药，煮取三升，去滓，分温三服，半日服尽。

讲解：瘀热在里，虽有伤寒表证，但仍将发黄，以麻黄连翘赤小豆汤解表祛热，利湿退黄。

本方赤小豆利湿，生梓白皮、连翘解热，姜、枣配合麻黄、杏仁解表。临床见发热恶寒、头项强痛而无汗之表证，兼有发黄，则用此方，若无汗者，当遵《金匮要略》之旨与桂枝加黄芪汤。

黄疸兼有表证用麻黄连翘赤小豆汤，或桂枝加黄芪汤；兼有里证用茵陈蒿汤；兼有里实用《金匮要略》栀子大黄汤；兼有少阳证用大、小柴胡汤；

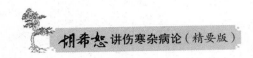

兼有寒湿用茵陈五苓散；无明显兼证，但发热烦躁明显者用栀子柏皮汤。

阳明病小结

阳明病在八纲分型中即是里阳证。阳明病的特征：一是胃实，病实于胃肠之里，按之抵抗压痛；二是只热而不实，见阳明外证"身热汗出，不恶寒，但恶热"，换言之，无论何病，有胃实或阳明外证者，都可称为阳明病。凡是阳明病，必须具备二者之一或者兼具。阳明病来源有三：太阳病不解转属阳明者称太阳阳明；少阳病伤津液后转属阳明称为少阳阳明；无他经病证存在而发为阳明病者称正阳阳明。阳明病里实当以承气汤攻下，里热而不实当以白虎汤清热，故很多写于太阳篇中的病证，如结胸证、桃核承气汤证、抵当汤丸证、大黄黄连泻心汤证、瓜蒂散证等，或是胃肠道中或吐或下之证，或是里热当清之证，在某种意义上讲，都应归于阳明病中。

疾病万变，人体症状反应于病位皆不出于表、里、半表半里，而人人皆同，故六经之所以大有用处，即万病之中都有六经，非独伤寒。仅辨出阳明病，知道治则，尚不足以辨证施治，当继续辨其具体方证，如本篇泻下，即包括三承气汤与麻子仁丸证，当细辨。其中大承气汤力量最猛，医者误用害处最大，故文中详论此方证，若用此方，必胃实之燥屎、大便硬，外证之汗出、潮热或谵语并见，乃可用之。大承气汤方并非单为大便硬而设，故论中言及津液少者可行导法，素日津亏者用麻子仁丸，就是为说明此点。大承气汤除常规用法外，另有三种急下症状：目中不了了，睛不和；发热汗多，津液将尽；发汗后腹满痛。故为医之道，既要小心谨慎，又要当机放胆。调胃承气汤与小承气汤均治大便干，但前者以硝、黄祛热为主，后者以枳、朴消满为主。发黄属阳明者，可攻里泄热，方选茵陈蒿汤、栀子柏皮汤、麻黄连翘赤小豆汤等。

第五章　辨少阳病脉证并治

（第 263 条～第 272 条）

263. 少阳之为病，口苦，咽干，目眩也。

讲解：少阳病，就是半表半里之阳证，阳热在胸腹腔间，半表半里之处，既不可入里，又不可出表，只可向上行于孔窍之间，故口苦，咽干，目眩为少阳病特征，其中尤以口苦最可辨为少阳病。

264. 少阳中风，两耳无所闻、目赤、胸中满而烦者，不可吐下，吐下则悸而惊。

讲解：太阳中风不解而转属少阳者，名少阳中风。少阳热盛则耳聋、目红、胸中满而烦，"胸中满而烦"为"胸胁苦满""心烦"之互词，是柴胡证阳热上冲的表现。少阳半表半里，不可吐下，吐下于病无功，仅虚其胃肠而已。悸而惊有两种看法：一是吐下之后，邪热入里，扰动神明而作惊悸烦躁；二是吐下之后伤其津液、血液，阴精少不养心而作惊悸不安。

265. 伤寒，脉弦细，头痛发热者，属少阳。少阳不可发汗，发汗则谵语，此属胃，胃和则愈，胃不和，烦而悸。

讲解：太阳伤寒，头痛发热，脉当浮紧，但此时脉弦而不浮不沉，不表不里，为半表半里少阳之脉。脉细主气虚血少，津液不足，与前之 97 条"血弱气尽，腠理开"相应，病属少阳，少阳不在表，不可发汗，汗之徒丧津液，津伤胃干而谵语。病入阳明，需治胃而令胃气和，谵语则止，若胃气不和，则不止于谵语，而为烦躁不宁，心中悸动。临床以大、小柴胡汤加减治疗三叉神经痛、乙型脑炎等疾病所致头痛，可获奇效。

266. 本太阳病不解，转入少阳者，胁下硬满，干呕不能食，往来寒热，尚未吐下，脉沉紧者，与小柴胡汤。

讲解：本条总结 264、265 两条。本为太阳病，无论中风、伤寒，病不解，转入少阳之后，出现"胁下硬满，干呕不能食，往来寒热"，柴胡证具，脉沉紧，虽主里实，但少阳不可吐下，故曰"未经吐下"为未经误治，与小柴胡汤。

前四条中，少阳治法仅言小柴胡汤，但在太阳、阳明两篇中，少阳治法多有提及，如兼有太阳表证者柴胡桂枝汤主之，兼有阳明里证者大柴胡汤主之。由此可见，少阳虽禁汗、吐、下，实指单用此三法而言，若方中加入柴胡剂，使之两解"太阳少阳"或"少阳阳明"则可应用，且合方不仅可用桂枝汤，亦可与麻黄汤、葛根汤相合。临床上以小柴胡汤与葛根汤合方，用处颇多。

267. 若已吐、下、发汗、温针，谵语，柴胡汤证罢，此为坏病，知犯何逆，以法治之。

讲解：前文已提到，少阳病误治后，少阳证仍在者，仍可与小柴胡汤。若误治后，病人谵语，而无柴胡证，变为坏病，不可服柴胡汤，当审现有症状属于何证，以法治之。

268. 三阳合病，脉浮大，上关上，但欲眠睡，目合则汗。

讲解：太阳、少阳、阳明同时发病，不分先后，谓之三阳合病，可有太阳病之发热恶寒、阳明病之大便干、少阳病之口苦咽干等症状。太阳脉浮，阳明脉大，上关上，即指关脉上再向上一点，主于心下积，如《金匮要略》云"上关上，积在心下"，与少阳所在胸胁部一致，以候少阳之邪，此三脉主于表里内外皆热，其实浮大均主热主虚，而现于关上，正为少阳热盛津虚之应，故重点仍在少阳，常以小柴胡加石膏汤治肺结核盗汗屡验，读者可试之。《黄帝内经》言"壮火食气""少火生气"，人依赖火而生存，少火可以生长滋养，但火势一剧，则可贻害，三阳皆热，伤人正气，气少不振奋而欲眠睡，目合则汗即盗汗，亦是气少之征。

269. 伤寒六七日，无大热，其人躁烦者，此为阳去入阴故也。

讲解：伤寒六七日，多由表传里，热结于里而外无大热，其人表邪未解，里热又结，故躁扰不宁，烦乱不安，外为阳而内为阴，故云"阳去入阴"，本条为太阳病直接传里，与少阳病无关。

270. 伤寒三日，三阳为尽，三阴当受邪，其人反能食而不呕，此为三阴不受邪也。

讲解：本条当为叔和加入，论中表里相传与《黄帝内经》所论不同，前已详述,《黄帝内经》提出一日太阳,二日阳明,三日少阳,四日应传太阴,而三阴当受邪,其人反能食而不呕,则未经太阴,更无法递传少阴、厥阴。

271. 伤寒三日,少阳脉小者,欲已也。

讲解:伤寒三日理应转属少阳,脉应弦而小,若但小而不弦,则为邪已微,病欲愈。

272. 少阳病,欲解时,从寅至辰上。

讲解:此为例文,无大意义。

少阳病小结

少阳病的发生,由中风传来者,不但见口苦、咽干、目眩,病甚者还见耳聋、目赤;由伤寒传来者,常见头痛发热,当以脉辨证,少阳脉弦细。论其治法,合病、并病,或治从少阳,或几经合方,因众多少阳方剂散在于前两篇中,故本篇治法但提小柴胡汤。须知少阳病证并不只限于柴胡汤证,而且也不限于太阳病的专属,其自发的少阳病证反而更多,如前之黄芩汤、黄芩加半夏生姜汤等,亦均是少阳病的法剂,读者可自整理笔记之。

三阳篇总结

疾病大体分为阴、阳两类,阴、阳即是矛盾的两个方面,其兴奋、发扬、热性者属阳;抑制、沉衰、寒性者属阴。疾病发作后,代谢机能改变,亢奋者即为阳性病,见高声呼喊、脉浮大数等;消沉者为阴性病,见昏睡不醒、身凉、脉沉微细涩等。阳证反映在表,而呈表阳证,即太阳病;阳证反映在里,而呈里阳证,即阳明病;既不在体表,也不在消化道里,位于胸腹腔间,而呈半表半里阳证,即少阳病。

疾病发于人体,人体正气当起而抗邪,正邪交争而形成症状,《黄帝内经·评热病论》即言:"人之所以汗出者,皆生于谷,谷生于精。"人所出之汗来自于谷气,谷气来源于精气,精气之所以养人者,即现在所说营养成分。"今邪气交争于骨肉",在表时就是正邪交争于骨肉之间。"而得汗出者,是邪却而精胜也",汗出表解是精气打败邪气所致。"精胜,则当能食而不复热",

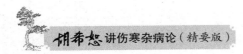

精气胜利，则表邪解而热退，谷气胜胃气亢而能食。"复热者，邪气也""不能食者，精无俾也"，说明精气败而邪气胜，汗出伤精，不能食而精无所补充。"病而留者，其寿可立而倾也"，疾病不去，则发为阴阳交而预后不佳。所引一段正好说明人体机能调动谷气在表与邪抗争，精气聚于体表欲作汗而脉浮，上半身充血，严重压迫则头项强痛，体液聚于体表，体表温度升高，与外界温度差距增大，则恶寒感觉明显。若体表之上，正气不支，退于半表半里，借助其间一切脏腑组织功能共同驱逐病邪，若再不解，便将病邪引入阳明，以胃肠包围其邪，相机以吐、下之法祛邪外出。人体构造相同，其所分范畴皆不外表、里、半表半里，限于当时的客观条件，古人只能借助经络理论而描述这种规律，但现在看待六经，则不应过多依靠经络学说而将问题复杂化。

第六章 辨太阴病脉证并治

（第 273 条～第 280 条）

273. 太阴之为病，腹满而吐，食不下，自利益甚，时腹自痛。若下之，必胸下结硬。

讲解：同在里位，为热为实者称阳明病，为寒为虚者称太阴病。里虚停饮则腹满，内有水饮则吐，现在的辨证也常这么说，脾虚有湿，不爱吃东西。由于虚有饮，收持无力，所以自利益甚，未服泻下药而自下利，越利越甚，寒饮刺激胃肠，重则腹痛，轻则稍缓。此为虚寒在里，以下法为禁，若误以此虚满为实下之，必更虚其里，水饮冲逆更甚，致胸下结硬成痞。

本条主要说明太阴病特征，与阳明病病型恰好相反，乃一派虚寒之征。

274. 太阴中风，四肢烦疼，阳微阴涩而长者，为欲愈。

讲解：由太阳中风证传里转属太阴者称"太阴中风"，太阳病传里以传阳明为常，但亦有少量传入太阴者。四肢烦疼，为太阳中风证未愈之征。脉阳微，即浮脉见微，主外邪已衰。脉阴涩，主里虚，虽阴涩为转属太阴而有虚象，但脉不短而长，说明胃气有所恢复，津液尚存，表邪既微而里气欲复，故为欲愈。

275. 太阴病，欲解时，从亥至丑上。

讲解：此为例文，无大意义。

276. 太阴病，脉浮者，可发汗，宜桂枝汤。

讲解：本条所言实非真正太阴病，乃针对下利这一症状而言，仅形似太阴而已。真正太阴病，虽有表证，亦不能发汗，前文已经论述，当先救里。本条可与 32 条"太阳与阳明合病，必自下利，葛根汤主之"相比较，同是下利，二者有虚实之分，虚实在表证而不在里证，若兼表证而脉浮，可发其汗：实者无汗脉浮紧，治以麻黄剂之葛根汤，虚者有汗脉浮缓，治以桂枝汤。故虽下利为里证，但其表现为表证之时，施以汗法，里证亦可解除。

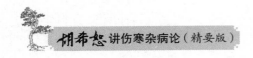

277. 自利不渴者，属太阴，以其脏有寒故也，当温之，宜服四逆辈。

讲解：本条呼应提纲证条。渴为辨别寒热之眼目，若自利而渴者则不属太阴。脏有寒而无热，故不渴，当宜温里，宜服四逆辈，其中就包括了理中汤、四逆汤、通脉四逆汤、附子汤、真武汤等方剂，具体使用何方当辨其方证。

278. 伤寒脉浮而缓，手足自温者，系在太阴；太阴当发身黄，若小便自利者，不能发黄；至七八日，虽暴烦下利，日十余行，必自止，以脾家实，腐秽当去故也。

讲解：本条大意于阳明篇中已有提及。太阳伤寒脉当浮紧，津液充斥于外，若津液在表不能抗邪，血弱气尽，向里转移，津液不足于表则脉缓而不紧，久之则浮脉转沉。若传于阳明，则一身手足俱热，仅仅手足温，说明内尚有寒湿，与太阴有联系，入里之热与太阴之寒湿相结，当发身黄，若小便自利，湿有出路则不能发黄。太阳传里有三种转归：第一种，邪尽入里，汗出、小便数、大便硬而为阳明热结；第二种，热郁于湿而发黄；第三种，胃气强祛邪外出，则大便不硬，暴烦下利日十余行，肠中腐秽之物尽去，则利止而病愈。

279. 本太阳病，医反下之，因尔腹满时痛者，属太阴也，桂枝加芍药汤主之；大实痛者，桂枝加大黄汤主之。

【桂枝加芍药汤】

桂枝（去皮）三两，芍药六两，甘草（炙）二两，大枣（擘）十二枚，生姜（切）三两。

上五味，以水七升，煮取三升，去滓，温分三服。本云：桂枝汤，今加芍药。

【桂枝加大黄汤】

桂枝（去皮）三两，大黄二两，芍药六两，生姜（切）三两，甘草（炙）二两，大枣（擘）十二枚。

上六味，以水七升，煮取三升，去滓，温服一升，日三服。

讲解：本为太阳病法当发汗，不可泻下，若反下之，虚其胃肠，引邪入内，而作腹满时痛。由于太阴病具有"腹满""时腹自痛"症状，本证类似太阴病，但以加大黄可知实非太阴，仲景用意即在于将太阴病腹满时痛与本方证做一鉴别。对太阳病误下，引邪入里而腹满为实满，痛为实痛，且表邪未解，故以桂枝汤解表，加重芍药用量而治腹满且缓挛痛，芍药性寒，治热不治寒，治实不治虚，故可知此证不是真正的太阴病。如果大实痛，满痛增剧而痛不可近，大便当硬，不仅加入芍药，还要加入大黄，非只缓其痛，且攻其实，更证其并非虚寒性之太阴病。由"大实痛"三字，可知桂枝加芍药汤亦是实痛，仅是程度较轻而已。

280. 太阴为病，脉弱，其人续自便利，设当行大黄芍药者，宜减之，以其人胃气弱，易动故也。

讲解：真正太阴病，脉一定是虚弱的，或沉细，或沉微，均不出"弱"字，其人继续自下利，而复见腹满时痛。假设方中有大黄、芍药者，宜减去二药，因其人胃气虚弱，一用寒药，必泻下不止。此条与上条相应，亦可知上条所述方证非属太阴。

太阴病小结

太阴病为里阴证，其症状可见"腹满而吐，食不下，自利益甚，时腹自痛"，其脉弱，其脏寒，治宜四逆辈，故全书各篇中四逆辈方，皆为太阴病方药。太阴篇看似简短，但太阴、阳明皆为由表或半表半里传来，二者阴、阳相对，阳明篇中所用治法皆是太阴禁忌，反言之，太阴治法亦可自阳明篇中推想得之。若病人素虚或气血虚竭，一发外感便为少阴之表阴证，其正气在表，支撑时间最短，很快并发里阴证，即太阴病。这里应注意的是，太阴病的死证、危证皆置于少阴篇中。

第七章　辨少阴病脉证并治

（第 281 条～第 325 条）

281.少阴之为病，脉微细，但欲寐也。

讲解：少阴病也是表证，是对照太阳病而说，表证太阳病脉浮，少阴病脉亦浮，但比较微细。因气血俱衰，故这类人初患外感，虽然也有像太阳病那样的身体疼痛、头项强痛，但常表现为"但欲寐"，喜卧，困倦一类症状。

282.少阴病，欲吐不吐、心烦但欲寐、五六日、自利而渴者，属少阴也，虚故引水自救。若小便色白者，少阴病形悉具。小便白者，以下焦虚有寒，不能制水，故令色白也。

讲解：少阴病里有水而欲吐，欲吐不得吐而心烦，但欲寐示其为少阴病，同为表证，太阳正气不虚，抗邪有力，五至七日传半表半里，七至九日传里，少阴里虚且有寒饮，向里传变迅速，发为呕吐下利之太阴病。少阴病津虚血少，传里而为太阴后更下利伤津，故而口渴，即"虚故引水自救"，而渴欲饮水，补充津液，而非热证，"小便色白"，而不红赤即可证明。下焦虚有寒，机能沉衰，不可收持水液，故小便色白。临床不可一见下利而渴便断为热利，当详审。

283.病人脉阴阳俱紧，反汗出者，亡阳也，此属少阴，法当咽痛而复吐利。

讲解：病人脉阴阳俱紧，为太阳伤寒之脉，伤寒本应无汗，但表虚不固，津液外亡而反汗出，亡津液则太阳转为阴证，变为少阴。热邪未却，向里传，传少阳的时候为多，所以出现咽痛和吐利，其热为虚热，后面讲用猪肤汤治疗。

284.少阴病，咳而下利，谵语者，被火气劫故也，小便必难，以强责少阴汗也。

讲解：少阴病津液虚，虽有宜发汗者，仅仅微微汗出即可，不可如太阳

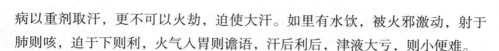

病以重剂取汗，更不可以火劫，迫使大汗。如里有水饮，被火邪激动，射于肺则咳，迫于下则利，火气入胃则谵语，汗后利后，津液大亏，则小便难。

285. 少阴病，脉细沉数，病为在里，不可发汗。

讲解：脉细数，主虚而有热，见之于沉，病为在里，不可发汗，言外之意，见之于浮，尚可稍稍发汗。少阴为表阴证，历来注家未有提出者，若非表证，仲景为何一而再，再而三地论及发汗法？少阴为表，但不可以太阳之法汗之，仅可微微发汗，后文再论方药。

286. 少阴病，脉微，不可发汗，亡阳故也。阳已虚，尺脉弱涩者，复不可下之。

讲解：少阴病，脉微，非提纲证主虚之微，乃脉微欲绝，津液将竭，即亡阳之脉，故不可发汗。津液已虚，尺脉弱涩，尺以候里，弱者主虚，涩者血不足，里虚血不足，更不可下。

287. 少阴病，脉紧，至七八日，自下利，脉暴微，手足反温，脉紧反去者，为欲解也，虽烦下利，必自愈。

讲解：少阴病脉亦可紧，七八日传里为太阴病，脉突然间转微，胃气已衰，若手足逆冷，预后不良，若手足不冷反温，脉紧已解，为胃气尚强之征，虽烦躁下利，但为胃气尚可与邪交争之象，必自愈。本条可与 278 条互参。

288. 少阴病，下利，若利自止，恶寒而蜷卧，手足温者，可治。

讲解：恶寒即怕冷，蜷腿弓腰即蜷卧，为恶寒之甚，阴寒之极。少阴病合于太阴则下利，利止可有两种转归：一是津液尽脱，无物可下，为死证；一是此条所言邪气尽而利自止，虽见阴寒极甚之蜷卧，但胃气尚存，手足尚温，故曰可治。胃气为一身之本，胃气存者生，胃气亡者死，有一分胃气，便有一分生机，胃气一败，必死无疑，可见保胃气之重要。

289. 少阴病，恶寒而蜷，时自烦，欲去衣被者，可治。

讲解：本条承于上条，同是少阴并于太阴，当也有下利、恶寒而蜷卧之症。烦为热象，阴证见阳者生，乃正邪仍可抗争之象，相对于烦来说，躁者乱也，正气不持，不能胜邪，则为躁扰不宁。热能回复而盛于里，则欲去衣被，可治。

290. 少阴中风，脉阳微阴浮者，为欲愈。

讲解：由太阳中风转为少阴病为少阴中风（参见 302 条）。脉阳微即寸脉微，寸以候表，寸脉微为表邪已衰。脉阴浮即尺脉浮，尺以候里，尺脉浮为里气渐充，此为邪退正复之象，故少阴中风见此脉者，为欲愈。

少阴病下利可从两方面来看：一方面是少阴与太阴合病可称为少阴病下利；另一方面是少阴病传里而发生下利，即少阴太阴并病，二者临床俱可见到。

291. 少阴病，欲解时，从子至寅上。

讲解：此为例文，无临床实际意义。

292. 少阴病，吐利，手足不逆冷，反发热者，不死。脉不至者，灸少阴七壮。

讲解：少阴病转太阴，而呕吐下利者，若手足不逆冷，反发热者，为胃气不衰，故不死。假如脉不至者，可灸少阴太溪二穴，灸七壮。

293. 少阴病，八九日，一身手足尽热者，以热在膀胱，必便血也。

讲解：少阴病八九日，传入阳明，故一身手足尽热。由于其人便血，知为热入血室，故谓以热在膀胱。

阳明病下血，为热入血室的要征，但一身手足尽热，确定不了为热在膀胱，同时有便血才能肯定之。以热在膀胱，宜读在"必便血"之后，此可与阳明病下血谵语互参自明。

294. 少阴病，但厥无汗，而强发之，必动其血，未知从何道出，或从口鼻，或从目出者，是名下厥上竭，为难治。

讲解：血不充于四末则厥，故少阴病厥者，则无汗。若强发其汗，则必动其血，因致口鼻出血，或从目出血等，不一其道。肢厥者血本虚，上出血更使之竭，因名之为下厥上竭，此证属难治。

295. 少阴病，恶寒身蜷而利、手足逆冷者，不治。

讲解：少阴病，恶寒身蜷，虚寒已甚，若复转属太阴而下利，是为重虚。手足逆冷者，则胃气已衰，故不治。

296. 少阴病，吐、利、躁烦、四逆者，死。

讲解：少阴病不解，转属太阴，则呕吐、下利，若其人躁烦不宁、四肢厥冷者，为血虚上竭之征，必死。

297. 少阴病，下利止而头眩、时时冒者，死。

讲解：少阴病，并于太阴而下利，胃气不复，精气泄尽而利止，头眩时时冒者，为血虚上竭之征，必死。

头眩时时冒者，有似今之所谓脑贫血症。本条所述，为胃气沉衰、精气虚竭所致。

298. 少阴病，四逆、恶寒而身蜷、脉不至、不烦而躁者，死。

讲解：少阴病，四逆、恶寒而身蜷者，虚寒至甚也。脉不至者，血不足而气衰也。因无热故不烦。但躁者，神欲离则乱也，故死。

若证见四逆脉细欲绝者，与当归四逆汤尚可治，但至脉不至，不但血不足而心亦大衰，尤其不烦但躁，死在顷刻矣。

299. 少阴病，六七日，息高者，死。

讲解：少阴病，六七日正传入厥阴，若气促而息高者，为气脱于上，此大凶候，主死。

以上两条为少阴并厥阴的死证。

300. 少阴病，脉微细沉，但欲卧，汗出不烦，自欲吐，至五六日，自利，复烦躁不得寐者，死。

讲解：脉微细，但欲卧，为少阴本有的脉和证，始终之证在表，由于有水饮，故微细之脉反见之于沉。汗出不烦者，暗示除上之脉证外，原来还有发热心烦，因服过麻黄附子细辛汤微发汗，汗出热解已而不烦也。但寒饮未除，故自欲吐，则太阴病的为证渐显，此时急宜与附子汤温中逐饮，或可得治。待至五六日，终因胃虚无力收摄，而致下利，又复烦躁，以致不得寐者，更是生机欲息，难得暂安之象，故不免于死。

少阴病本虚，若里有伏饮，势必转属太阴，与麻黄细辛附子汤，虽汗出不烦，但自欲吐，明明里饮未除已有内传太阴之渐，奈何待至五六日，终至中虚失摄自下利，而成不治死证。此正告医者，要知防微杜渐。学者宜与后之麻黄细辛附子汤、附子汤、四逆汤等条互参，细研自明。

以上 281～300 条为少阴病的总论，少阴病与太阳病，为同在表位的阴阳不同的两种证。历来注家误于经络名称，不承认少阴病亦属表，但以上即有三条述少阴病不可发汗的禁例，如不是病在表，提示这些禁汗条例，岂非废话？少阴病传里以转属太阴为常，与太阳病传里常转阳明病者，亦正相反。其传半表半里亦然，多传厥阴而少传少阳。少阴病在表本无死证，但其死均在并于太阳或厥阴时见之，最后所提死证诸条均属其例。

301. 少阴病，始得之，反发热，脉沉者，麻黄细辛附子汤主之。

【麻黄细辛附子汤】

麻黄（去节）二两，细辛二两，附子（炮，去皮，破八片）一枚。

上三味，以水一斗，先煮麻黄减二升，去上沫，内诸药，煮取三升，去滓，温服一升，日三服。

讲解：少阴病以不发热为常，始得之病在表，脉亦不当沉，今反发热而脉沉者，沉为寒饮在里，反发热为邪在表，故以解表而兼温中逐饮的麻黄细辛附子汤主之。

在太阳病提到了发热恶寒者，发于阳也，无热恶寒者，发于阴也，故少阴病以不发热为常。脉沉主里有寒饮，本不宜发汗，今以始得之而又发热，则表邪明显，因以两解表里的麻黄细辛附子汤主之。《金匮要略》曰："脉得诸沉，当责有水。"水在里者，热反外郁，此少阴病始得之，所以反发热脉沉也，故以麻黄细辛附子汤解表兼以逐饮也。

302. 少阴病，得之二三日，麻黄附子甘草汤微发汗，以二三日无里证，故微发汗也。

【麻黄附子甘草汤】

麻黄（去节）二两，甘草（炙）二两，附子（炮，去节，破八片）一枚。

上三味，以水七升，先煮麻黄一两沸，去上沫，内诸药，煮取三升，去滓，温服一升，日三服。

讲解：少阴病，始得之二三日，以不传里而无里证为常，则宜麻黄附子甘草汤微发汗以解表。

由二三日无里证的说明，则少阴病本是表证，不是一清二楚了吗？以其本虚，维持在表的时间甚暂，四五日即常传里，并发呕吐、下利的太阴病，胃气衰败则死。感冒而现少阴病，宜抓紧时机，依法治疗，稍有轻忽，极易转属太阴或厥阴而死。

由上条脉沉而用麻黄细辛附子汤，则本条脉自不沉可知。麻黄附子甘草汤为少阴病发汗的主方，也即伤寒病无汗这一类型的发汗剂，若中风汗自出的少阴病，当于桂枝加附子汤类求之，已详于太阳篇，故不重出。少阴病二三日无里证，明明告人本是表证，以其多虚传变较速，二三日虽即将传里或半表半里，但并不是说少阴病根本即是在里的病证。

303. 少阴病，得之二三日以上，心中烦，不得卧，黄连阿胶汤主之。

【黄连阿胶汤】

黄连四两，黄芩二两，芍药二两，鸡子黄二枚，阿胶三两，一云三挺。

上五味，以水六升，先煮三物，取二升，去滓，内胶烊尽，小冷，内鸡子黄，搅合相得，温服七合，日三服。

讲解：少阴病，得之二三日以上，而心中烦，不得安卧入睡者，病本血虚，已传入里，而为血虚里热以致热扰心烦不得眠，宜黄连阿胶汤主之。少阴病以传厥阴为常，然亦间有传阳明者，今于二三日以上，转属阳明。以其本血虚，上焦复热，故使心烦不得眠，宜用黄连阿胶汤治疗。

本方治心中烦不得卧，颇似栀子豉汤证，不过本方偏于治虚，而咯血、吐血，或下利腹痛便脓血而虚烦者，用之有验，但栀子豉汤则否。

304. 少阴病，得之一二日，口中和，其背恶寒者，当灸之，附子汤主之。

【附子汤】

附子（炮，去皮，破八片）二枚，茯苓三两，人参二两，白术四两，芍药三两。

上五味，以水八升，煮取三升，去滓，温服一升，日三服。

讲解：里有寒，则口中和。胃中有饮，则背恶寒。少阴病一二日即见此候，当温中逐饮，缓则必并于太阴而吐利，故当灸之温补，并以附子汤主之。

《金匮要略》曰："夫心下有留饮，其人背寒冷如掌大。"少阴病本虚，虽得之一二日，尚未传里，但口中和，背恶寒，里寒有饮的证候已显，法当温中逐饮以救里，可止吐利于未萌，此即良工治未病的手段。至于当灸何穴，书中无明文，注家有谓膈关（第七椎下两旁三寸陷中）及关元（腹中线任脉脐下三寸）各穴，是否，存疑待考。

305. 少阴病，身体痛、手足寒、骨节痛、脉沉者，附子汤主之。

讲解：中气内虚，则手足寒，以有水气，则脉沉，以是则身体痛、关节痛，知为湿痹，而无关外邪，当属太阴里寒证，故以附子汤主之。

寒湿痹痛而脉沉者，多属本方证，尤其下肢拘急、屈伸不利而脉沉者，更验。

306. 少阴病，下利便脓血者，桃花汤主之。

【桃花汤】

赤石脂一斤（一半全用，一半筛末），干姜一两，粳米一升。

上三味，以水七升，煮米令熟，去滓，温服七合，内赤石脂末方寸匕，日三服。若一服愈，余勿服。

讲解：下利便脓血，即指今之痢疾，乃黏血便、脓血便。若脉微弱沉细，而无里急后重，滑泄不止者，可与本方治之。这里的少阴病，下利便脓血，是说少阴病转属太阴，见以上脉证可与本方。若脉滑数而里急后重者，为热实证，非温涩所宜，不可轻试本方，须知。

307. 少阴病，二三日至四五日，腹痛、小便不利、下利不止、便脓血者，桃花汤主之。

讲解：少阴病，二三日至四五日，即常传里转属太阴病，若腹痛、下利不止、小便不利、便脓血者，桃花汤主之。

此承上条，而详申其证。以上两条，均指脉微细、但欲寐的少阴病，而并于太阴病，为下利、便脓血不止证，即所谓阴证的下利，故以温中固脱的本方治之。

308. 少阴病，下利便脓血者，可刺。

讲解：如上述少阴病下利便脓血者，除以桃花汤主之外，亦可用针刺辅助治疗。但刺何穴、如何刺，书中无明文。

309. 少阴病，吐利，手足逆冷，烦躁欲死者，吴茱萸汤主之。

【吴茱萸汤】

吴茱萸一升，人参二两，生姜（切）六两，大枣（擘）十二枚。

上四味，以水七升，煮取二升，去滓，温服七合，日三服。

讲解：少阴病中有寒饮，很易转为太阴病，且见水饮上泛则吐，水盛于里则利，而以吐为主，寒盛胃气弱，则手足逆冷，水气上冲，胸中大气受阻，亦可致手足逆冷，烦躁欲死。本方温中健胃，祛饮降逆，有热者不可服，临床此方证多见眩晕而吐，如梅尼埃病等。

310. 少阴病，下利，咽痛，胸满，心烦，猪肤汤主之。

【猪肤汤】

猪肤一斤。

上一味，以水一斗，煮取五升，去滓，加白蜜一升，白粉五合，熬香，和令相得，温分六服。

讲解：自本条始，论述咽痛证。本条冠以少阴病，实则已传入半表半里而为少阳病，咽痛、胸满、心烦，均为有热上炎之证，故下利定为热利，而非寒利，猪肤汤主之。

本方以猪皮一味润燥解热，另加白蜜甘味缓痛以利咽，白粉即米粉，安中养胃以治利。

少阴病以传入太阴、厥阴为常，亦有传入阳明、少阳之可能。太阳病以传入阳明、少阳为常，同样也有可能传入太阴、厥阴，此条即是一例。

311. 少阴病，二三日，咽痛者，可与甘草汤；不差，与桔梗汤。

【甘草汤】

甘草二两。

上一味，以水三升，煮取一升半，去滓，温服七合，日二服。

【桔梗汤】

桔梗一两，甘草二两。

上二味，以水三升，煮取一升，去滓，温分再服。

讲解：少阴病咽痛，古人把它置于少阴篇有他用意。临床感冒、扁桃体炎常见咽痛，轻的没关系，重的不能发汗，有"发汗封喉"之忌，当以清凉解热法治之，故将此不可发汗之表证归于少阴表阴证。其实孔窍之热性病当属少阳。咽痛，多指咽喉一侧或某个局部的疼痛，较轻，后文所言"咽中痛"则指咽喉整体疼痛，较重。轻者治以甘草汤，用一味生甘草解毒止痛；若稍重，红肿程度稍甚，当加排痰祛脓利咽之桔梗；再重者，可与小柴胡汤加石膏、桔梗；最重者，发为扁桃体脓肿，当选增液汤合白虎汤或玉女煎加马勃、大青叶之类。

312. 少阴病，咽中伤、生疮、不能语言、声不出者，苦酒汤主之。

【苦酒汤】

半夏（洗、破如枣核）十四枚，鸡子一枚（去黄，内上苦酒，着鸡子壳中）。

上二味，内半夏，着苦酒中，以鸡子壳置刀环中，安火上，令三沸，去滓，少少含咽之，不差，更作三剂。

讲解：咽中痛，而有破溃之处，曰"伤"、曰"疮"，近似于西医所言化脓症状。不能语言，一是由于痛而难言，二是由于黏痰胶着于咽喉，吞吐不出，而不能出声，苦酒汤主之。

方中鸡子去黄，以蛋清、苦酒（醋）、半夏放入壳中，取刀后有环可系丝绦之腰刀一把，将蛋壳架于刀环之中，置于火上，开三开，去滓，少少含咽，使药液长时间停留于咽中，若服一次不愈，可服至三剂。本方鸡子清润燥清音，醋酸敛疮疡，而重用半夏下气治咽痛。

313. 少阴病，咽中痛，半夏散及汤主之。

【半夏散及汤】

半夏（洗），桂枝（去皮），甘草（炙）。

上三味，等分，各别捣筛已，合治之，白饮和，服方寸匕，日三服。若不能服散者，以水一升，煎七沸，内散两方寸匕，更煮三沸，下火令小冷，少少咽之。半夏有毒，不当散服。

讲解：本条言词简略，需以方测证：方中以桂枝甘草汤为基础，说明其有外邪之证。咽中痛甚，即古人所言"缠喉风"，喉肿特甚，痰涎缠绕，兼有外证，为喉科重症，可危及生命。方中半夏下气化痰，桂枝除解外证之外，《神农本草经》言其还可治疗"喉痹"。

314. 少阴病，下利，白通汤主之。

【白通汤】

葱白四茎，干姜一两，附子（生，去皮，破八片）一枚。

上三味，以水三升，煮取一升，去滓，分温再服。

讲解：本条可与32条葛根汤证互看，表、里并病而下利见于阳性证者用葛根汤，见于阴性证者用白通汤。

方中葱白为辛温发汗药，且本方中用量较重，以解表阴，配伍温里亢奋机能药干姜、附子，以温里阴。临床下利兼见表证者，若无汗脉浮紧，治以葛根汤；汗出脉浮缓，治以桂枝汤；若脉微细，治以白通汤，若无表证，万不可发汗。

315. 少阴病，下利，脉微者，与白通汤。利不止，厥逆无脉，干呕烦者，白通加猪胆汁汤主之。服汤脉暴出者死，微续者生。

【白通加猪胆汁汤】

葱白四茎，干姜一两，附子（生，去皮，破八片）一枚，人尿五合，猪胆汁一合。

上五味，以水三升，煮取一升，去滓，内胆汁、人尿，和令相得，分温

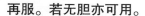

再服。若无胆亦可用。

讲解：少阴病下利脉微，与白通汤，与上条相同，若"利不止，厥逆无脉，干呕烦者"，后世注家均认为非药不对证，乃里寒太盛，不受热药，而生格拒，当加入大寒之猪胆汁、人尿，使热药寒用，胃可受纳，实误也。白通汤证未言"脉微"，此处脉微，不当服白通汤，服之为逆，非但下利不止，且现逆证。脉微说明津液已虚，不可发汗，若以葱白发汗，津液虚极，而成阴寒重症，故与白通汤为误治。厥逆无脉，为虚脱症状，绝非"格拒不受"可以解释，本方亦不对证，恐当为后文"通脉四逆加猪胆汁汤"主之，以复通其脉，不可再以白通发汗。灯欲灭而焰反张，此为常理，脉理亦同：暴出者为虚极暴脱之脉，虽脉出，但必无后继，若脉一点点回复，为生气欲复之象。

虚寒至极，祛寒复阳，必倚附子、干姜而为功，白通汤中干姜、附子用量轻于四逆汤，更远不及通脉四逆汤，证已厥逆无脉，仅用干姜一两、附子一枚，焉能复之？猪胆汁味苦，有亢奋作用，人尿可治一时之虚脱，妇人产后昏迷常以童子尿灌服可证，且人尿中含少量激素，概可起到兴奋作用，此点待考。

所以这里的白通加猪胆汁汤，应该是通脉四逆加猪胆汁汤。

316. 少阴病，二三日不已，至四五日，腹痛、小便不利、四肢沉重疼痛、自下利者，此为有水气，其人或咳，或小便利，或下利，或呕者，真武汤主之。

【真武汤】

茯苓三两，芍药三两，白术二两，生姜（切）三两，附子（炮，去皮，破八片）一枚。

上五味，以水八升，煮取三升，去滓，温服七合，日三服。若咳者，加五味子半斤，细辛一两，干姜一两。若小便利者，去茯苓。若下利者，去芍药，加干姜二两。若呕者，去附子，加生姜，足前为半斤。

讲解：文中"或下利"与上句"自下利"重复，根据文意，当改为"或不下利"。里有停水，小便不利，无论太阳、少阴，小便不利，表证难解。二三日不已，指服过麻黄附子甘草汤，未利小便而病不已。少阴病小便不利而内有水气，至四五日传里，而为太阴少阴并病，必腹痛，下利，以求水去。

四肢疼痛为表证未解，沉重为里有湿，水气射肺则咳，小便通利，水液由前阴而走则不下利，水饮上犯则呕。无论或然证的有无，只要有腹痛、小便不利、四肢沉重疼痛、自下利，便可使用真武汤，一祛水气，一解表邪。

方中附子温里祛寒，苓术利水，生姜止呕，芍药缓其腹痛，方后加减亦为后人附会，当不为仲景原文。

317. 少阴病，下利清谷，里寒外热，手足厥逆，脉微欲绝，身反不恶寒。其人面色赤，或腹痛，或干呕，或咽痛，或利止脉不出者，通脉四逆汤主之。

【通脉四逆汤】

甘草（炙）二两，附子（生用，去皮，破八片）大者一枚，干姜三两，强人可四两。

上三味，以水三升，煮取一升二合，去滓，分温再服，其脉即出者愈。面赤色者，加葱九茎。腹中痛者，去葱加芍药二两。呕者，加生姜二两。咽痛者，去芍药加桔梗一两。利止脉不出者，去桔梗加人参二两。病皆与方相应者，乃服之。

讲解：少阴病传里转属太阴，虚寒已极，食谷不化，下利清谷。"里寒外热"，指下文症状而言：下利清谷，手足厥逆，脉微欲绝为里寒；身反不恶寒，其人面色赤为外热。里虚寒危重证时常有此现象，一点浮阳越于外，一派陈寒凝于里。寒气刺激胃肠则腹痛，水饮上逆则干呕，下利伤阴太重则咽痛，津液枯竭，无物可下亦无物充于脉道，则利止脉不出，为极寒虚候，虚脱之象，必须以通脉四逆汤复通其脉，亦可说明 315 条当用此方加减。

本方用药与四逆汤相同，但加大附子、干姜的用量。附子小者数钱，大者可重达两余，干姜加至三两，若是强人，还应加重干姜用量，可达 18g，以增强温中祛寒亢奋机能之作用。方中为何不用人参？因人参性偏凉，于此机能沉衰之证万万不可用，现人多迷信于独参汤，往往服后形成坏证，以致死亡。方后加减亦不足信，如其言"面色赤者，加葱九茎"，此时若再用大剂葱白发汗，无异于速其死亡。

318. 少阴病，四逆，其人或咳，或悸，或小便不利，或腹中痛，或泄利下重者，四逆散主之。

【四逆散】

甘草（炙）、枳实（破，水渍，炙干）、柴胡、芍药。

上四味，各十分，捣筛，白饮和服方寸匕，日三服。咳者，加五味子、干姜各五分，并主下利。悸者，加桂枝五分。小便不利者，加茯苓五分。腹中痛者，加附子一枚，炮令坼。泄利下重者，先以水五升，煮薤白三升，煮取三升，去滓，以散三方寸匕，内汤中，煮取一升半，分温再服。

讲解：此病乃少阳证，少阳胸胁苦满，心下闭塞，阳气被郁，亦见四逆、咳、悸、小便不利、腹中痛、下利等症状，但其下利必为热利。本病很多症状看似阴证，故列于少阴篇中，与真武汤证等加以鉴别。

本方临床常用，多有心下急，郁郁微烦症状，与大柴胡汤证不同，本证没有呕吐，故去半夏、生姜，少阳不可下而去大黄，余皆与大柴胡汤证相仿，虽名为四逆散，但气机闭塞甚者才见四逆，不是必然症状，反以下利、腹痛为最常见症状。临证治疗肝病，常以本方合当归芍药散加减治疗，肝区痛者加桔梗、郁金，肝功异常者加丹参、茵陈。

319. 少阴病，下利六七日，咳而呕渴，心烦不得眠者，猪苓汤主之。

讲解：本病亦非少阴病，小便不利，水谷不别，而下利，水饮留聚，上逆则咳而呕，水郁化热，灼津则渴，扰心则心烦不得眠，以猪苓汤利尿去热。

临床猪苓汤常用于小便不利而致炎性病之机转，如治疗泌尿系感染，可以本方加生薏苡仁、大黄。

320. 少阴病，得之二三日，口燥咽干者，急下之，宜大承气汤。

讲解：少阴病一般传里而为太阴病，但亦有传阳明者，少阴津液本虚，传入阳明化热，以致津液枯竭，而口燥咽干，大便燥结，应以大承气汤急下之，以防津液虚极，恶证蜂起，无可措手。

321. 少阴病，自利清水、色纯青、心下必痛、口干燥者，可下之，宜大承气汤。

讲解：《玉函经》中"可下之"作"急下之"，当是。这个论述根本不是少阴病，而是所谓瘟疫了，即《瘟疫论》所说热结旁流，"自利清水"，自下利而清水，这个清字是动词。清，古作"圊"，如厕意。自下利而排出清水，这个色纯青，是色青褐、混浊，其味臭秽不堪，心下痛证其结实已成，实结于中而迫津自旁外流，结者自结，流者自流，吴又可称其为"热结旁流"，津液亏少而口干舌燥，应以大承气汤急下之。本病病形虽似少阴，但实为瘟疫之类，发展迅速，亦是危候。

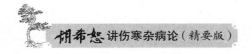

322. 少阴病,六七日,腹胀、不大便者,急下之,宜大承气汤。

讲解:少阴病,腹胀六七日不大便,定为里已结实,转属阳明,应以大承气汤急下之。若本病见于阳明病,仅是不大便,而无汗出、谵语等外证,不可用大承气汤攻下。但由少阴转属,不可轻视,急当攻下,冀可速治。

323. 少阴病,脉沉者,急温之,宜四逆汤。

讲解:少阴病,脉沉为在里,且《金匮要略》言:"脉沉者,当责有水。"故前文301条脉沉不用麻黄附子甘草汤而易甘草为细辛,即赖其逐水而解表。少阴病已然里有水饮,多易转为太阴病,而作吐利,脉微欲绝,故稍见脉沉之一端,当急温之,以四逆汤救里,防其病进。

324. 少阴病,饮食入口则吐,心中温温欲吐,复不能吐,始得之,手足寒,脉弦迟者,此胸中实,不可下也,当吐之。若膈上有寒饮,干呕者,不可吐也,当温之,宜四逆汤。

讲解:本病仅是具有少阴病手足寒、脉弦迟等外观。胃中停水,水逆于上则饮食不纳而欲吐,心中愠愠发烦,欲吐而复不能吐。始得病,脉弦主饮,迟主寒,寒饮阻碍阳气不得旁达则手足寒,里有寒饮而上冲则胸中实。因其有吐之趋势,因势利导,可吐之,而不可下。因何言其非少阴病,因吐剂瓜蒂散攻实,不可用于真正里虚之证。膈上,即胃有寒饮;水逆不甚则仅作干呕而不吐,未见吐势,而不可涌吐,里有寒水,当温之,宜四逆汤。

本条即鉴别胸中实之瓜蒂散证与胃虚有寒饮之四逆汤证,二者一虚一实,不可辨错。

325. 少阴病,下利,脉微涩,呕而汗出,必数更衣;反少者,当温其上,灸之。

讲解:本条承接315条白通汤证而来。脉微为亡津液,涩为血液虚,少阴病下利而津血俱不足,不可发汗,为何津血俱少?因其下利,且呕且汗出,津液无处不失,故脉微涩。虚极失其收涩,故大便频数,但津液已枯,无物可泄,故不会泻下无度。"当温其上,灸之"一句,后世注家多认为百会居颠顶,为至高至上之穴,当灸此穴,误也。津液虚衰治分二途:一者有热,或以大承气汤攻之,或以白虎加人参汤清之;二者胃虚,不能生津化液,以四逆汤温胃。"温其上"者,源于前文159条所言治利之法,相对于涩肠、利小便之法而言,胃居其上,故称温胃为"温其上",若灸之,当选具有温胃作用之足三里穴。本条亦可证明 315 条以白通汤治之为误。

少阴病小结

少阴病历来未有人称其为表证，但其属表，于"二三日，无里证"便可确知。太阳病其人不虚，在表与病邪抵抗时间明显长于少阴，多于七八日传入阳明之里，甚则十余日，亦有不传之可能；少阴病津液、血液皆虚，在表时间短，二三日则传里而为太阴病。少阴本虚，传入太阴则吐利更虚，故太阴病危候多列于本篇讨论。胃肠素热者，亦可有少阴传里而为阳明病，故出三急下证，传入半表半里多为厥阴病，但亦有传入少阳而作咽痛证者。

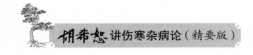

第八章　辨厥阴病脉证并治

（第 326 条～第 381 条）

326. 厥阴之为病，消渴，气上撞心，心中疼热，饥而不欲食，食则吐蛔，下之利不止。

讲解：厥阴病亦是津液不足、血液已虚之证，津不足则渴，消渴为渴之甚者，下寒趁上虚而上冲则气上撞心。胸中阳气被遏不能下布则自觉疼热。厥阴位于半表半里，其胃无病，可自知饥饿，寒饮上冲，则虽饥而不能食。古人谓多食生冷，饮食不洁，蛔虫易生。寒气上冲，蛔受波及，随之上越而致吐蛔。但厥阴病绝非全部吐蛔，吐蛔者亦绝非全属厥阴。虚寒证不可下，若误以心中疼热为实证而下之，入于里而下利不止。半表半里胸腹腔间，包纳诸多脏腑，邪充斥于此，易诱发多种脏器产生病变。半表半里之病复杂多变，很难为这种病证做一完整概括之提纲，故少阳、厥阴提纲证略显片面，并不能涵盖所有少阳、厥阴病证的特点。

这个辨证，表里易知，如表证邪气交争在表，只有阴阳之分，太阳与少阴，前者是发热恶寒，后者是无热恶寒。里证亦容易辨，也分阴阳两类。这样表里知道了，除去表、里，剩下的全是半表半里。再据属阳性者、实者、热者为少阳病，阴者、虚者、寒者为厥阴病。

《伤寒论》六经排列顺序虽与《黄帝内经》所言相同，但这里有辨证的一种意味，先讲太阳，后讲阳明。事实上四五日、五六日传少阳，六七日、七八日传阳明，为什么讲完太阳不接着讲少阳，而讲阳明呢？这就是表里阴阳辨证的意味，即表里易知，阴阳易判，讲阳证，除去表里，皆为少阳。讲三阴证时，表为阳，里为阴，它先讲里，这是阴证讲法，先讲太阴，再讲少阴，除去里和表的阴证，就是厥阴。

327. 厥阴中风，脉微浮，为欲愈，不浮，为未愈。

讲解：阴性病转阳为自愈，脉微主津液虚，但见于浮，为由阴出阳，为欲愈，未见浮，为未愈。中风者，概言厥阴也。

328. 厥阴病，欲解时，从丑至卯上。

讲解：由丑至卯，为木旺之时，无临床意义。

329. 厥阴病，渴欲饮水者，少少与之，愈。

讲解：厥阴津少，引水自救故渴欲饮水，少少与之，可愈者，非消渴也，可见厥阴病提纲证未能全面概括厥阴病证。

本篇仅此四条，以"厥阴病"起手，后文与此四条所论者非同一主题。《玉函经》"辨厥阴病脉证并治"下仅此四条，四条之后，又出"辨厥利呕哕病脉证并治第十"，因《玉函经》中痓湿暍为一篇，太阳三篇，阳明至厥阴各一篇，共九篇，故此云"第十"，厥利呕哕与后文内容顺序相合，当是。恐为叔和将此二篇合而为一，以完备其证治内容，与前文体例一致，反致厥阴篇忽而为虚，忽而为实，忽而为寒，忽而为热，令人无从下手而研读。

一者，厥、利、呕、哕均是与胃有关的证候，胃为生之本，胃气存者生，胃气绝者死。故仲景于六经病后以此篇做一总结，强调顾护胃气的重要。二者，厥、利、呕、哕历属杂病，置于六经病后，以示六经证治非专为外感伤寒所设，亦可用于杂病范畴。三者，仲景《伤寒论》是在《汤液经》基础上发展而来，六经提纲证及欲解时等文字概由《汤液经》承袭而来，仲景亦以为厥阴提纲证难于附以证治，而后文中乌梅丸证、当归四逆汤证，恰可补厥阴方证之不足，故并之于后。

330. 诸四逆厥者，不可下之，虚家亦然。

讲解：凡四肢厥逆者，实少而虚多，故不可下之，但其中亦有实证，特此提出虚家不可下之。

331. 伤寒先厥，后发热而利者，必自止，见厥复利。

讲解：太阳伤寒，胃气虚，谷气不达四末则四肢厥冷，胃虚则下利，若发热，其胃气已复，其利必自止，胃气再衰，则厥，利复作。本条语序可改为"伤寒，先厥而利，后发热者，必自止，见厥复利"。本条厥利与发热往复出现，很像半表半里之证。

332. 伤寒始发热六日，厥反九日而利。凡厥利者，当不能食，今反能食者，恐为除中。食以索饼，不发热者，知胃气尚在，必愈。恐暴热来出而复去也。后三日脉之，其热续在者，期之旦日夜半愈。所以然者，本发热六日，

厥反九日，复发热三日，并前六日，亦为九日，与厥相应，故期之旦日夜半愈。后三日脉之而脉数，其热不罢者，此为热气有余，必发痈脓也。

讲解：伤寒开始发热六日，厥逆九日，比发热多出三日，而作下利，为阳退阴进，正不胜邪之势。厥利为阴寒证盛，胃气虚衰证候，则胃不能食，厥利进退正说明阴阳往复交争之机，最终赖于胃气。若病人反能食，恐其胃气将绝，而为"除中"，故食以索饼以试验之，索饼，有谓"素饼"，平素所食之饼者，亦有谓"索然无味之饼"，无馅之饼者，意义不大。食饼后不发热者，胃气仍在，不为除中，能食即胃气回复，疾病欲愈之象；若食饼之后，热暴发，热去人亦亡也，此为"除中"。"后三日脉之"至本条结尾，当接于"厥反九日而利"之后，根据下文，可知发热、厥利并见六日，后但厥而下利三日，三日之后又发热三日，发热三日时再切脉；其热连续存在者，说明发热与厥利同发九日，而此时热胜寒却，而热续在，其病有望当于次日凌晨夜半而愈。若后三日脉数，热不罢，其热太过亢奋，肌肉筋骨间蕴热，营血受伤，当发痈脓恶疮。

333.伤寒脉迟六七日，而反与黄芩汤彻其热，脉迟为寒，今与黄芩汤复除其热，腹中应冷，当不能食，今反能食，此名除中，必死。

讲解：伤寒六七日，多为传里之时，因其脉迟为寒，传里亦必作阴证，即使表证未罢，当先救里，宜四逆汤，而医者反与祛热之黄芩汤，胃中更冷，当不可消谷，不欲饮食。若反能食，不必以索饼试之，定为除中，必死。根据此条则可看出此篇乃为"六经之病，胃气为要"做一总结，而此条则为最大眼目之所在。

334.伤寒，先厥后发热，下利必自止，而反汗出，咽中痛者，其喉为痹。发热无汗，而利必自止，若不止，必便脓血。便脓血者，其喉不痹。

讲解：本条承前论述厥热进退。伤寒先厥后发热，为阴退阳进，原有下利亦必自止。若热有余，亢于上则汗出，汗出亡津液，加之有热则咽中痛，古人称其为"喉痹"。若发热无汗，其下利亦可自止，不止者，为有余，迫于下则复利，热伤阴分而便脓血，热下迫而不上炎，故不发喉痹。

335.伤寒，一二日至四五日厥者，必发热。前热者后必厥，厥深者热亦深，厥微者热亦微。厥应下之，而反发汗者，必口伤烂赤。

讲解：本条论述热厥。太阳伤寒自发病至四五日，先热后厥，热与厥相应，热深者厥亦深，热微者厥亦微，如白虎汤证，热气壅满于里，阻碍气血通畅，可致厥逆，当清之；瓜蒂散证痰实痹阻而致厥，当吐之。此处结实致厥者，当下之。若反发汗伤其津液，则口伤烂赤，若误认为寒厥与四逆汤，当毙。

336. 伤寒病，厥五日，热亦五日，设六日，当复厥，不厥者自愈。厥终不过五日，以热五日，故知自愈。

讲解：伤寒，厥冷五日，而发热同为五日，假若第六日本当复厥之时而不厥，可以自愈，因其发热五日，厥冷未多于其日数，故可自愈。但若热有余，则另当别论。

337. 凡厥者，阴阳气不相顺接，便为厥。厥者，手足逆冷者是也。

讲解：古人认为阴阳经气不可相互顺接则为厥，相当于现代所言动脉、静脉不可相互衔接而出现手足厥冷。逆者，由外及内、由远及近称逆，即指由手指至腕、由腕至肘这一方向。

338. 伤寒，脉微而厥，至七八日，肤冷，其人躁无暂安时者，此为脏厥，非蛔厥也。蛔厥者，其人当吐蛔。令病者静，而复时烦者，此为脏寒。蛔上入其膈，故烦，须臾复止，得食而呕，又烦者，蛔闻食臭出，其人当自吐蛔。蛔厥者，乌梅丸主之。又主久利。

【乌梅丸】

乌梅三百枚，细辛六两，干姜十两，黄连十六两，附子（炮，去皮）六两，当归四两，黄柏六两，桂枝（去皮）六两，人参六两，蜀椒（出汗）四两。

上十味，异捣筛，合治之。以苦酒渍乌梅一宿，去核，蒸之五斗米下，饭熟捣成泥，和药令相得，内臼中，与蜜杵二千下，丸如梧桐子大，先食、饮服十丸，日三服。稍加至二十丸，禁生冷、滑物、臭食等。

讲解：本条详细论述厥之证治。伤寒脉微为虚，厥为虚象，至七八日不但手足冷，甚至营卫不行，全身皮肤发冷，其人躁乱不宁而无有休止，此为胃气衰败，邪盛正衰，正气无力抗邪，"脏"即指"胃"，此处不出治法，当为死证。蛔厥，为厥阴病一证，其人当吐出蛔虫，且病人可以安静，但又时时发烦，为胃中有寒，下寒上冲，迫蛔上扰，入膈则烦，很快得温而静，胃中蛔虫闻食味而复出扰动，故得食后呕而烦，将蛔吐出而可愈。蛔厥可治，

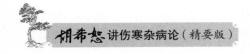

乌梅丸主之，且本方还可治虚寒久利。

方中既用附子、蜀椒、干姜、细辛大温大热之药温中祛寒，回阳救逆。又用黄连、黄柏苦寒燥湿解烦治利，人参、当归健胃补益气血，桂枝平冲降逆，乌梅酸敛生津止渴，且于阴虚证中大量用乌梅可制温药，以防辛散太过，又可配伍柏、连止利，故以此为君，临床用之，仍以为丸效果最佳。

339.伤寒，热少微厥，指头寒，嘿嘿不欲食，烦躁，数日，小便利，色白者，此热除也，欲得食，其病为愈。若厥而呕，胸胁烦满者，其后必便血。

讲解：本条言热厥。热少而厥微，仅见指头寒、嘿嘿不欲饮食、烦躁，均为少阳柴胡证。数日后，小便色白通利，热证已除，此时欲得食，更可说明其少阳热证已去，其厥当愈，若呕、胸胁烦满之少阳证更重，为热有余而厥亦深，由指头扩展至手足厥冷，热盛入里，伤血则便血。

临床柴胡证多可见手足厥冷或指头寒，切不可以此为虚而补之。

340.病者手足厥冷，言我不结胸，小腹满，按之痛者，此冷结在膀胱关元也。

讲解：本条言陈寒积冷结于下焦，亦可致厥。手足厥冷、不结胸，说明病不在上。小腹满、按之痛，为病不在中焦，结在下焦也。寒性就下，热性上炎，沉寒积冷结在下焦膀胱之处，而非膀胱之里，其治法当取《金匮要略》之大乌头煎、大建中汤等。

341.伤寒发热四日，厥反三日，复热四日，厥少热多者，其病当愈。四日至七日热不除者，必便脓血。

讲解：本条言厥热往复，与前文厥利热往复同一含义，以厥热变化可以看出疾病进退之机。伤寒发热四日，厥仅三日，后又发热四日，厥冷日少而发热日多，阳进阴退，其病当愈。若四日至七日发热始终不除，为热太过，伤及营血则便脓血。

342.伤寒，厥四日，热反三日，复厥五日，其病为进，寒多热少，阳气退，故为进也。

讲解：本条与上条恰好相反。伤寒，厥四日，热三日，又厥五日，寒日渐其多，热日渐其少，阴进阳退，在虚寒证中，其病更重。

343.伤寒六七日，脉微，手足厥冷，烦躁，灸厥阴，厥不还者，死。

讲解：本条言脏厥，可与338条互参。338条言"七八日肤冷"，本条言

"六七日脉微，手足厥冷"，虽然烦躁，但尚未达到"躁无暂安时"，程度轻于前者，尚有可治之机，可灸太冲以温厥阴，若温之而厥不还者，为阴寒太盛，药力难及，死。

344. 伤寒发热，下利厥逆，躁不得卧者，死。

讲解：伤寒发热说明邪盛，下利厥逆说明正虚，胃阳不足，出现躁不得卧，即躁之甚者，躁而不烦，为胃气已败，阴寒重症，重之又重，其命难保。

345. 伤寒发热，下利至甚，厥不止者，死。

讲解：下利至甚，无论发热与否，应急当救里，四肢厥冷不止，说明其下利已有虚脱之象，亦死。

346. 伤寒六七日，不利，便发热而利，其人汗出不止者，死，有阴无阳故也。

讲解：太阳伤寒，六七日前不下利，六七日时，便发热而下利，为正败邪盛之候，其人汗出不止，更伤津液，汗下亡津液，即是亡阳，精气外脱，必死。有邪而无正，即有阴而无阳。

347. 伤寒五六日，不结胸，腹濡，脉虚复厥者，不可下。此亡血，下之死。

讲解：太阳伤寒五六日，为内传半表半里之时，"不结胸，腹濡，脉虚"全无结实之象，此时作厥必由虚来，胃虚谷气不布，血液不达于四末，故厥，为无血无津，万不可下，下之利不止，必死。

348. 发热而厥，七日，下利者，为难治。

讲解：病本发热而厥而已，其病尚轻，七日传里，里虚反而下利，为正虚虚脱之象，为难治，应引起重视，若其人能食，尚有生机。

349. 伤寒脉促，手足厥逆，可灸之。

讲解：关以下沉、寸脉浮者谓之促，伤寒见寸脉浮为表未解，关下沉为里虚，若此时手足厥逆，可知胃气已衰，当舍表救里，以灸温其里，或服四逆汤，此脉促与叔和所言"数中一止"主于热者不同。

350. 伤寒，脉滑而厥者，里有热，白虎汤主之。

讲解：伤寒，脉滑为里热，其厥当为热厥，故以白虎汤清其里热，热清则厥愈。

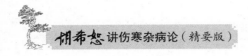

351. 手足厥寒，脉细欲绝者，当归四逆汤主之。

【当归四逆汤】

当归三两，桂枝（去皮）三两，芍药三两，细辛三两，甘草（炙）二两，通草二两，大枣（擘）二十五枚（一法十二枚）。

上七味，以水八升，煮取三升，去滓，温服一升，日三服。

讲解：本条所言证治当属厥阴病。脉细欲绝为血少，血少则手足厥寒，全书仅此处用"厥寒"形容，故可知当归四逆汤方，既治血少，又治有寒。内补血气，外和营卫，临床常用治冻疮等疾病。方中以桂枝汤为基础，以细辛易生姜，大温祛寒以通利关节，再加当归补血而治血少。通草，古时通草即现在的木通，可通利血脉。

352. 若其人内有久寒者，宜当归四逆加吴茱萸生姜汤。

【当归四逆加吴茱萸生姜汤】

当归三两，芍药三两，甘草（炙）二两，通草二两，桂枝（去皮）三两，细辛三两，生姜（切）半斤，吴茱萸二升，大枣（擘）二十五枚。

上九味，以水六升，清酒六升和，煮取五升，去滓，温分五服。

讲解：本条接上条而言，若当归四逆汤证内有久寒，则要加入吴茱萸、生姜，此久寒者，因加入吴茱萸、生姜，当知其寒在胃，可见呕吐、腹痛等症。

本方再加小茴香等温性药，临床可治血少有寒之寒疝、腹痛。

353. 大汗出、热不去、内拘急、四肢疼，又下利、厥逆而恶寒者，四逆汤主之。

讲解：大汗出，当为发汗后大汗出，未至汗出不止，若汗出不止，则为死证。精怯邪盛，则虽大汗出后而其热不去，汗出伤津，则腹内挛急，四肢疼乃由于阴寒，阻滞气血，不通则痛，非表邪不解之征。同时下利、厥逆、恶寒，一派阴证虚证之候，应急以四逆汤救胃复津，万不可以阴药害之。

354. 大汗，若大下利而厥冷者，四逆汤主之。

讲解：大汗、大下利之后，津液欲脱，而手足厥冷，仅有四逆汤之一法可治。

355. 病人手足厥冷，脉乍紧者，邪结在胸中；心下满而烦，饥不能食者，病在胸中，当须吐之，宜瓜蒂散。

讲解：厥冷一证，有虚有实，有寒有热，本条论胸中实而致厥者。紧者，主实，如太阳伤寒表实证，其脉浮紧，浮主表，紧主实；内有宿食，其脉沉紧，紧主实。邪结实于胸中则心下部满而烦逆，阻碍胸中大气则手足厥冷，胃气尚健则知饥欲食，结实上冲而欲食不能食，欲吐不能吐，当顺势以瓜蒂散吐之。

356. 伤寒，厥而心下悸，宜先治水，当服茯苓甘草汤，却治其厥。不尔，水渍入胃，必作利也。

讲解：太阳伤寒，四肢厥冷，而心下悸，为有水之征。《金匮要略》言："水停心下，甚者则悸，微者短气。"胃中停饮，当先治水，服茯苓甘草汤，方中桂枝甘草汤降冲气，而止心悸，茯苓利水，生姜健胃，以方推测，本证当呕。却治其厥，字面意思是先治水后治厥，实则治水同时，厥亦随水而去。若不用此法治疗，水饮浸渍于胃，很快就会发生既厥且利。

357. 伤寒六七日，大下后，寸脉沉而迟，手足厥逆，下部脉不至，喉咽不利，唾脓血，泄利不止者，为难治，麻黄升麻汤主之。

【麻黄升麻汤】

麻黄（去节）二两半，升麻一两一分，当归一两一分，知母十八铢，黄芩十八铢，葳蕤（一作菖蒲）十八铢，芍药六铢，天门冬（去心）六铢，桂枝（去皮）六铢，茯苓六铢，甘草（炙）六铢，石膏（碎，绵裹）六铢，白术六铢，干姜六铢。

上十四味，以水一斗，先煮麻黄一两沸，去上沫，内诸药，煮取三升，去滓，分温三服，相去如炊三斗米顷，令尽，汗出愈。

讲解：太阳伤寒六七日，多为内传入阳明之时，服泻药大下之后，寸脉沉迟，沉为在里，迟为有寒，而手足厥逆；下部脉不至即尺脉难以寻得，为大下之后，泄利不止，下虚太甚，咽喉不利而唾脓血，当是热陷于肺而肺痈作。此病寒热虚实错杂，为难治，仲景为文，即言难治，或不出治法方药，或言"与之"某剂，而未见先言难治，又以"主之"示以肯定治法者，且方中以麻黄为主，但本证无论就热盛津虚之肺痈、未见表证之下利，还是寸口脉沉迟之厥逆，都不可发汗。方中麻黄用量甚大，而石膏用量却极小，用量配比上看亦非仲景原意，恐为讹传，条文自至"为难治"可止。

358. 伤寒四五日，腹中痛，若转气下趋少腹者，此欲自利也。

讲解：自本条始，论述下利。里有寒者腹中痛，寒饮刺激肠黏膜也，若感觉转气向下，为下利征兆。论中未有太阳伤寒四五日自下利之情形，故此伤寒当为少阴伤寒，四五日传入太阴，而腹中痛，自下利，何以得知？以302条言"二三日无里证"，四五日当传入里而知。

359. 伤寒本自寒下，医复吐下之，寒格，更逆吐下，若食入口即吐，干姜黄芩黄连人参汤主之。

【干姜黄芩黄连人参汤】

干姜、黄芩、黄连、人参各三两。

上四味，以水六升，煮取二升，去滓，分温再服。

讲解：胃虚有寒格于心下，其上有热则心中烦热，胃寒有水则吐利，此名寒格。"本自寒下"即指心中有热，寒居其下之寒格，再经吐、下，胃气更虚，寒气更上，使原有寒格之呕吐、下利更加严重，以干姜黄芩黄连人参汤主之。

360. 下利，有微热而渴，脉弱者，今自愈。

讲解：下利不渴者，为里有寒。今下利而渴，则为里有热甚明，但身只有微热，而脉又弱，是邪已衰、热渐退的表现，故断言原有下利将自愈。

361. 下利脉数，有微热汗出，今自愈；设复紧，为未解。

讲解：下利脉数为有热，但只微热汗出，则热随汗出而解，邪却正复，利亦自愈；假如脉数而复紧者，为热犹实，则肯定为未欲解。此承上条说明热利欲愈或否的脉和证。

362. 下利，手足厥冷，无脉者，灸之不温，若脉不还，反微喘者，死。

讲解：下利而手足厥冷、无脉者，为阴极虚欲脱之候，宜急灸之，灸后手足仍不温、脉不还，而反微喘者，此为生机欲息、气脱于上的征候，故死。

362（续）. 少阴负趺阳者，为顺也。

讲解：少阴以候肾，趺阳以候胃，少阴脉较趺阳脉弱者，为少阴负于趺阳，下利见此脉为顺候。因胃属土，而肾属水，利之为病，大都胃土虚不能制肾水之故，今少阴负于趺阳，则胃土有权，而肾水归源，故为顺候。此附会五行家言，非仲景本意，不足取。

363. 下利，寸脉反浮数，尺中自涩者，必清脓血。

讲解：下利病在里，脉当沉，今脉反数且浮，为热邪亢盛之象。涩主亡血，尺中自涩，为血亡失于下，下利见此脉，故知必便脓血。

364. 下利清谷，不可攻表，汗出必胀满。

讲解：下利清谷，为里虚寒，即表未解，亦宜先救其里，不可攻表。若误攻表，汗出亡津液，益虚其胃，必胀满不能食。

365. 下利，脉沉弦者，下重也；脉大者，为未止；脉微弱数者，为欲自止，虽发热不死。

讲解：脉沉为在里，弦为急，下重即后重。下利脉沉弦，知为里急后重，即滞下的痢疾也；下利脉大者，为邪盛，故为未止也；脉微弱为邪已衰，即脉还数热未已，亦可断言，利为欲止，虽暂发热，不久当去，必不至于死也。

此述热利进退的脉应，甚重要，宜细玩，由于脉微弱数，虽发热不死的说明，则下利发热，脉大实数者，为凶险之候可知，须注意。

366. 下利，脉沉而迟，其人面少赤，身有微热，下利清谷者，必郁冒汗出而解，病人必微厥，所以然者，其面戴阳，下虚故也。

讲解：下利脉沉而迟，为阴寒在里，但其人面少赤，身有微热，为阳气怫郁在表，已有阴去阳复形象，知病有外解之机，故虽下利清谷，则必郁冒汗出而解，同时其人必微厥也。所以然者，以其人面戴阳，当自汗出而解。由于下虚，欲自解，则必作战汗等瞑眩反应。

面色赤，身有微热，为阳气怫郁在表，欲得小汗出的为候，太阳病篇屡有说明。下利清谷，脉沉迟的阴寒里证，见此证候，正是从阴转阳，病有欲汗自解之机，本条所论正是如此。若胃气沉衰，手足逆冷者，则面色赤或身微热，反为正不胜邪、虚阳外浮之征，又不得以欲自表解论也。此可于四逆汤、通脉四逆汤等条互参自明。

367. 下利，脉数而渴者，今自愈；设不差，必清脓血，以有热故也。

讲解：脉数而渴者，为里有热，里热亦常以自下利而解，故谓今自愈。假如脉数不解，而下利不止者，以热久不去，伤及阴血，则必致便脓血。

条文前半为有热下利轻症，后半为先利不愈，续便脓血的重症，此均常见之病。平时不慎饮食，里有积热者，往往因得自利而解。俟积热甚者，必进而便脓血，即先腹泻不已，后为痢疾者是也。

368. 下利后脉绝，手足厥冷，晬时脉还，手足温者，生；脉不还者，死。

讲解：本条为虚寒下利之死证。下利已止之后，胃气沉衰而津液枯竭则手足厥冷，胃气大败，无以充实脉道则脉绝。晬时，即24小时，昼夜一周之内脉渐还而手足渐温，是胃气回复，津液自生之兆。若脉仍闭绝不出，精气殆尽，其下利止，乃是由于无物可下，胃气将绝，故死。

369. 伤寒下利，日十余行，脉反实者，死。

讲解：伤寒发热而下利，为热利，下利日十余次，耗伤津液，其脉当虚；若脉不虚反实，言其邪气实，非正气实，当死。

370. 下利清谷，里寒外热，汗出而厥者，通脉四逆汤主之。

讲解：下利清谷、手足厥逆可为里寒，外现无根之火，则或身微热，或面色赤，皆非吉兆，里寒格阳发为脱汗，因其以通脉四逆汤主之，其证当见脉微欲绝。前文皆论下利之生死、进退，自此始论治法。

371. 热利下重者，白头翁汤主之。

【白头翁汤】

白头翁二两，黄柏三两，黄连三两，秦皮三两。

上四味，以水七升，煮取二升，去滓，温服一升。不愈，更服一升。

讲解：本条言热利治法，下重即里急后重，白头翁汤主之。方中尽是苦寒收敛之药，惟白头翁《神农本草经》言其"逐血止痛"，故脓血便用其最当。《玉函经》中白头翁用量与其他三药等重，同为三两，为是。临床用治热利，再加大黄6g为当；若便中纯赤，名为"赤利"可于方中加入阿胶、甘草，若见仍里急后重，可加大黄；若见少阳证，可以大柴胡加石膏汤治之。

372. 下利腹胀满，身体疼痛者，先温其里，乃攻其表，温里宜四逆汤，攻表宜桂枝汤。

讲解：下利腹胀满，此为虚满，阴寒下利，痢疾初作，常常可见身疼痛之表证，但表证不显，虽未言下利清谷，但根据处以四逆汤，当见此证。先以四逆汤温其里，再以桂枝汤攻表。

373. 下利欲饮水者，以有热故也，白头翁汤主之。

讲解：下利欲饮水，即下利而渴，但渴势不似白虎加人参汤证之剧烈，仅是口干、口渴，为里热上炎之象，白头翁汤主之。本证除口渴外还可见下利时肛门灼热，同是热象。

374. 下利谵语者，有燥屎也，宜小承气汤。

讲解：下利、谵语，说明不仅有热，且已结实，文中燥屎，当指宿食，与小承气汤，热重者与调胃承气汤。后世注家多以此燥屎为肠中便结，言下利指热结旁流，但内有燥屎，外见谵语、热结旁流，定以大承气汤攻下，断无仅用小承气汤之理。

375. 下利后，更烦，按之心下濡者，为虚烦也，宜栀子豉汤。

讲解：下利后，与368条相同，指下利止后，里实已去，当不应烦而更烦，按心下濡软，未有燥屎，为无实，其烦为虚烦，栀子豉汤为其正治。

376. 呕家有痈脓者，不可治呕，脓尽自愈。

讲解：自本条始论述呕证。呕之一症，既可为脏腑失和，气逆于上的表现，又可为机体调节之手段而吐出病邪。本有痈脓，脓成破溃，不可久积体内，故正气鼓动而作呕，呕出之物夹有脓液，排出体外，故不可一味止呕，失其良能，脓液排尽则呕自止。

377. 呕而脉弱，小便复利，身有微热，见厥者难治，四逆汤主之。

讲解：本条应归属于太阴病中。胃虚则呕而脉弱，虚至一定程度，则不能制下，小便反而频数，里虚阴寒之极，虚热反现于外，发为微热，胃气沉衰、谷气不布四末则厥。本病"身有微热"为余阳尽现于外，病属难治，仅有四逆汤温胃散寒之一法可求。

378. 干呕、吐涎沫、头痛者，吴茱萸汤主之。

讲解：干呕，不吐食物，只吐出胃中停饮而为涎沫。水气上冲影响脑系，则头痛，吴茱萸汤主之。方中吴茱萸性温，祛水饮降冲逆极为有效，配伍生姜止呕祛水，人参、大枣健胃补虚。临床上可见不吐涎沫但口水素多，不头痛但头晕等症状，可辨证治疗梅尼埃病。

379. 呕而发热者，小柴胡汤主之。

讲解：本条在太阳篇已经讲过。呕为小柴胡汤四症之一，且发热为阳，故小柴胡汤主之。以上4条论述呕证。

380. 伤寒，大吐、大下之、极虚、复极汗者，其人外气怫郁，复与之水，以发其汗，因得哕。所以然者，胃中寒冷故也。

讲解：《玉函经》"复极汗"后，有"出"字，当是。伤寒应发汗，若吐、下，为误，大吐大下则更误，里无邪而吐下戕伐，致里极虚，欲转为太阴病。"复极汗出"指复发汗，但津液虚极，无汗可出，其人外有微热，面色红赤，复发汗而不得汗，使表气充斥于外而怫郁不得出，医者令饮热水而取汗，津已尽竭，胃气大败，寒饮盘踞，必哕逆不止。

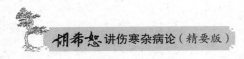

381.伤寒，哕而腹满，视其前后，知何部不利，利之即愈。

讲解：哕者，干呕而不吐，其声连连，如上条所言胃虚者居多，但亦有实证，气不得下行而上逆，当视其二便，大便不利通大便，小便不利利小便，利之哕止。

厥阴病小结

厥阴病，为半表半里之阴证。厥阴病之提纲证，概括厥阴病的特点，仲景仅列 4 条冠以厥阴病，而将其证治散布于"厥利呕哕"篇中，其中厥者 28 条，利者 18 条，呕者 4 条，哕者 2 条，其中乌梅丸证、当归四逆汤证应为厥阴证治。

第九章　辨霍乱病脉证并治

（第 382 条～第 391 条）

382. 问曰：病有霍乱者何？答曰：呕吐而利，此名霍乱。

讲解：其病暴来，上吐下泻，挥霍缭乱者，称为霍乱，为急性传染病。

383. 问曰：病发热头痛，身疼恶寒，吐利者，此属何病？答曰：此名霍乱。霍乱自吐下，又利止，复更发热也。

讲解：本条承上而详述其证，初作时与一般外感相似，发热头痛，身疼恶寒，但同时有上吐、下泻之里证，其吐、下为自发性，非误治所致。吐、下亡津，无可复下则利止，但里病未愈，表证犹在而发热。此病虽有表证，但必须舍表救里，不可误以为太阳阳明合病而以葛根汤治疗。

384. 伤寒，其脉微涩者，本是霍乱，今是伤寒，却四五日，至阴经上，转入阴必利。本呕下利者，不可治也。欲似大便，而反矢气，仍不利者，此属阳明也，便必硬，十三日愈。所以然者，经尽故也。下利后，当便硬，硬则能食者愈。今反不能食，到后经中，颇能食，复过一经能食，过之一日当愈。不愈者，不属阳明也。

讲解：第一段至"必利"：伤寒，其脉微涩，津液、血液俱不足，伤寒何以见此脉？因其本为霍乱，吐、下津伤，吐、下自止后而现伤寒症状。伤寒四五日，转入阴经，则继续下利。"本呕下利者，不可治也"，实为承接"伤寒，其脉微涩"之后：霍乱呕吐下利，伤津之后脉微涩，当冀其正气缓慢回复，不可妄以滋阴养液之药治之。"欲似"至"经尽故也"一句接于此句而论：欲大便却不利，反作矢气，此属阳明胃气恢复，但津液尚不能一朝回复，故大便当硬。十三日愈，古人认为六经循环，十二日过经二周，十三日后当入阳明，阳明旺时其病可愈，此时间无根据。霍乱吐利止，脉微涩有两种转归：一是其病传入阴经，病仍下利，二是胃气回复，大便硬为欲愈。最后一句承接"转入阴，必利"而言下利后，胃气回复则便硬而能食，若便硬而不能食，还需继续观察。第二次再传六经而能食，说明胃气在此时回复，再过一经仍能食，至十九日时，阳明气旺而愈。若虽能食而不大便，当病不属阳明，当视证而治之，多可用麻子仁丸、蜜煎导法治疗，慎用承气攻破之药。

385. 恶寒脉微而复利，利止，亡血也，四逆加人参汤主之。

【四逆加人参汤】

甘草（炙）二两，附子（生，去皮，破八片）一枚，干姜一两半，人参一两。

上四味，以水三升，煮取一升二合，去滓，分温再服。

讲解：本条承 383 条而论。383 条利止，非病愈，乃无物可下，亡阳、亡津液所致。止后不久，恶寒脉微下利，为太阴之利，以四逆加人参汤主之。

阴寒下利，本应以四逆汤治之，但津伤太甚，故加人参健胃益气，布谷气而生津液。

386. 霍乱，头痛、发热、身疼痛、热多欲饮水者，五苓散主之。寒多不用水者，理中丸主之。

【理中丸】

人参、干姜、甘草（炙）、白术各三两。

上四味，捣筛，蜜和为丸，如鸡子黄许大，以沸汤数合，和一丸，研碎，温服之，日三服，夜二服。腹中未热，益至三四丸，然不及汤。汤法：以四物依两数切，用水八升，煮取三升，去滓，温服一升，日三服。若脐上筑者，肾气动也，去术加桂四两；吐多者，去术加生姜三两；下多者，还用术；悸者，加茯苓二两；渴欲得水者，加术，足前成四两半；腹中痛者，加人参，足前成四两半；寒者，加干姜，足前成四两半；腹满者，去术，加附子一枚。服汤后，如食顷，饮热粥一升许，微自温，勿发揭衣被。

讲解：霍乱初起，出现头痛、发热、身疼痛等外感症状，欲饮水者说明热多，以五苓散，一则解表，二则化水以止吐、利。若里虚中寒，则不欲饮水，应舍表救里，理中丸主之，但似以理中汤更当。

方中人参、甘草健胃安中，干姜、白术温中祛水，由于胃虚有寒而吐利者可用之。

387. 吐利止而身痛不休者，当消息和解其外，宜桂枝汤小和之。

讲解：服理中汤后，吐利止而身痛不休，为里证愈而表证不了了，当消息之和解之，不可大发其汗，与桂枝汤小剂和之。

388. 吐利、汗出、发热恶寒、四肢拘急、手足厥冷者，四逆汤主之。

讲解：既吐又利且汗出，为津液大伤，发热恶寒，为表证未解，津液不足，组织失和，故四肢抽搐拘挛，胃虚谷气不布而手足厥冷，为霍乱胃虚津伤重症，不可再与偏凉之人参，仅以四逆汤治之。

389. 既吐且利、小便复利，而大汗出、下利清谷、内寒外热、脉微欲绝者，四逆汤主之。

讲解：本证既有吐、利，又有小便利、大汗出，津液自此四途而消耗，胃气亦伤而为下利清谷、脉微欲绝，内有真寒，当迫浮阳外越，而见面红、身微热等症。本条脉微欲绝本应服通脉四逆汤，但因胃气尚未虚极，未见手足厥逆，故仍以四逆汤温之。

390. 吐已下断、汗出而厥、四肢拘急不解、脉微欲绝者，通脉四逆加猪胆汁汤主之。

【通脉四逆加猪胆汁汤】

甘草（炙）二两，干姜三两（强人可四两），猪胆汁半合，附子（生，去皮，破八片）大者一枚。

上四味，用水三升，煮取一升三合，去滓，内胆汁，分温再服，其脉即来，无猪胆，以羊胆代之。

讲解：此条承 388 条而言。服四逆汤后，吐下已止，但汗出而厥，四肢拘急不解，而脉微欲绝，可见病重药轻，应以通脉四逆汤主之，而再加入起亢奋作用之猪胆汁。

391. 吐利发汗、脉平、小烦者，以新虚不胜谷气故也。

讲解：吐利而微微汗出，但脉平主表里无大病，其烦不甚，说明其胃稍有不适，而作吐、利。所以然者，因霍乱为病人体内胃气丧失特甚，霍乱止，胃气渐渐回复而未盛之时多饮多食，胃气难以化谷而致，减食即可，不需治疗。

第十章　辨阴阳易差后劳复病脉证并治

（第 392 条～第 398 条）

392.伤寒阴阳易之为病，其人身体重、少气、少腹里急，或引阴中拘挛、热上冲胸、头重不欲举、眼中生花、膝胫拘急者，烧裈散主之。

【烧裈散】

妇人中裈近隐处，取烧作灰。

上一味，水服方寸匕，日三服，小便即利，阴头微肿，此为愈矣。妇人病，取男子裈烧服。

讲解：伤寒热病后，男女同床，女病易男，曰阴易，男病易女，曰阳易。此说无甚根据，临床亦未曾见。肾气伤，体内停湿而身体重、少气；少腹里急可有二因：一者停水，二者瘀血，就本条观之，当为前者，少腹里急而牵引阴中拘挛；肾虚虚热冲于上，而热上冲胸，头重不欲举，眼中生花，膝胫拘急。以烧裈散主之，更近怪诞，应予扬弃。

393.大病瘥后，劳复者，枳实栀子豉汤主之。

【枳实栀子豉汤】

枳实三枚（炙），栀子十四个（擘），香豉一升（绵裹）。

上三味，以清浆水七升，空煮取四升，内枳实、栀子，煮取二升，下豉，更煮五六沸，去滓，温分再服，覆令微似汗。若有宿食者，内大黄如博棋子五六枚，服之愈。

讲解：大病瘥后症状可有复发，由劳而复者称"劳复"，由食而复者称"食复"，由房劳而复者称"房劳复"。劳复而发烦热，栀子豉汤主之，兼有胀满，则加枳实，兼有宿食而为"食复"，可于枳实栀子豉汤中再加大黄。方后言加大黄如博棋子即围棋子大五六枚，为约略之词，临床可加大黄 6g 左右。本方亦为栀子豉汤加减，方后注未言吐，说明太阳篇中吐者为后人妄加。

394. 伤寒差以后，更发热，小柴胡汤主之。脉浮者，以汗解之；脉沉实者，以下解之。

讲解：伤寒瘥后，不善摄生，复而发热，其病无明显表里虚实之征，但以小柴胡汤和解之即可。脉浮为外感，以汗解之。脉沉为在里，恐有食复之因，可以下解之，多用大柴胡汤，不用承气汤类。

395. 大病瘥后，从腰以下有水气者，牡蛎泽泻散主之。

【牡蛎泽泻散】

牡蛎（熬）、泽泻、蜀漆（暖水洗去腥）、葶苈子（熬）、商陆根（熬）海藻（洗去咸）、栝楼根各等分。

上七味，异捣，下筛为散，更于臼中治之，白饮和服方寸匕，日三服。小便利，止后服。

讲解：《金匮要略》提到腰以上肿可发汗，腰以下肿利小便。大病瘥后，代谢机能未恢复正常，小便排泄障碍，则多为腰以下肿，以牡蛎泽泻散利其小便。

方中栝楼、牡蛎滋阴解热，余四味均是利尿药，而蜀漆、商陆根均有毒性，莫如换为五苓散、防己茯苓汤为当。

396. 大病瘥后，喜唾，久不了了，胸上有寒，当以丸药温之，宜理中丸。

讲解：大病瘥后，胃虚有寒，饮停则喜唾，当以理中丸温胃化饮。本证与吴茱萸汤证皆可见胃虚饮停而喜唾，但吴茱萸汤证饮停更重，除喜唾外，还可出现头晕、头痛等偏上症状，而理中丸证则可出现腹痛、下利等偏下症状。

397. 伤寒解后，虚羸少气，气逆欲吐，竹叶石膏汤主之。

【竹叶石膏汤】

竹叶二把，石膏一斤，半夏（洗）半升，麦门冬（去心）一升，人参二两，甘草（炙）二两，粳米半升。

上七味，以水一斗，煮取六升，去滓，内粳米，煮米熟汤成，去米，温服一升，日三服。

讲解：伤寒病瘥后，胃气尚弱，故体虚瘦弱而短气，由于素体阳亢或过服温药而生火，古人认为"壮火食气"，短气一症可由火而起，胃虚有热，气逆欲吐，竹叶石膏汤主之。本方由麦门冬汤演化而来，另加石膏、竹叶。方中石膏祛热，竹叶、半夏下气止逆，人参、甘草、粳米健胃，麦门冬甘寒益胃生津，临床可用于大病瘥后而复发热之证。

398. 病人脉已解，而日暮微烦，以病新差，人强与谷，脾胃气尚弱，不能消谷，故令微烦，损谷则愈。

讲解：此条言大病瘥后护理。病人瘥后，脉如常人，但日晡所微烦，归于阳明，胃有小恙而无大患，因病新愈，家人供给美食，而胃气未复，不能消化，故而微烦，当减少饮食则愈。

附：关于方证之辨

仲景论中贯穿"六经—八纲—方证"辨证体系。辨方证是仲景辨证中最重要、最具体、最终末的阶段，即辨证的尖端。方证即方剂的适应证。论中常常提到桂枝汤证、柴胡汤证、白虎汤证、承气汤证，后世注家多未曾留意于此，而陈修园首先注意到这一问题，称其为仲景书中"最大眼目"，即最大着眼处，在此对桂枝汤方证与柴胡汤方证做一类解。

一、桂枝汤证

太阳表证，证分两系：一为自汗出，桂枝汤主之；一为伤寒恶寒，麻黄汤主之。随证候出入，方剂变化层出。桂枝汤为太阳病的发汗解热剂，但以药味偏于甘温，而有益胃滋液之功，用于津液不足之表虚证。若是体液充盈之表实证或里热证，不可与之。其适应证可归纳为以下几点：①太阳病，发热、汗出、恶风而脉浮弱者；②病常自汗出，或时发热汗出者；③发汗或吐、下而表证未解、里虚未显者；④阳明病脉迟，虽汗出多而微恶寒、表未解者；⑤病下利、脉浮弱，表里并病者；⑥霍乱吐利止，表未解而身疼不休者。

桂枝加桂汤：论中仅有一条。奔豚病为一种发作性的神经症，其病原因很多，若烧针误汗，大汗出而表不解，致气上冲者，桂枝加桂汤主之；若气夹水上冲者，苓桂枣甘汤主之；若夹热而为少阳病者，奔豚汤主之。万不可一见奔豚，便用桂枝加桂汤，本方用治桂枝汤证而气上冲剧甚者。

桂枝加芍药汤：列于太阴篇中，而实非太阴病证。其腹满非太阴之虚满，其疼痛非太阴之寒痛，为服泻药误治后，肌肉不和，腹部肌肉拘挛，未完全陷入里证，故加芍药以和肌肉止痉痛。仲景恐后人误以之为太阴病，故云"大实痛者，桂枝加大黄汤主之"，以证其非里阴之太阴病。

二、柴胡汤类

柴胡剂，《伤寒论》中计有八首，大都为小柴胡汤加减方和合方，现仅讨论小柴胡汤、大柴胡汤、柴胡桂枝干姜汤及四逆散四方。

1. 小柴胡汤

小柴胡汤是柴胡剂之基础，以柴胡为主药。《神农本草经》言其"苦平，主心腹、去肠胃中结气，饮食积聚，寒热邪气，推陈致新"，即治疗胸腹腔间、肠胃中结气积聚，有形无形，往来寒热，祛腐生新，为疏气行滞解热药。小柴胡汤以此为主，佐以黄芩，苦寒除热解烦，小半夏汤下气祛水气而止呕，人参、炙草、大枣健胃生津，一防邪入，二助正气祛邪外出。本方可以用治：①"胸胁苦满、往来寒热、心烦喜呕、嘿嘿不欲饮食"四大主症及"心下悸、咳、小便不利、渴、胁下痞硬"等诸多或然客症；②太阳病，脉浮细、嗜卧而胸满胁痛者；③身热恶风、颈项强、胁下满痛、手足温而渴者；④妇人热入血室，往来寒热、经来适断、胸胁苦满者；⑤发潮热、大便溏、小便自可、胸胁满不去者；⑥胁下硬满、不大便而呕、舌上白苔者；⑦呕而发热者；⑧诸黄腹痛而呕者；⑨新产妇人昏迷而痉者。

加减方：

小柴胡加石膏汤：石膏用量 40～100g，本方可以治疗：①感冒、流感及一般传染病，二三日后，表证已去，口干舌燥，头痛如裂，高热不退者；②腮腺、乳腺等各种腺体炎症而未化脓者；③小儿肺炎现胸胁满，呕逆不食者。

小柴胡加芍药汤：芍药用量 12～18g，用于小柴胡汤证而见腹中急痛：①腹痛下利而见柴胡证者；②小儿痢疾，腹痛而呕者。

小柴胡加桔梗汤：桔梗用量 9g，可用治扁桃体发炎而见柴胡证者。

小柴胡加吴茱萸汤：吴茱萸用量 9～12g，用治头晕、头痛，呕恶特甚而见柴胡证者。

小柴胡加橘皮汤：橘皮用量 20～30g，可下气镇咳进食，用治小柴胡汤证而见哕逆、咳、不欲食等症，常用于小儿干咳无痰，如百日咳。

合方：二方相合，药味相同者取其量大者，药味不同直接加入即可。

与葛根汤合方：小柴胡汤证兼见喘、头项强痛，表证未解之候，虽少阳不可汗、下，但证候相合，方剂相应，则无虞也。可用之于：①重感冒或流感，表证、半表半里证同见者；②感冒后喘作而见柴胡证者。

与小陷胸汤合方：用治小柴胡汤证兼见胸满闷、心下痞塞而痰多，常用治肺结核。若兼虚热，加用黄连解毒汤，咳血加入三黄泻心汤。

2. 大柴胡汤

大柴胡汤为小柴胡汤去参、草而加枳实、芍药、大黄。少阳病波及里，只热而不实者，小柴胡加石膏汤主之；如已成实者，大柴胡汤主之。大柴胡汤亦是柴胡证，但增加"心下急"一症，即心下憋闷痞塞，甚至于心下硬满胀痛，为里实表现，里既实再用参草补益，无异于闭门留寇，当去之而加入枳实、大黄逐实消胀，芍药和里缓急。

加减方：

大柴胡加石膏汤：里既实而又有热，一般为小柴胡加石膏汤证上再见舌苔黄、大便干，即用本方。

大柴胡加芒硝汤：即大柴胡汤与调胃承气汤合方，为柴胡汤证又见发潮热、谵语、大便干等症状。

大柴胡加橘皮汤：大柴胡汤证而内有宿食者，单以泻下法难收良效，加入橘皮，可下宿食消胀满。

合方：

与葛根汤合方：即在小柴胡汤与葛根汤合方基础上又见舌苔黄、大便干、腹中疼痛等症状，本方治疗兼顾表证、半表半里证及里证，哮喘病多见此证。

与桃核承气汤合方：既可去实热，又可破瘀血，此证多可发生精神症状。

与桂枝茯苓丸合方：和上方相比，本方无芒硝，亦无谵语、大便极干等症状，可以治疗心系、脑系疾病。

与大黄牡丹皮汤合方：本方可用于消痈肿，用治阑尾炎而见呕恶、胸胁满痛、不欲饮食症状，亦可治疗胰腺炎、胆囊炎等。

与茵陈蒿汤合方：可用于急性黄疸性肝炎。

3. 柴胡桂枝干姜汤

本方证不呕而不用生姜，口渴、小便不利、里微结而加入栝楼牡蛎散，心悸、气上冲、肩背痛而加桂枝、甘草，病程较长而加强壮药干姜。临床很多低烧不退可见此证，亦可与当归芍药散合用治疗慢性肝炎。

4. 四逆散

本方在论中仅见一条，且与临床应用不甚相符。论中言"少阴病，四逆，其人或咳，或悸，或小便不利，或腹中痛，或泄利下重者，四逆散主之"，因有四肢厥逆而被列入少阴篇，但方中柴胡、枳实、芍药、甘草无一治虚，故可知此处厥逆为热结于胸胁，阻碍气血流通所致，为热厥而非寒厥。临床上多以文中所提或然症多见。

加减方：

四逆加龙骨牡蛎汤：于方中加入龙骨、牡蛎各 12g，龙骨、牡蛎用于治疗胸腹悸动，人发惊恐等症状，本方可以调畅肝气、疏解神经而治阳痿。

合方：

与桂枝茯苓丸合方：两方相合，十分类似后世王清任"血府逐瘀汤"，可治瘀血证。

与当归芍药散合方：本方加用生薏苡仁用治慢性阑尾炎胁下及腹中胀痛者，前文提到柴胡桂枝干姜汤用治肝炎便略干者，而本方可用于肝炎便微溏者，若不欲食而呃逆，还可合用《外台》茯苓饮。

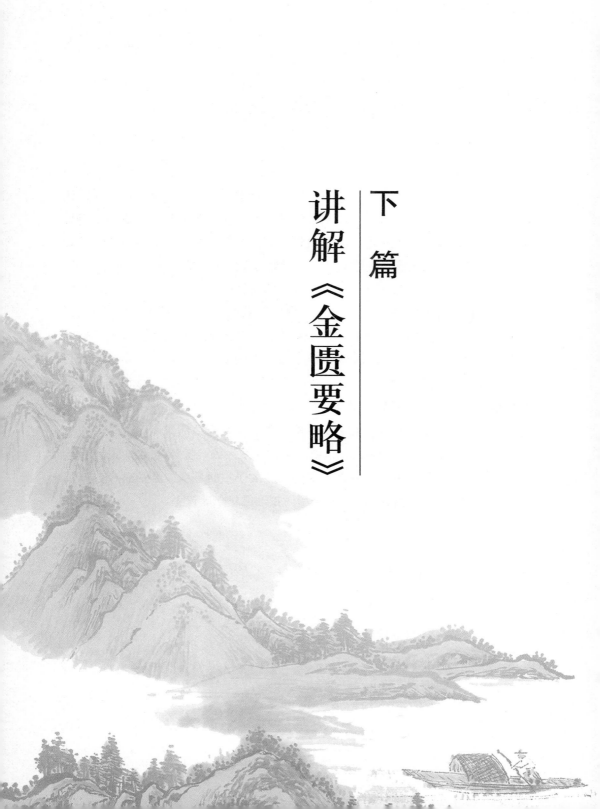

下 篇

讲解《金匮要略》

金匮要略方论序（原序）

张仲景为《伤寒杂病论》，合十六卷，今世但传《伤寒论》十卷，杂病未见其书，或于诸家方中载其一二矣。翰林学士王洙在馆阁日，于蠹简中得仲景《金匮玉函要略方》三卷：上则辩伤寒，中则论杂病，下则载其方，并疗妇人，乃录而传之士流，才数家耳。尝以对方证对者，施之于人，其效若神。然而或有证而无方，或有方而无证，救疾治病其有未备。国家诏儒臣校正医书，臣奇先校定《伤寒论》，次校定《金匮玉函经》，今又校成此书，仍以逐方次于证候之下，使仓卒之际，便于检用也。又采散在诸家之方，附于逐篇之末，以广其法。以其伤寒文多节略，故断自杂病以下，终于饮食禁忌，凡二十五篇，除重复，合二百六十二方，勒成上、中、下三卷，依旧名曰《金匮方论》。臣奇尝读《魏志·华佗传》云："出书一卷，曰：此书可以活人。"每观华佗凡所疗病，多尚奇怪，不合圣人之经。臣奇谓活人者，必仲景之书也。大哉炎农圣法，属我盛旦，恭维主上，丕承大统，抚育元元，颁行方书，拯济疾苦，使和气盈溢而万物莫不尽和矣。太子右赞善大夫臣高保衡、尚书都官员外郎臣孙奇、尚书司封郎中充秘阁校理臣林亿等谨上。

第十一章　脏腑经络先后病脉证第一

论十三首　脉证二条

1. 问曰：上工治未病，何也？师曰：夫治未病者，见肝之病，知肝传脾，当先实脾，四季脾旺不受邪，即勿补之。中工不晓相传，见肝之病，不解实脾，惟治肝也。

讲解：上工即良医，可治未病之病，如肝实之病，肝木可克于脾土，脾为未病，上工知肝病传脾，当先实脾，上工不仅知五脏传变，尚知五脏所主之时，春夏秋冬四季最末十八天皆为土旺，土旺之时不受邪，可不补之。一般医者不通晓五行克制，五脏相传之理，见肝之病，不晓实脾之理，仅治肝病。

2. 夫肝之病，补用酸，助用焦苦，益用甘味之药调之。酸入肝，焦苦入心，甘入脾。脾能伤肾，肾气微弱，则水不行；水不行，则心火气盛，则伤肺；肺被伤，则金气不行；金气不行，则肝气盛。故实脾，则肝自愈。此治肝补脾之要妙也。肝虚则用此法，实则不在用之。经曰：虚虚实实，补不足，损有余，是其义也。余脏准此。

讲解：肝虚之病，以酸味入肝而以酸补之，以焦苦之药助长心火，以甘味补益脾土。脾土过亢，克于肾水，则肾弱水不行，水不行则心火气盛，心火克肺金，则金气被束，金气克木，今金受约束，肝木无所不胜，则自盛。此二法皆非直接治肝，概源于《难经》中"补南方，泻北方"之理。本条但言相克，若考虑相生关系，则漏洞百出；上条言肝实补脾为上工，此条则言肝虚补脾，实则不在用之，自相矛盾。统观《伤寒论》《金匮要略》二书，无一方证是据此而来，故可知此篇非仲景之意，恐为后人加入。虚虚实实，有两种解释，一为虚有虚证治法，实有实证治法；二为误治使虚者益虚，实者益实。正确治法应为损其有余，补其不足而已。

3.夫人禀五常，因风气而生长，风气虽能生万物，亦能害万物，如水能浮舟，亦能覆舟。若五脏元真通畅，人即安和。客气邪风，中人多死。千般疢难，不越三条；一者，经络受邪，入脏腑，为内所因也；二者，四肢九窍，血脉相传，壅塞不通，为外皮肤所中也；三者，房室、金刃、虫兽所伤。以凡详之，病由都尽。

讲解：五常，即自然风、暑、湿、燥、寒之五气，而以"风气"统言之，五气运化万物，能生万物，亦能害万物，如同水可浮舟，亦能覆舟。虽有外邪，若五脏真气通畅无病，人可安和不病，内虚客气邪风入里则中人多死。疾病千般，不外三条：①五脏元真不畅，在外之经络受邪，邪乘里虚而入于脏腑，为内因；②内无他病，惟触冒风寒，以壅塞四肢九窍，此外因；③房室无节、金刃打斗、虫兽咬伤，既非内因，又非外因，为不内外因。此三种原因可以涵盖所有疾病。

4.若人能养慎，不令邪风干忤经络，适中经络，未流传脏腑，即医治之，四肢才觉重滞，即导引、吐纳、针灸、膏摩，勿令九窍闭塞；更能无犯王法、禽兽灾伤，房室勿令竭乏，服食节其冷、热、苦、酸、辛、甘，不遗形体有衰，病则无由入其腠理。（腠者，是三焦通会元真之处，为血气所注；理者，是皮肤脏腑之文理也）

讲解：若人可以慎重养生，不令外邪侵表，即或伤人体表，当于未传脏腑之时，及时医治，四肢刚刚发觉重滞，即以各种方法治疗，切勿等到疾病发展至九窍闭塞的程度。更能律己守法，避免禽兽、灾害之伤。房室有节，饮食节其寒热，防五味过极，使形体无所虚衰，即使中于外邪，亦停留于表，不致入侵腠理。人体体表最外为皮，皮下脂肪为肤，皮肤之间者为腠，向里可通五脏元真，向外为气血输注之地，皮肤脏腑之纹理为理。

本篇类似《伤寒论》中伤寒例之作用，恐为王叔和加入，故简释几条，余则不释。

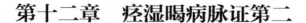

第十二章　痉湿暍病脉证第二

论一首　脉证十二条　方十一首

一、痉

1. 太阳病，发热无汗，反恶寒者，名曰刚痉。太阳病，发热汗出，而不恶寒，名曰柔痉。

讲解：痉，抽搐痉挛也。痉病多不恶寒，仅刚痉恶寒，故云"反恶寒"，实为太阳伤寒证。太阳表证，一为伤寒无汗，一为中风有汗，痉以中风证出现者，名曰"柔痉"。

2. 太阳病，发热，脉沉而细者，名曰痉，为难治。太阳病，发汗太多，因致痉。夫风病，下之则痉，复发汗，必拘急。疮家，虽身疼痛，不可发汗，汗出则痉。

讲解："为难治"三字为衍文，当去。本段主要论述柔痉。柔痉为病，热盛津液虚，肌肉痉挛，约束脉道而脉沉不出。太阳病不一定就是痉病，若发汗太多，表未解，热未退而津液已伤，组织枯燥，肌肉痉挛，方为痉病；"风病"即太阳中风，应以桂枝汤解肌，而反下之，病必不愈，徒亡津液，津伤而致痉；若下之后，再以麻黄类复发其汗，津液更伤而致拘急成痉；平素身有恶疮，津液随脓血而亡失，本已不足，虽有身疼痛的表证存在，但仍不能发汗，发汗重亡津液，亦作痉。总而言之，痉病的发生基础是津液亡失到一定程度。

3. 病者，身热足寒、颈项强急、恶寒、时头热、面赤、目赤、独头动摇、卒口噤、背反张者，痉病也。若发其汗者，寒湿相得，其表益虚，即恶寒甚。

讲解：本段言刚痉。身热、恶寒、颈项强急，为葛根汤证，气夹津液而上冲，下部津少而足寒，上冲头脑则头热、面赤、目赤，颈项强急，颈项活

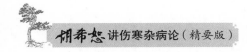

动不利，难于转动，则独头动摇。甚者牙关紧急，口难开，背弓反张。

"若发其汗，寒湿相得，其表益虚，即恶寒甚"一句，《伤寒论》及《玉函经》中俱未载，为衍文。

4. 发其汗已，其脉如蛇（一云其脉浛）。暴腹胀大者，为欲解，脉如故，反伏弦者，痉。

讲解：刚痉以葛根汤发其汗，发汗之后，其脉紧弦当变为缓曲前行如蛇形状。表邪已解，冲气已去，津液当下，下则暴腹胀大，为欲解也。如果脉直上下行，紧弦如故，而又沉伏不出者，主于由表入里，其痉更重。

5. 夫痉脉，按之紧如弦，直上下行。（一作筑筑而弦，《脉经》云：痉家其脉伏坚，直上下）

讲解：体液充斥于脉道，肌肉痉挛，而使脉紧如弦，直上下行，为刚痉之脉。

6. 痉病有灸疮，难治。

讲解：本段对于柔痉而言，《伤寒论》中云"微数之脉，慎不可灸"，即言虚热之证不可灸之，灸火虽微，内攻有力，焦骨灼津。而柔痉亦是起于津液枯燥，故曰难治。

7. 太阳病，其证备，身体强，几几然，脉反沉迟，此为痉，栝楼桂枝汤主之。

【栝楼桂枝汤】

栝楼根二两，桂枝三两，芍药三两，甘草二两，生姜三两，大枣十二枚。

上六味，以水九升，煮取三升，分温三服，取微汗。汗不出，食顷，啜热粥发之。

讲解：其证备，即上文所言"发热，汗出"桂枝证备。身体拘急强直，太阳病中风，脉应浮，但痉病脉沉细或沉迟，二者均主不足，故于桂枝汤中加入栝楼根苦寒解渴、润燥，而不称其为"桂枝加栝楼根汤"，可见栝楼根在方中之重要性，临床可用至15g。

8. 太阳病，无汗而小便反少，气上冲胸，口噤不得语，欲作刚痉，葛根汤主之。

【葛根汤】

葛根四两，麻黄（去节）三两，桂枝（去皮）二两，芍药二两，甘草

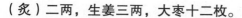

（炙）二两，生姜三两，大枣十二枚。

上七味，㕮咀，以水七升，先煮麻黄、葛根，减二升，去沫，内诸药，煮取三升，去滓，温服一升，覆取微似汗，不须啜粥，余如桂枝汤法将息及禁忌。

讲解：本条言刚痉证治。太阳病无汗，水分应由小便排出，而小便频数，但因水液随气上冲而不得下行，故此处"小便反少"，口噤不得言语，将要发作刚痉，葛根汤主之。

本方以桂枝汤为基础降气平冲，加麻黄发汗，葛根解痉，欲作刚痉及刚痉已作都可以本方治疗。

9. 痉为病（一本痉字上有刚字），胸满口噤，卧不着席，脚挛急，必龂齿，可与大承气汤。

【大承气汤】

大黄（酒洗）四两，厚朴（炙，去皮）半斤，枳实（炙）五枚，芒硝三合。

上四味，以水一斗，先煮二物，取五升，去滓，内大黄，煮取二升，去滓，内芒硝，更上火微一二沸，分温再服，得下止服。

讲解：本条言阳明病作痉者。阳明病无表证，则不可再发汗，里气上壅则胸满，拘急则口噤不开，仰卧时仅头、足着席，而腰背弯曲不得平卧，手足挛急。龂齿亦口噤不开之意，可与大承气汤。

痉病仅此几条，尚不全面，但可看出无论刚痉、柔痉，无热不痉，热伤津液，组织枯燥而不濡，因而作痉。兼表者，无汗麻黄剂，有汗桂枝剂；兼里实者，可与大承气汤；兼半表半里者，可与小柴胡加石膏汤。

二、湿

1. 太阳病，关节疼痛而烦，脉沉而细（一作缓）者，此名湿痹（《玉函》云中湿）。湿痹之候，小便不利，大便反快，但当利其小便。

讲解：以下始论湿病——既包括外在风湿之湿，也包括内在太阴之湿。

本条虽言太阳病，但脉不浮而反沉细，兼见关节疼痛而烦，为形似太阳之湿痹。里湿着于关节则疼痛而烦。湿痹病因即在于小便不利，水不得下通，停于组织则生湿，小便不利，水谷不别，大便代偿而反溏泄，治疗应利其小便。《伤寒论》中附子汤、真武汤方证均言此病。

2. 湿家之为病，一身尽疼（一云疼烦），发热，身色如熏黄也。

讲解：湿郁肌肤当发身疼，郁而不能出则发热，湿热相合则发黄，此黄非如橘子色之鲜艳阳黄，乃如熏烤之晦暗阴黄，当于寒湿中求之，治以茵陈五苓散，以利小便。

古人认为发黄均是湿热所致，其色暗，偏于湿，便溏属太阴者，为阴黄，茵陈五苓散主之；其色艳，偏于热，便干属阳明者，为阳黄，茵陈蒿汤主之。

3. 湿家，其人但头汗出，背强，欲得被覆向火。若下之早则哕，或胸满，小便不利（一云利），舌上如胎者，以丹田有热，胸上有寒，渴欲得饮而不能饮，则口燥烦也。

讲解：湿家"但头汗出"表示未成实，"欲得被覆向火"即言恶寒，且"背强"，说明表证仍在，此时误下虚其胃，水饮趁虚上逆则哕，冲逆于上则胸满，不向下行则小便不利。"舌上如胎"指白滑苔，看之似苔，又不像苔，为有湿有热之象。水饮逆于上，相对而言其入里之表热在下，故云"丹田有热，胸上有寒"，此处胸上、丹田概指其位置上、下而已，非指确处，不可死于句下。热未解则渴欲得饮，胃中水蓄则不能饮而口燥烦。本条即相对于《伤寒论》187条热进湿退有可下之机而言攻下过早之弊。

4. 湿家下之，额上汗出，微喘，小便利（一云不利）者死；若下利不止者，亦死。

讲解：湿者多由于脾胃较虚而起，下之后，气欲脱于上则额上汗出、微喘，精欲脱于下则小便利，或下利不止，皆是死证。故"湿家无下法"，当为警戒，上条所言非为常例。

5. 风湿相搏，一身尽疼痛，法当汗出而解，值天阴雨不止，医云此可发汗，汗之病不愈者，何也？盖发其汗，汗大出者，但风气去，湿气在，是故不愈也。若治风湿者发其汗，但微微似欲出汗者，风湿俱去也。

讲解：风湿相搏，类似现代所言风湿痛，发作时周身疼痛，以法应当发汗，此病因湿盛，故于阴天、下雨、刮风、日暮时加重，疼痛不止。医者云其可以发汗而解之，病却不愈。因其发汗，致大汗出，汗出流漓，病必不去，风性轻扬，随汗而出，湿性重着，稽留于里，故而不愈。治疗风湿，应发汗，但必须微微汗出，使风湿随汗而解。

6. 湿家病身疼发热，面黄而喘，头痛鼻塞而烦，其脉大，自能饮食，腹中和无病，病在头中寒湿，故鼻塞，内药鼻中则愈。（《脉经》云：病人喘。而无"湿家病"以下至"而喘"十一字）

讲解："湿家病身疼发黄，面黄而喘"说明此病乃是外邪内湿并发黄疸之重症。而后半段所言仅是伤风头痛、鼻窍壅塞，为轻症，解表发汗即可。故此两条并于一条为讹误。

7. 湿家身烦疼，可与麻黄加术汤，发其汗为宜，慎不可以火攻之。

【麻黄加术汤】

麻黄（去节）二两，桂枝（去皮）二两，甘草（炙）一两，杏仁（去皮尖）七十个，白术四两。

上五味，以水九升，先煮麻黄，减二升，去上沫，内诸药，煮取二升半，去滓，温取八合，覆取微似汗。

讲解：本条承第5条而言。湿家身烦疼，可以汗解之，与麻黄加术汤自里至外发汗为宜，若在外火攻可变为坏病，其害已详于《伤寒论》中。

本方以麻黄汤解表发汗，以术祛湿解痹，此处以苍术为当。人体水液外出最主要的途径有二：汗与小便。方中苍术可利小便，小便多则汗少，故为一小发汗法。文中此方冠以"可与"，说明表证未解之风湿并不一定专主于此方，若出现柴胡证，可与柴胡汤加苍术治疗，临床应详审细辨。

8. 病者一身尽疼，发热，日晡所剧者，名风湿。此病伤于汗出当风，或久伤取冷所致也。可与麻黄杏仁薏苡甘草汤。

【麻黄杏仁薏苡甘草汤】

麻黄（去节，汤泡）半两，甘草（炙）一两，薏苡仁半两，杏仁（去皮尖，炒）十个。

上锉麻豆大，每服四钱匕，水盏半，煮八分，去滓，温服，有微汗，避风。

讲解：本条病证与上条相似，"日晡所"即日将暮，与前文所言"天阴雨不止"同义，与阳明病无关，为"风湿"。人体汗出，一为散热，二为排出废物，若汗出之时当风，毛窍闭塞，废物欲出不能出，当发之汗郁于肌肤变而为湿，久而久之，蓄积于湿中之毒素，最易停聚在筋骨相接之关节缝隙内，毒素刺激，而发关节疼痛。可与麻黄杏仁薏苡甘草汤。

本方在麻黄加术汤基础上，减去温性之桂枝、苍术，而加入寒性利尿、解凝之薏苡仁，治疗风湿偏热者。

9. 风湿，脉浮身重、汗出恶风者，防己黄芪汤主之。

【防己黄芪汤】

防己一两，甘草（炙）半两，白术七钱半，黄芪（去芦）一两一分。

上锉麻豆大，每抄五钱匕，生姜四片，大枣一枚，水盏半，煎八分，去滓，温服，良久再服（喘者加麻黄半两；胃中不和者加芍药三分；气上冲者加桂枝三分；下有陈寒者加细辛三分）。服后当如虫行皮中，从腰下如冰，后坐被上，又以一被绕腰以下，温令微汗，差。

讲解：风湿脉浮，为仍有表证，但身重者湿多，汗出恶风者表虚，防己黄芪汤主之。

方中黄芪，一般认为其功可补气，为误。《神农本草经》言"主大风"，即治疗气虚于表而恶风特甚，故谓黄芪作用主要在于补表虚，防己、白术利尿祛湿，炙草、生姜、大枣安中化饮。方后加减亦为后人加入。

10. 伤寒八九日，风湿相搏，身体疼烦，不能自转侧，不呕不渴，脉浮虚而涩者，桂枝附子汤主之；若大便坚，小便自利者，去桂加白术汤主之。

【桂枝附子汤】

桂枝（去皮）四两，生姜（切）三两，附子（炮，去皮，破八片）三枚，甘草（炙）二两，大枣（擘）十二枚。

上五味，以水六升，煮取二升，去滓，分温三服。

【白术附子汤】

白术二两，附子（炮，去皮）一枚半，甘草（炙）一两，生姜（切）一两半，大枣（擘）六枚。

上五味，以水三升，煮取一升，去滓，分温三服。一服觉身痹，半日许再服，三服都尽，其人如冒状，勿怪，即是术、附并走皮中，逐水气，未得除故耳。

讲解：本条两方证已于《伤寒论》中谈及，此处再做一略讲。风湿相搏发作无汗，故冠以"伤寒"，八九日时，常常传里，不呕者未传少阳，不渴者未传阳明，因其本为"风湿"，故不内传。风湿证见身体疼烦而不能自行转侧，脉浮虚而涩，虚者按之无力，涩者血少血行不畅，以脉观之，当转为里虚之少阴病，此时不可用桂枝汤，更不可再与麻黄剂，以桂枝附子汤主之。

本方以桂枝汤去芍药，增量桂枝加附子而成。桂枝不但可以解表还可治痛，本证身痛特甚，故桂枝增量。附子祛寒湿，解痹痛，入于阴证者，非此药不可治。芍药收敛，不利祛湿，故当去之。方中桂枝有效成分多在皮内，故临床应用不可去皮。

若泌尿系出现障碍而小便频数，丧失体液而致大便干，不可再发其汗，故去桂枝，成白术附子汤（《伤寒论》称"去桂加白术汤"）。桂枝一去，降气作用减弱，小便数亦可减轻。而于附子剂中加入白术可以恢复泌尿机能，治疗小便频数。方后注中所言身痹、眩晕等症状，为附子毒性所致，故临床应自 6g 起，少量服用。

11. 风湿相搏，骨节疼烦、掣痛不得屈伸、近之则痛剧、汗出短气、小便不利、恶风不欲去衣，或身微肿者，甘草附子汤主之。

【甘草附子汤】

甘草（炙）二两，白术二两，附子（炮，去皮）二枚，桂枝（去皮）四两。

上四味，以水六升，煮取三升，去滓。温服一升，日三服，初服得微汗则解。能食，汗出复烦者，服五合。恐一升多者，取六七合为妙。

讲解："掣痛不得屈伸"指牵掣痛、拘挛痛，影响活动，不但不可转侧，且畏触碰；水饮冲逆则短气、小便不利；表虚入阴则汗出恶风，不欲去衣；湿重则身微肿，甘草附子汤主之。

本方由桂枝甘草汤加减而来，主要治其气上冲，使水下行，另加术、附以祛湿解痹。

三、暍

1. 太阳中暍，发热恶寒，身重而疼痛，其脉弦细芤迟，小便已，洒洒然毛耸，手足逆冷，小有劳，身即热，口开前，板齿燥。若发其汗，则其恶寒甚；加温针，则发热甚；数下之，则淋甚。

讲解：中暍，即中暑，常见到发热恶寒、身体酸痛沉重等症状，脉弦细扤迟，主津液丧失。津液已少，小便再去津液，则身洒洒然毛耸，津液虚不至，手足则逆冷。虚不任劳，故小有劳则身热。热盛气促，则开口呼吸，前板齿干燥。本病看似阴寒里虚，实为中热汗出，津液亡失所致，不可发汗，汗之则津液更虚，恶寒更甚。亦不可加以温针，以热治热则发热更甚，数下之又失津液，则小便淋沥难出。

2. 太阳中热者，暍是也。汗出恶寒，身热而渴，白虎加人参汤主之。

【白虎加人参汤】

知母六两，石膏（碎）一斤，甘草二两，粳米六合，人参三两。

上五味，以水一斗，煮米熟汤成，去滓，温服一升，日三服。

讲解：中热而发热恶寒，貌似太阳病，但其内有热，津液不足则渴，当以白虎祛热，人参健胃生津。

3. 太阳中暍，身热疼重，而脉微弱，此以夏月伤冷水，水行皮中所致也。一物瓜蒂汤主之。

【一物瓜蒂汤】

瓜蒂二十个。

上锉，以水一升，煮取五合，去滓，顿服。

讲解：中暍在表，发热、身重而疼、脉微弱，为夏月贪凉饮冷，里湿生成之象，以一物瓜蒂汤主之。瓜蒂不做散而煮水，不致涌吐，功可祛湿利水。

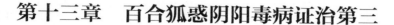

第十三章　百合狐惑阴阳毒病证治第三

论一首　证三条　方十二首

一、百合病

1. 论曰：百合病者，百脉一宗，悉致其病也。意欲食，复不能食，常默默，欲卧不能卧，欲行不能行，饮食或有美时，或有不用闻食臭时，如寒无寒，如热无热，口苦，小便赤，诸药不能治，得药则剧吐、利，如有神灵者，身形如和，其脉微数。

讲解：百合病即虚热性精神疾病，如神经官能症、精神分裂症等。古人称其为百合病，一是因为以甘寒之百合退其虚热，二是心主神明，心病则精神异常，而人身血脉皆通于心，即百脉合于一宗，故名百合病。其症状可见：想要吃而又不能吃，静默不语，想躺下而不能安卧，旋即而起，想走路而不能坚持，时而纳谷馨香，时而连食物的气味也不愿去闻，看似寒热，实则正常而不见其寒热，但只有两个症状是不变的，即口苦、小便赤。医者见口苦、小便赤，即以为有热，以吐下之药治之，则吐下甚剧，其病不除。病人精神异常，仿佛如鬼灵附体一般，看其外表身形，不似有病，其脉微数，微者虚，数者热，可见其为虚热证候。

2. 每溺时头痛者，六十日乃愈；若溺时头不痛，淅然者，四十日愈；若溺快然，但头眩者，二十日愈。其证或未病而预见，或病四五日而出，或病二十日，或一月微见者，各随证治之。

讲解：本病津液、血液俱虚，同时有热，溺时用力，津液外泄，反映于上而头痛且小便艰涩，为病重，六十日愈言其恢复缓慢；若溺时头不痛，仅仅洒淅恶寒，其虚热之象稍轻于上，四十日可愈；若溺时畅快，不似前之艰涩不畅，头不痛但晕，病情最轻，二十日可愈。"其证"指小便时头痛，恶寒

167

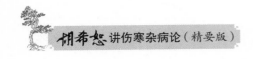

头眩等症状，"未病"指百合病，其证或未发百合病时见到，或百合病后四五日出现，或二十日，或一个月而出现者均有可能，应依不同证候而随证治之。

3. 百合病，发汗后者，百合知母汤主之。

【百合知母汤】

百合（擘）七枚，知母（切）三两。

上先以水洗百合，渍一宿，当白沫出，去其水，更以泉水二升，煎取一升，去滓；别以泉水二升，煎知母，取一升，去滓；后合和，煎取一升五合，分温再服。

讲解：百合病为虚热病，与实热不同，实热在表可汗，在里可下，在上可吐，但虚热却不可汗、吐、下，若误发其汗只能伤其津液而益其烦热，百合知母汤主之。

百合甘寒，养阴补虚而祛热，《本经》言大量服用百合可以通利二便，发汗亡津更助其热，故加知母解烦祛热。

4. 百合病，下之后者，滑石代赭汤主之。

【滑石代赭汤】

百合（擘）七枚，滑石（碎，绵裹）三两，代赭石（碎，绵裹）如弹丸大一枚。

上先以水洗百合，渍一宿，当白沫出，去其水，更以泉水二升，煎取一升，去滓；别以泉水二升煎滑石、代赭，取一升，去滓；后合和重煎，取一升五合，分温服。

讲解：百合病下之后病不能去，只能伤其津液而溏泄不已，水谷不别，则小便更加艰涩，滑石代赭汤主之。

本方百合加入滑石通利小便，使水走前阴，加入代赭石收敛，亦可止其溏泄。

5. 百合病，吐之后者，用后方主之。

【百合鸡子汤】

百合（擘）七枚，鸡子黄一枚。

上先以水洗百合，渍一宿，当白沫出，去其水，更以泉水二升，煎取一升，去滓，内鸡子黄，搅匀，煎五分，温服。

讲解：百合病误吐病不除，而最伤胃气，胃虚当补，但虚热证又不可温补，故于百合中加入甘平养正之鸡子黄。

6. 百合病，不经吐、下、发汗，病形如初者，百合地黄汤主之。

【百合地黄汤】

百合（擘）七枚，生地黄汁一升。

上以水洗百合，渍一宿，当白沫出，去其水，更以泉水二升，煎取一升，去滓，内地黄汁，煎取一升五合，分温再服。中病勿更服。大便当如漆。

讲解：此为百合病正治之法。百合病不经汗、吐、下之误治，其病形仍如第 1 条所述而未变，百合地黄汤主之。

生地黄，为寒性补益之活血祛瘀药，由此可以看出，百合病除虚热外，还兼有血瘀，而影响脑系出现精神症状。瘀血实证可用桃核承气汤、抵当汤，虚证当以本方加减应用，不可强攻。服本方后大便如漆为中病，即便中夹有排出之瘀血。

7. 百合病一月不解，变成渴者，百合洗方主之。

【百合洗方】

百合一升。

上以水一斗，渍之一宿，以洗身，洗已，食煮饼，勿以盐豉也。

讲解：百合病一月虚热不解，变成渴者，以一升百合泡水洗身治之。洗后调养，饮食清淡，防盐豉走血，使人口渴，可见其病轻浅。

8. 百合病，渴不差者，栝楼牡蛎散主之。

【栝楼牡蛎散】

栝楼根、牡蛎（熬）等分。

上为细末，饮服方寸匕，日三服。

讲解：百合病，口渴严重，非洗身、戒盐所能治疗，栝楼牡蛎散主之。

方中栝楼根，即天花粉，苦寒滋阴解热，祛热力强，擅治消渴；牡蛎咸寒，亦可解热，且稍有强壮作用，二者合用，用治虚热口渴最为恰当。临床治疗阴虚有热之消渴，在白虎汤基础上合用本方再加麦冬，十分有效。

9. 百合病，变发热者（一作发寒热），百合滑石散主之。

【百合滑石散】

百合（炙）一两，滑石三两。

上为散，饮服方寸匕，日三服。当微利者，止服，热则除。

讲解：百合病，初起如无热，但日久津液越来越虚，小便更加艰涩，同时其热越张，终至发热，百合滑石散主之。

方中滑石可以利小便，但长于解热，方后言服本方后微利，当非滑石之故，应为散剂中之百合所致。微利则止后服，防过分通利，伤其津液，其热去即可。

10.百合病见于阴者，以阳法救之；见于阳者，以阴法救之。见阳攻阴，复发其汗，此为逆；见阴攻阳，乃复下之，此亦为逆。

讲解：此条不仅针对百合病，亦是针对所有虚热证而言。虚热证，津、血俱虚而有热，汗、吐、下皆非所宜。见于阴者，指血虚，津液虚，宜用甘寒和阳之法救之；见于阳者，指其虚热，宜用寒性滋阴之药救之。不似实证：伤寒发热为阳，发动津液，使之汗出为攻阴；阴津虚为阴，热结里实，急用攻下为攻阳。二者可用于实证，但绝不可用于虚热之证，用之则为逆。

二、狐惑病

1.狐惑之为病，状如伤寒，默默欲眠，目不得闭，卧起不安，蚀于喉为惑，蚀于阴为狐，不欲饮食，恶闻食臭，其面目乍赤、乍黑、乍白，蚀于上部则声喝（一作嗄），甘草泻心汤主之。

【甘草泻心汤】

甘草（炙）四两，黄芩三两，人参三两，干姜三两，黄连一两，大枣十二枚，半夏半斤。

上七味，以水一斗，煮取六升，去滓，再煎，取三升，温服一升，日三服。

讲解："声喝"当为"声嗄"。狐惑病，发作无常，病无定处，反复迁延，如有狐仙迷惑一般，故而名之。狐惑起病，发热恶寒，状如伤寒，虽默然不振欲眠，但心烦不能闭目，卧起不安。身起蚀疮，疮在喉者称为惑，疮在下阴者称为狐。不欲饮食，闻到食物气味则恶心，可见其病与胃有关。面目颜色常由于蚀疮进退而变化，或赤，或白，或黑。

蚀于上部口腔咽喉则声嗄，即语音沙哑难出，甘草泻心汤主之。

甘草泻心汤见于《伤寒论》用治胃虚，客气邪热凑于心下而为痞，症见呕吐、下利、肠鸣等。临床口腔溃疡可见此证，方中甘草需重用，若量轻则无效。若口咽干燥而偏热者，可于本方中酌加石膏，若烦躁，可加生地黄。

2. 蚀于下部则咽干，苦参汤洗之。

【苦参汤】

苦参一升。

以水一斗，煎取七升，去滓，熏洗，日三服。

讲解：蚀于下部前阴，虽咽喉局部正常，但下部之热上炎，可觉咽干，以苦参汤洗之，消炎灭菌杀虫。

3. 蚀于肛者，雄黄熏之。

【雄黄熏方】

雄黄。

上一味，为末，筒瓦二枚合之，烧，向肛熏之。

讲解：蚀于后阴，可以雄黄熏之，以治脓肿、溃疡。

4. 病者脉数，无热微烦，默默但欲卧，汗出，初得之三四日，目赤如鸠眼，七八日，目四眦（一本此有黄字）黑。若能食者，脓已成也，赤小豆当归散主之。

【赤小豆当归散】

赤小豆（浸，令芽出，曝干）三升，当归三两。

上二味，杵为散，浆水服方寸匕，日三服。

讲解：狐惑病不只发于咽喉、二阴，亦可发于目。病者脉数有热，外未现热，但人心烦，此热当为疮热，虽不外现而内扰心神，默然欲卧而汗出。初得之三四日，双目充血红赤如鸠鸟之眼，七八日，四眼角开始蕴脓，则色黑。此时热蚀饥肤，胃不能食，若能食说明脓成，热复有余而可消谷，赤小豆当归散主之。

方中赤小豆可排痈脓，祛湿热，当归活血以加速脓液外散，二药相合，对于全身各处内外痈脓皆可奏效。

狐惑病，发于孔窍黏膜，与现代白塞氏病十分相似。

三、阴阳毒病

1. 阳毒之为病，面赤斑斑如锦文，咽喉痛，唾脓血。五日可治，七日不可治，升麻鳖甲汤主之。

【升麻鳖甲汤】

升麻二两，当归一两，蜀椒（炒去汗）一两，甘草二两，雄黄（研）半两，鳖甲（炙）手指大一片。

上六味，以水四升，煮取一升，顿服之，老小再服，取汗。（《肘后》《千金方》阳毒用升麻汤，无鳖甲，有桂；阴毒用甘草汤，无雄黄）

讲解：本病类似急性传染病，病情较重。以五日可治，七日不可治可知。阳毒以咽痛、吐脓血为主要症状，阳气怫郁在外，而面赤生红斑，故称其为阳毒，非确有一种阳毒中人，升麻鳖甲汤主之。

升麻解毒杀菌，为方中主药。蜀椒辛温发汗，可使在表之郁毒外透。当归、鳖甲活血化瘀，雄黄祛痈脓而治唾脓血。

2. 阴毒之为病，面目青，身痛如被杖，咽喉痛。五日可治，七日不可治，升麻鳖甲汤去雄黄、蜀椒主之。

讲解：阴毒病深，面不红而色青，身体疼痛如被施杖刑，虽咽痛却不唾脓血。由于病不在表而去蜀椒，不唾脓血而去雄黄。

第十四章　疟病脉证并治第四

证二条　方六首

1. 师曰：疟脉自弦，弦数者多热，弦迟者多寒。弦小紧者下之差，弦迟者可温之，弦紧者可发汗、针灸也，浮大者可吐之，弦数者风发也，以饮食消息止之。

讲解：疟疾发作往来寒热，其脉自弦，与少阳柴胡证相似。而疟疾脉弦当中，又有兼夹：热多者偏数；寒多者偏迟；小紧即细紧，主内有癥结，阻碍血行，可下之；迟者多寒可温之；紧为伤寒无汗表实之脉，可发汗、针灸；脉浮大，有上越之势，可吐之；数者即指中风发热，汗出不已，可食甘寒以消息风热。

2. 病疟，以月一日发，当以十五日愈，设不差，当月尽解。如其不差，当云何？师曰：此结为癥瘕，名曰疟母，急治之，宜鳖甲煎丸。

【鳖甲煎丸】

鳖甲（炙）十二分，乌扇（烧）三分，黄芩三分，柴胡六分，鼠妇（熬）三分，干姜三分，大黄三分，芍药五分，桂枝三分，葶苈（熬）一分，石韦（去毛）三分，厚朴三分，牡丹（去心）五分，瞿麦二分，紫葳三分，半夏一分，人参一分，䗪虫（熬）五分，阿胶（炙）三分，蜂窠（炙）四分，赤硝十二分，蜣螂（熬）六分，桃仁二分。

上二十三味，为末，取煅灶下灰一斗，清酒一斛五斗，浸灰，候酒尽一半，着鳖甲于中，煮令泛烂如胶漆，绞取汁，内诸药，煎为丸，如梧子大，空心服七丸，日三服。（《千金方》用鳖甲十二片，又有海藻三分，大戟一分，䗪虫五分，无鼠妇、赤硝二味，以鳖甲煎和诸药为丸）

讲解：古人以五日为一候，三候为一节，故一年之中有二十四节，此处所言日数，仍为约略之词。月初发疟，按照常规当于十五日后病愈，若不差，月末当愈，若三十日后仍未痊愈，则不可轻视，查其左胁下肿大，按之有癥瘕之感，名为疟母，即由疟而生之意。当趁其初结未实之机急以治之，宜鳖甲煎丸。

本方亦为柴胡剂：因欲攻癥瘕而去甘草、大枣之缓，易生姜为干姜，加入桃核承气汤、牡丹皮等活血，鳖甲攻坚祛瘀，厚朴行气，石韦、瞿麦下水，蜂窠等以毒攻毒，又用煅灶下灰防攻瘀之药伤中碍胃，清酒推行诸药，以增药力。临床常用此方治疗肝硬化脾肿大。

3. 师曰：阴气孤绝，阳气独发，则热而少气烦冤，手足热而欲呕，名曰瘅疟。若但热不寒者，邪气内藏于心，外舍分肉之间，令人消铄脱肉。

讲解：津液、血液亡失谓之"阴气孤绝"，阳热之气亢盛谓之"阳气独发"。发热伤气则少气烦冤，热浮散于四末则手足热，热攻冲于上则欲呕，但热不寒，热邪内居火脏之心，外舍皮肤肌肉之间，热能消蚀津液筋肉而瘦，故名瘅疟，瘅者热也。

本段文字与下条温疟相违，看似《内经》文字，当是后人加入。

4. 温疟者，其脉如平，身无寒但热，骨节疼烦，时呕，白虎加桂枝汤主之。

【白虎加桂枝汤】

知母六两，甘草（炙）二两，石膏一斤，粳米二合，桂枝（去皮）三两。

上锉，每五钱，水一盏半，煎至八分，去滓，温服，汗出愈。

讲解：温疟但热而不寒，类似于后世所言温病，其脉应为弦数，但以方观之，本病乃白虎汤证与桂枝汤证相合，白虎证脉洪大，桂枝证脉浮缓，二者相互矛盾而并在，相互抵消，故其脉如平，实则不平。表证尚未全解则骨节疼烦，气上冲则时发呕逆，白虎加桂枝汤主之。

本方为白虎汤中加一味桂枝，实为白虎汤与桂枝甘草汤合方，其中，以白虎汤清肃其热，桂枝甘汤辛甘合用而解表降逆，是桂枝汤的简化方。方后言其"汗出愈"，可看出其解表作用。若温疟不见表证时，可单用白虎汤治疗；渴者与白虎加人参汤；病形如本条所述，而又兼见少阳证时，有应用柴胡桂枝汤加石膏的机会。

5. 疟多寒者，名曰牝疟，蜀漆散主之。

【蜀漆散】

蜀漆（洗去腥）、云母（烧二日夜）、龙骨等分。

上三味，杵为散，未发前以浆水服半钱。温疟加蜀漆半分，临发时服一钱匕。（一方云母作云实）

讲解：牝者，阴也，多寒如何以阳名？因心为火脏，其性属阳，若为阴寒痰饮所郁遏，心阳不能外达，而见多寒，故以心阳名之牝疟。据其应用镇静药龙骨、云母，可知其除恶寒外还可能出现心悸、恐惧、烦惊等症状。蜀漆涌吐黏痰祛饮而截疟，心阳不受痰饮遏制而可得出，则病愈。

仲景疟病一篇文辞简略仅举几个特殊例子以示治法方药，言外之意，疟疾一病可辨证选用适当的柴胡剂治疗。后人因其过简，特于后世方书中选拣几方列于其后。

附方：

（一）牡蛎汤治牝疟。（《外台秘要》方）

牡蛎（熬）四两，麻黄（去节）四两，甘草二两，蜀漆三两。

上四味，以水八升，先煮蜀漆、麻黄，去上沫，得六升，内诸药，煮取二升，温服一升。若吐，则勿更服。

讲解：本方亦治牝疟，但于上方中以牡蛎易龙骨，去云母，而加麻黄甘草汤，可见其有表实无汗之证。方后言"若吐，则勿更服"，可见蜀漆有涌吐截疟之功，但蜀漆截疟必用于停痰停饮之证，若无痰饮则不应使用。

（二）柴胡去半夏加栝楼汤治疟病发渴者，亦治劳疟。（《外台秘要》方）

柴胡八两，人参三两，黄芩三两，甘草三两，栝楼根四两，生姜二两，大枣十二枚。

上七味，以水一斗二升，煮取六升，去滓，再煎取三升，温服一升，日二服。

讲解：若小柴胡汤证不呕而渴，可去半夏加栝楼根治之。劳疟，指疟病经久不愈，虚人正气，而以栝楼根补虚生津。

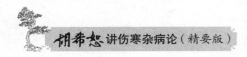

（三）柴胡桂姜汤治疟寒多，微有热，或但寒不热，服一剂如神效。（《外台秘要》方）

柴胡半斤，桂枝（去皮）三两，干姜二两，黄芩三两，栝楼根四两，牡蛎（熬）三两，甘草（炙）二两。

上七味，以水一斗二升，煮取六升，去滓，再煎取三升，温服一升，日三服，初服微烦，复服汗出便愈。

讲解：寒多热少而不言牝疟，因其并非内有阴寒痰饮而致病，据以柴胡桂姜汤治疗，可知其应见柴胡证，临床可见身无力，胸胁满，心下微结，但头汗出等症状，临床应用，疗效显著。

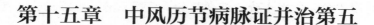

第十五章　中风历节病脉证并治第五

论一首　脉证三条　方十一首

一、中风

1. 夫风之为病，当半身不遂，或但臂不遂者，此为痹。脉微而数，中风使然。

讲解：风之为病，即指中风，当半身不遂，若只是手臂均急疼痛，活动不利，为痹，而非中风。中风脉微数，微者血虚，数者有热。古人将脑血管意外认为风邪中人，有待思考。

2. 寸口脉浮而紧，紧则为寒，浮则为虚，寒虚相搏，邪在皮肤。浮者血虚，络脉空虚，贼邪不泻，或左或右，邪气反缓，正气即急，正气引邪，㖞僻不遂。

讲解：寸口脉浮而紧，紧为受风寒之邪，脉有外无内谓之浮，浮为血虚，血虚而受风寒之侵，邪留于皮肤。血少而细小血管空虚，此时风寒之邪稽留不去，一侧血虚，邪气即偏于一侧，或左或右，着而不动故称"反缓"。血虚正气不足，无力抗争而急速退却，正气越退，邪气越进，犹如正气引邪气而行，形成口眼歪斜，半身不遂。

3. 邪在于络，肌肤不仁；邪在于经，即重不胜；邪入于腑，即不识人；邪入于脏，舌即难言，口吐涎。

讲解：邪气在浅表周围小血管，则肌肤麻木不仁；邪气在四肢大血管，则一侧偏重而不能抬举运动；邪气入于腑，九窍不通，则不能识人；邪入于心脏，舌为心之苗，则舌不能动而难言，口吐黏涎。

以上三条皆为古人错误认识，临床脑血管意外或脑血栓形成，若真以祛风药治之，万无一愈，仲景仅述条文，未出治法，后列几方，当为林亿等.

177

加入。

【侯氏黑散】治大风，四肢烦重，心中恶寒不足者。（《外台》治风癫）

菊花四十分，白术十分，细辛三分，茯苓三分，牡蛎三分，桔梗八分，防风十分，人参三分，矾石三分，黄芩五分，当归三分，干姜三分，芎䓖三分，桂枝三分。

上十四味，杵为散，酒服方寸匕，日一服，初服二十日，温酒调服。禁一切鱼、肉、大蒜，常宜冷食，六十日止，即药积在腹中不下也，热食即下矣，冷食自能助药力。

讲解：本方外散风邪，同时配伍人参、干姜、川芎温中补虚、补血，临床可用于中风后遗症属虚证者。方后冷食热食之说，为臆断。

4. 寸口脉迟而缓，迟则为寒，缓则为虚；荣缓则为亡血，卫缓则为中风。邪气中经，则身痒而隐疹；心气不足，邪气入中，则胸满而短气。

讲解：寸口脉迟而缓，迟为风寒，缓为虚，荣行脉中，沉取脉缓则脉中血少为亡血；卫行脉外，浮取脉缓则为中风。邪气入于经络之间，尚为在表，则身体瘙痒而见隐疹，此疹不搔不现，一搔一片，故名"隐疹"。若心气不足，邪气乘虚而入里，则胸满短气。

【风引汤】除热瘫痫。

大黄、干姜、龙骨各四两，桂枝三两，甘草、牡蛎各二两，寒水石、滑石、赤石脂、白石脂、紫石英、石膏各六两。

上十二味，杵，粗筛，以韦囊盛之，取三指撮，井花水三升，煮三沸，温服一升。（治大人风引，少小惊痫瘈疭，日数十发，医所不疗，除热方。巢氏云：脚气宜风引汤）

【防己地黄汤】治病如狂状，妄行，独语不休，无寒热，其脉浮。

防己一钱，桂枝三钱，防风三钱，甘草二钱。

上四味，以酒一杯，浸之一宿，绞取汁，生地黄二斤，㕮咀，蒸之如斗米饭久，以铜器盛其汁，更绞地黄汁，和分再服。

【头风摩散】

大附子（炮）一枚、盐等分。

上二味，为散，沐了，以方寸匕，已摩疾上，令药力行。

讲解：以上几方，风引汤治癫痫，防己地黄汤治癫狂，头摩风散治偏头痛，均与中风无关。

二、历节

1.寸口脉沉而弱，沉即主骨，弱即主筋，沉即为肾，弱即为肝。汗出入水中，如水伤心。历节黄汗出，故曰历节。

讲解：历节，为多发性关节疼痛，节为筋骨相交之处，肾主骨，肝主筋，古人认为其与肝肾关系密切。若在里之肝肾俱虚，则脉见沉弱，肾虚则骨弱，肝虚则筋缓，筋骨不利，客邪易乘虚而入关节。且邪热内扰而汗出，不知摄生而入于冷水，寒水抑制心阳而汗不得出，郁而为湿，留于关节发为历节病，湿热郁蒸可发为黄疸。

2.趺阳脉浮而滑，滑则谷气实，浮则汗自出。少阴脉浮而弱，弱则血不足，浮则为风，风血相搏，即疼痛如掣。盛人脉涩小，短气，自汗出，历节疼，不可屈伸，此皆饮酒汗出当风所致。

讲解：趺阳脉候胃，滑为实热之脉，主于宿食，浮为在表，主于汗出，此处略去贪凉饮冷而致历节者。少阴脉以候肾，弱者肾虚血不足，其骨必弱，脉浮主风，外邪乘虚而入于关节则疼痛如掣。盛人指身体壮盛之人，其脉不应涩小，脉涩小者，多为湿盛血虚之证，里有水则短气，自汗出为有热，湿热内盛，若饮酒增其湿热，而汗出当风，则致历节疼痛，不可屈伸，此三种均是历节所发之病因。

3.诸肢节疼痛，身体尪羸，脚肿如脱，头眩短气，温温欲吐，桂枝芍药知母汤主之。

【桂枝芍药知母汤】

桂枝四两，芍药三两，甘草二两，麻黄二两，生姜五两，白术五两，知母四两，防风四两，附子（炮）二枚。

上九味，以水七升，煮取二升，温服七合，日三服。

讲解：尪，畸形也；羸，瘦弱也。病人诸多关节疼痛，身体瘦削而畸形，脚肿痛如将脱落，行动不利。胃有停水则头眩、短气，气逆上冲，欲吐而不

179

得吐，桂枝芍药知母汤主之。

本方以桂枝汤去甘味壅满之大枣为基础降其冲逆，加麻黄、防风疏散外邪。知母解烦，祛下焦之水，附子、白术祛湿解痹使水气外出。临床中下肢关节疼痛，脚肿明显者，多可应用本方。本方加石膏亦可用治风湿热而见此症状者。

4. 味酸则伤筋，筋伤则缓，名曰泄；咸则伤骨，骨伤则痿，名曰枯。枯泄相搏，名曰断泄。荣气不通，卫不独行，荣卫俱微，三焦无所御，四属断绝，身体羸瘦，独足肿大，黄汗出，胫冷，假令发热，便为历节也。

讲解：本条言饮食不节亦可发作历节。酸入肝，过食酸则伤肝，肝主筋，肝伤则筋弛缓不收，名曰泄；咸入肾，过食咸则伤肾，肾主骨，肾伤则骨痿废不行，名曰枯。枯泄相搏结，阻碍人体血液通行全身，如阻断下泄之水，故名断泄。荣气居于脉中，受到阻碍不能畅通，卫气不能独自运行，荣卫皆不能发挥正常作用，三焦不得通利，气血不能灌于四旁，则形体失溉而羸瘦，津液停滞而为湿浊，其性重着，下注于足则肿大，湿热蕴结则黄汗出，若小腿冷则为黄汗病，发热则为历节病。

5. 病历节不可屈伸，疼痛，乌头汤主之。

【乌头汤】治脚气疼痛，不可屈伸。

麻黄、芍药、黄芪各三两，甘草（炙）三两，川乌（咬咀，以蜜二升，煎取一升，即出乌头）五枚。

上五味，咬咀四味，以水三升，煮取一升，去滓，内蜜煎中，更煎之，服七合。不知，尽服之。

讲解：历节疼痛而不可屈伸，为病较重，乌头汤主之。

方中以蜜二升先煎川乌，去一升则出乌头，仅用蜜与他药煎煮，去其毒性，而留其除寒解痹之功，其中蜜既可解乌头之毒，亦有止痛之用。麻黄、芍药、黄芪、甘草发汗而解外邪。本方表证为实，可与后文寒疝篇中乌头桂枝汤表虚证相对比。

附方：

（一）**【矾石汤】治脚气冲心。**

矾石二两。

上一味，以浆水一斗五升，煎三五沸，浸脚良。

讲解：此为附方，矾石即明矾，煎水浸脚外用，祛湿收敛，可治湿脚气，但若是脚气冲心，恐非此方可救之。

（二）【《古今录验》续命汤】治中风痱，身体不能自收，口不能言，冒昧不知痛处，或拘急不得转侧。（姚云：与大续命同，兼治妇人产后去血者及老人小儿）

麻黄、桂枝、当归、人参、石膏、干姜、甘草各三两，芎劳一两，杏仁四十枚。

上九味，以水一斗，煮取四升，温服一升，当小汗，薄覆脊，凭几坐，汗出则愈。不汗更服，无所禁，勿当风。并治但伏不得卧，咳逆上气，面目浮肿。

讲解：痱，亦风邪也，人中风邪，半身不遂，不能自收持，口不能言，昏冒而知觉减弱，或身体拘急，难以转侧。本方难以治疗此病。

本方以麻黄汤加石膏发汗解表祛风，人参、干姜温中补虚，当归、川芎强壮补血，临床中风用此方当慎。

（三）【《千金》三黄汤】治中风手足拘急，百节疼痛，烦热心乱，恶寒，经日不欲饮食。

麻黄五分，独活四分，细辛二分，黄芪二分，黄芩三分。

上五味，以水六升，煮取二升，分温三服。一服小汗，二服大汗，心热加大黄二分，腹满加枳实一枚，气逆加人参三分，悸加牡蛎三分，渴加栝楼根三分，先有寒，加附子一枚。

讲解：《千金》中三黄汤，可治疗风邪伤人，手足拘挛，诸多关节疼痛，心烦恶寒，不欲饮食。

方中黄芪补其表气不足以祛风，细辛除痹止痛作用与附子相似，麻黄、独活、黄芩发表除湿解热。方中药物重约分许，古人一两为四分，用量较小。方后心热即心烦热，当加黄连；气逆当加半夏、生姜，因人参补虚，但中虚未必见到气逆；渴者可加栝楼根，但不是任何渴证都用栝楼根治疗。

（四）【《近效方》术附汤】治风虚，头重眩，苦极，不知食味，暖肌补中，益精气。

白术二两，附子（炮，去皮）一枚半，甘草（炙）一两。

上三味，锉，每五钱匕，姜五片，枣一枚，水盏半，煎七分，去滓，

181

温服。

讲解：本方组成即"桂枝附子去桂加白术汤"，可治疗关节痛而无表证者。《伤寒论》中在桂枝附子汤证基础上而见"小便数，大便硬"转用此方，因其小便频数，而致大便硬，故去解表之桂枝，而以术、附一解痹痛，二收肾关，减其小便，津还而便自调。方中白术健胃，胃喜燥而恶湿，胃中停水则眩，故可以白术止其眩，其他症状则均是因白术而臆想。

（五）【崔氏八味丸】治脚气上入，少腹不仁。

干地黄八两，山茱萸、薯蓣各四两，泽泻、茯苓、牡丹皮各三两，桂枝、附子（炮）各一两。

上八味，末之，炼蜜和丸，梧子大，酒下十五丸。日再服。

讲解：本方治疗脚气上冲而少腹麻木。少腹不仁，或少腹虚软无力，均是应用八味肾气丸之征候。

主中生地黄既通血痹，又祛烦热。山茱萸为强壮性收敛药，与山药相伍，健胃强中。茯苓利水，配伍附子可调畅小便而治湿痹。桂枝降气平冲。后世六味地黄丸，以肾气丸去其桂、附，则无恢复沉衰机能之功。

（六）【《千金方》越婢加术汤】治肉极热，则身体津脱，腠理开，汗大泄，历节风，下焦脚弱。

麻黄六两，石膏半斤，生姜三两，甘草二两，白术四两，大枣十五枚。

上六味，以水六升，先煮麻黄，去上沫，内诸药，煮取三升，分温三服。恶风加附子一枚，炮。

讲解：六腑对应六极，脾胃主肌肉，故胃热可出现肉极，发热同时经历风气则腠理开泄，大汗出，津液外脱，不得输布下焦而脚弱无力，以成里有热表未解之势，当以越婢汤解表清里，加白术健胃生津。若恶风寒，关节疼痛，则加附子止其痹痛。

临床历节病，若兼表证，表虚者桂枝汤加术附主之，表实者葛根汤加术附主之；肿甚越婢加术汤主之；仅脚肿如脱，身瘦弱，桂芍知母汤主之。

第十六章　血痹虚劳病脉证并治第六

论一首　脉证九条　方九首

一、血痹

1. 问曰：血痹病从何得之？师曰：夫尊荣人，骨弱肌肤盛，重因疲劳汗出，卧不时动摇，加被微风，遂得之。但以脉自微涩，在寸口、关上小紧，宜针引阳气，令脉和，紧去则愈。

讲解：血痹，即相当于知觉神经麻痹，本条论此病发作原因。尊荣之人，养尊处优，很少从事体力运动，外表丰腴，但内里却弱，稍稍活动辄疲劳汗出，睡眠翻身盖被之时，极微弱之风皆可使之血痹。其脉微涩，津液少则微，血不足则涩，寸口即寸部以候表，言津血不足于表，表虚风邪内客，但邪不甚重，故关上小紧，即风邪将血行痹阻，故名血痹。宜以针法引阳气布表，表和不虚，风邪得散，则紧去脉和。

2. 血痹，阴阳俱微，寸口关上微，尺中小紧，外证身体不仁，如风痹状，黄芪桂枝五物汤主之。

【黄芪桂枝五物汤】

黄芪三两，芍药三两，桂枝三两，生姜六两，大枣十二枚。

上五味，以水六升，煮取二升，温服七合，日三服。（一方有人参）

讲解：本条承接上文言血痹证治。血痹，浮沉俱微，其微在寸关，即上条所指津血不足于表，尺以候里，风寒入里则尺中紧，邪不甚则小紧。表虚风寒入里则外见身体麻木不仁，如风痹状，但风痹除身体麻木，更兼疼痛，黄芪桂枝五物汤主之。

本方为桂枝汤去甘草而加黄芪，桂枝汤解肌疏风，去甘缓之甘草而欲其速效，阳气尽快出表。黄芪甘温健胃补中，胃健则津液精气充于外，多用于

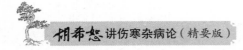

津液不足于外的情况，以滋养皮表，其病可除。此方作用与上文"针引阳气"类似。

二、虚劳

1. 夫男子平人，脉大为劳，极虚亦为劳。

讲解：一般男子无疾病，脉大为有外而无内，豁大中空之脉，与芤脉相似，主血虚，或脉极虚按之全然无力，亦主血虚，为虚劳病，虽看似平人，实则危机四伏。

2. 男子面色薄者，主渴及亡血，卒喘悸，脉浮者，里虚也。

讲解：男子面色苍白而无光泽，或因亡血津液血液俱虚，不荣于面则面色枯槁苍白，不能布津则口舌干燥。气虚则喘，血虚则悸，脉浮亦为浮大中空之浮，皆是虚劳之象。

3. 男子脉虚沉弦，无寒热，短气里急，小便不利，面色白，时目瞑，兼衄，少腹满，此为劳使之然。

讲解：脉虚为虚劳之脉，若重按尚有力，即沉弦，主于里有寒饮，无表证则无发热恶寒，里有停饮则短气，津血不养肌肤则少腹里急痉挛，膀胱蓄水则小便不利，少腹满，精虚血少则面色苍白，精神不振，时时闭目，血液自鼻衄出可致血虚，皆为虚劳脉证。

4. 劳之为病，其脉浮大，手足烦，春夏剧，秋冬瘥，阴寒精自出，酸削不能行。

讲解：劳之为病，变化多端，此段又举一例。脉浮大中空，血虚津液不足，阴不涵阳，则生内热而手足烦热，春夏阳气生发，虚热得自然之阳而更剧，秋冬阴气渐长，虚热可瘥。"阴寒"即下文"阴头寒"，机能沉衰则前阴寒冷，失去收持则遗精自出，津液不充则身体酸懒瘦削，行动不利。

5. 男子脉浮弱而涩，为无子，精气清冷。

讲解：本条论述先天禀赋因素。男子无端脉浮弱涩，浮为中空，涩为血少，弱为津液虚，为俱不足之象，当责诸先天禀赋不足，其精气清冷，当无子。

6. 夫失精家，少腹弦急，阴头寒，目眩（一作目眶痛），发落，脉极虚芤迟，为清谷、亡血、失精。脉得诸芤、动、微、紧，男子失精，女子梦交，桂枝加龙骨牡蛎汤主之。

【桂枝加龙骨牡蛎汤方】（《小品》云：虚弱浮热汗出者，除桂，加白薇、附子各三分，故曰二加龙骨汤）

桂枝、芍药、生姜各三两，甘草二两，大枣十二枚，龙骨、牡蛎各三两。

上七味，以水七升，煮取三升，分温三服。

讲解：失精家，指频繁失精之人，里虚寒，腹肌失和则腹壁拘急特甚，前阴寒冷，虚阳上亢则目眩，热亢于上则发落。脉极虚无力、浮大中空、缓迟，皆是虚劳之脉，中虚已极，当为下利清谷。除失精外，亡血亦可见此脉。若常常情欲妄动，心神不宁，心气浮动而脉亦动，芤、微皆为津血不足之脉，紧为有寒，统观脉芤、动、微、紧，必失精、梦交，而非亡血所能见到，桂枝龙骨牡蛎汤主之。

本方即桂枝汤原方外协营卫、内调气血加入龙骨、牡蛎。后世据此妄言龙牡固精，实误也，龙、牡二药于《伤寒论》中用于治疗惊狂、癫痫等精神不宁之症，为强壮性镇静药。

方后又出二加龙骨汤，即本方去桂枝加白薇、附子，二药用量 3 ～ 6g，临床上可以此条两方配合使用，效果显著。

7.【天雄散】

天雄（炮）三两，白术八两，桂枝六两，龙骨三两。

上四味，杵为散，酒服半钱匕，日三服，不知，稍增之。

讲解：本条有方无证，据方测证当为寒甚，与上条桂枝龙骨牡蛎汤相比，加入天雄，天雄为附子类，而力量强于附子，牡蛎咸寒、芍药酸寒均去之，以其天雄、白术并用，当有小便不利症状。综观亦是治疗遗精之方。

8. 男子平人，脉虚弱细微者，善盗汗也。

讲解：脉虚弱微为津液虚，细为血液虚，无他病而见此脉，若非先天不足，则当盗汗，以盗汗可伤人津液故也。但非见此脉必盗汗，只是一种可能性。

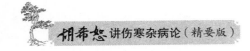

9. 人年五六十，其病脉大者，痹侠背行，若肠鸣、马刀、侠瘿者，皆为劳得之。

讲解：人年五六十，血气渐衰，脉不应大，若大而无根，当是虚劳。侠，通"挟""夹"，夹脊之肌麻木不仁，称为"痹侠背行"，或发肠鸣便溏，或两腋下生瘰疬，或颈下生瘰疬，皆是劳病。

10. 脉沉小迟，名脱气，其人疾行则喘喝，手足逆寒，腹满，甚则溏泄，食不消化也。

讲解：脉沉在里，小即细为血虚，迟为血虚有寒，此为脱气，脾胃气虚之意。上焦受气于中焦，胃气一虚，水谷不能运化，上焦不得气，则快走气喘，津气不达四末则手足逆寒，腹满即太阴病所言之虚胀、虚满，甚则大便溏泄，食谷不化。

11. 脉弦而大，弦则为减，大则为芤，减则为寒，芤则为虚，虚寒相搏，此名为革。妇人则半产漏下，男子则亡血失精。

讲解：弦脉按之应指坚韧，但重按中空无力，故"弦则为减"，以应中虚内寒，少腹里急，脉大为大而中空，故"大则为芤"，虚寒相合，其脉曰革，革脉轻按坚硬，重按中空。革脉见于妇人则半产漏下，见于男子则亡血失精。

12. 虚劳里急，悸，衄，腹中痛，梦失精，四肢酸疼，手足烦热，咽干口燥，小建中汤主之。

【小建中汤】

桂枝（去皮）三两，甘草（炙）三两，大枣十二枚，芍药六两，生姜三两，胶饴一升。

上六味，以水七升，煮取三升，去滓，内胶饴，更上微火消解，温服一升，日三服。（呕家不可用建中汤，以甜故也）

讲解：少腹里急、腹中作痛、悸、衄、梦失精皆是虚劳病症。四肢酸疼为桂枝证，津虚生热则手足烦热，咽干口燥，小建中汤主之。方中饴糖用量宜大。

曾治一人患肠结核，高热40℃不退，而见里虚诸症，与服本方，烧即退去。

13. 虚劳里急，诸不足，黄芪建中汤主之。

【黄芪建中汤】

于小建中汤内加黄芪一两半，余依上法。气短胸满者加生姜；腹满者去

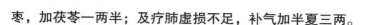

枣，加茯苓一两半；及疗肺虚损不足，补气加半夏三两。

讲解：虚劳病少腹里急，不仅里虚，表亦虚，表里俱虚，故云"诸不足"，故于小建中汤中加入实表之黄芪。方后腹满加茯苓，肺虚加半夏皆不足取。

人体废物排泄，非仅从呼吸、二便而出，汗腺亦排出一大部分，表气闭塞，应从表排出之废物变出，加重肺之负担，故喘。此时当以麻黄开泄腠理，疏通表气，邪可自皮肤而出。若以喘为肺虚，以黄芪治之，则成坏证，后世"黄芪补气"之说流弊无穷。

14. 虚劳腰痛，少腹拘急，小便不利者，八味肾气丸主之。（方见脚气中）

讲解：当今治病，一见腰痛，便言肾虚，即以本方治之，实则大误，必当有少腹拘急或少腹不仁、小便不利等下焦症状，方可以治下焦之八味肾气丸主之，服后立效。

15. 虚劳诸不足，风气百疾，薯蓣丸主之。

【薯蓣丸】

薯蓣三十分，当归、桂枝、干地黄、曲、豆黄卷各十分，甘草二十八分，芎䓖、麦门冬、芍药、白术、杏仁各六分，人参七分，柴胡、桔梗、茯苓各五分，阿胶七分，干姜三分，白蔹二分，防风六分，大枣百枚（为膏）。

上二十一味，末之，炼蜜和丸，如弹子大，空腹酒服一丸，一百丸为剂。

讲解：虚劳，一身尽虚，易感受风邪，虚人外感，百病变生，薯蓣丸主之。

方中薯蓣即山药，其味甘，配合理中汤，有健胃之功；茯苓利水祛湿，以应"胃喜燥恶湿"之性，亦是健胃之一法；以四物汤加麦冬、阿胶滋阴补血，健胃理中、滋阴补血治其虚劳诸不足；桂枝、曲、豆黄卷、杏仁、柴胡、桔梗、白蔹、防风以治表证。本方临床应用机会不多，可做参考。

16. 虚劳，虚烦不得眠，酸枣仁汤主之。

【酸枣仁汤】

酸枣仁二升，甘草一两，知母二两，芎䓖二两，茯苓二两。（深师有生姜二两）

上五味，以水八升，煮酸枣仁，得六升，内诸药，煮取三升，分温三服。

讲解：本方与栀子豉汤均治虚烦，但二者完全不同：栀子豉汤证之虚烦，乃相对于阳明里实之实烦而言，为无形热邪之烦，本方证为真正之虚证。真正之虚，发烦心悸，夜不能眠，可服本方。因虚而影响到睡眠，无论嗜睡、失眠，无论生、熟酸枣仁皆可治之，若病非因虚起，百试无一验。

17. 五劳虚极羸瘦，腹满不能饮食，食伤、忧伤、饮伤、房室伤、饥伤、劳伤、经络营卫气伤，内有干血，肌肤甲错，两目黯黑。缓中补虚，大黄䗪虫丸主之。

【大黄䗪虫丸】

大黄（蒸）十分，黄芩二两，甘草三两，桃仁一升，杏仁一升，芍药四两，干地黄十两，干漆一两，虻虫一升，水蛭百枚，蛴螬一升，䗪虫半升。

上十二味，末之，炼蜜和丸小豆大，酒饮服五丸，日三服。

讲解：五劳虚极，中虚不能饮食而羸瘦虚满，起病原因不一：饮食无节、多忧善愁、房室无度、奔波劳碌皆或致病，而使经络内外营卫气伤，营分受损，卫气不行，则生干血，肌肤甲错而不润，两目黯黑而失泽，皆为干血之候。大黄䗪虫丸主之。

方中以虻虫、水蛭、蛴螬、䗪虫诸般虫类药，配合干漆、桃仁强力祛瘀。大黄用量十分，相当于二两半，又经蒸制，攻破力减。杏仁濡润，黄芩清热，干地黄既可祛瘀，又可强壮滋阴，又以甘草、白蜜甘味补中，故本方有"缓中补虚"之功。

曾治一男性肝炎患者，经久不愈，自述每日脱皮一层，视之如蛇皮状，与服大黄䗪虫丸，日渐康复。

附方：

（一）**【《千金翼》炙甘草汤】**（一云复脉汤）治虚劳不足，汗出而闷，脉结悸，行动如常，不出百日，危急者十一日死。

甘草（炙）四两，桂枝、生姜各三两，麦门冬半升，麻仁半升，人参、阿胶各二两，大枣三十枚，生地黄一斤。

上九味，以酒七升，水八升，先煮八味，取三升，去滓，内胶消尽，温服一升，日三服。

讲解：本条所述症状类似肺结核末期。本方滋阴养液，可治肺结核，对于病至末期者，有一时之效，却不可挽救其生命。

（二）【《肘后》獭肝散】治冷劳，又主鬼疰，一门相染。

獭肝一具。

炙干末之，水服方寸匕，日三服。

讲解："鬼疰一门相染"看似肺结核，但与冷劳毫无相关。北京曾有一著名中医，自制獭肝丸用治肺结核，无一起效，故本方多无人使用。

第十七章　肺痿肺痈咳嗽上气病脉证治第七

论三首　脉证四条　方十六首

1. 问曰：热在上焦者，因咳为肺痿，肺痿之病何从得之？师曰：或从汗出，或从呕吐，或从消渴，小便利数，或从便难，又被快药下利，重亡津液，故得之。

讲解：本条以设问形式论述肺痿病因，热在上焦，肺受热而咳，名曰肺痿。或大汗出，或呕吐，或消渴病小便频数，或大便难又被快药峻攻泻下，皆为亡失津液，均可致肺痿。

2. 曰：寸口脉数，其人咳，口中反有浊唾涎沫者何？师曰：为肺痿之病。

讲解：寸口脉数，即寸关尺皆数，为有热，热伤肺则咳，热伤津应口中干，何以口中反有浊唾涎沫？此为肺痿之病，肺在上焦，胃化生津液，脾气输布而肺受之，吸收有用，排出无用，肺脏有病，津液被热熏灼化为浊唾涎沫，痰多而黏。

3. 若口中辟辟燥，咳即胸中隐隐痛，脉反滑数，此为肺痈，咳唾脓血。脉数虚者为肺痿，数实者为肺痈。

讲解：辟辟，为明显之象，与隐隐不显相对。口中干燥特甚，为热盛，咳则胸中隐隐作痛，脉无亡津之微，而反滑数，此为肺痈，痈成则咳唾脓血。津不足则脉虚微为肺痿，内有痈肿则脉滑实为肺痈。

4. 问曰：病咳逆，脉之，何以知此为肺痈？当有脓血，吐之则死，其脉何类？师曰：寸口脉微而数，微则为风，数则为热；微则汗出，数则恶寒。风中于卫，呼气不入；热过于荣，吸而不出。风伤皮毛，热伤血脉。风舍于肺，其人则咳，口干喘满，咽燥不渴，时唾浊沫，时时振寒。热之所过，血为之凝滞，蓄结痈脓，吐如米粥，始萌可救，脓成则死。

讲解：问曰：咳逆之人，如何诊察可知其为肺痈？此病当有脓血，吐脓则死。脉象又是怎样？答曰：寸口脉微主津液虚，数为有热，太阳中风，脉浮缓，若大发其汗，伤津亡液则脉微，故云"微则为风，微则汗出"。太阳中风，表证未解，发热恶寒，即"数则为热，数则恶寒"。风邪袭人，首先及表，卫先受病，表气闭塞，气向上壅，仅能呼气，而吸气困难；热伤血脉，结为痈脓，肺能张而不能合，仅能吸气，而呼气困难，其中道理即"风伤皮毛，热伤血脉"。肺合皮毛，故风邪外中皮毛，内舍于肺，气上冲则咳，上焦有热则口干，咳逆上气剧则喘，由喘而满，虽有热，口干咽燥，但热不在胃，故不渴，热邪灼津而唾浊沫。热过于营，进入血脉，血由于热而凝滞不通，蓄结日久而为痈脓，吐出如米粥状。脓将成之时，可见时时振寒，始成可以排脓法救之，若化脓成熟，溃烂无度则死。

5. 上气，面浮肿，肩息，其脉浮大，不治。又加利，尤甚。

讲解：上气，即风伤皮毛，表气不得外达，气上冲逆，而作喘，呼易吸难；面浮肿为里有蓄饮，一呼一吸为息，呼吸摇肩为虚极喘甚；脉浮大为邪盛，邪盛正虚，故不治。若同时下利，胃气大败，津液更虚，病情更重。

临床不仅是肺病，任何病久，病人皆虚，脉反见浮大有力，多属正虚邪盛之证。

6. 上气，喘而躁者，属肺胀，欲作风水，发汗则愈。

讲解：上气而喘，呼吸困难，胸腔内压增高，自觉胸中胀满，故名"肺胀"，欲作外感风邪、内有水饮之风水，或兼风水，或不兼风水，皆可以发汗法治之。

7. 肺痿吐涎沫而不咳者，其人不渴，必遗尿，小便数，所以然者，以上虚不能制下故也。此为肺中冷，必眩，多涎唾，甘草干姜汤以温之。若服汤已渴者，属消渴。

【甘草干姜汤】

甘草（炙）四两，干姜（炮）二两。

上㕮咀，以水三升，煮取一升五合，去滓，分温再服。

讲解：形似肺痿吐涎沫，但却不咳，说明此非肺痿。中焦胃虚则停饮，水饮波及肺则吐涎沫而不渴，此涎沫非黏痰，其质清冷，与吴茱萸汤证所言相同。上虚即胃虚，土虚不能制水，而水饮流下，则遗尿小便数，水饮上冲则头眩，此肺中冷皆同于胃中冷，并非如后世医家所言"冷肺痿"。以甘草干姜汤温之，本方为理中汤之基础，理中者，理中焦，为温胃之方。若服汤后，胃复寒去，水饮已消，此时渴，既非肺病，又非胃病，当为消渴，不在本段讨论之列。

8. 咳而上气，喉中水鸡声，射干麻黄汤主之。

【射干麻黄汤】

射干十三枚（一云三两），麻黄四两，生姜四两，细辛三两，紫菀三两，款冬花三两，五味子半斤，大枣七枚，半夏（洗）大者八枚（一法半升）。

上九味，以水一斗二升，先煮麻黄两沸，去上沫，内诸药，煮取三升，分温三服。

讲解：水鸡，即青蛙，喉中痰鸣如青蛙叫声，本证为外寒内饮之证，外邪闭塞皮表，上气激动里饮，则咳而痰鸣，射干麻黄汤主之，若兼微热，可加石膏。

方中麻黄解表，射干、紫菀、款冬花、五味子均治咳逆上气，其中射干微寒，祛热清咽化痰力强，半夏、细辛、生姜祛饮降逆，细辛芳香通窍而祛水，后人因其味辛麻舌而言其有毒，实误也，细辛于《神农本草经》中列于上品，可久服，用量可至二～四钱，但不可用于真正之热证。

9. 咳逆上气，时时吐浊，但坐不得眠，皂荚丸主之。

【皂荚丸】

皂荚（刮去皮，用酥炙）八两。

上一味，末之，蜜丸梧子大，以枣膏和汤取三丸，日三夜一服。

讲解：内有痰饮，胶着壅盛，故咳而上气，时时吐浊，饮甚平卧，则迫横隔膜而喘，坐时水性就下，尚可得安，当先祛痰，皂荚丸主之。

皂荚性燥力猛，需以蜜调之，以枣膏缓其峻烈。大枣、甘草皆为甘药可安中，但大枣有助于利水，甘草却妨碍水行，故下水祛饮方中多以大枣和缓其峻而不用甘草。

10. 咳而脉浮者，厚朴麻黄汤主之。脉沉者，泽漆汤主之。

【厚朴麻黄汤】

厚朴五两，麻黄四两，石膏如鸡子大，杏仁半升，半夏半升，干姜二两，细辛二两，小麦一升，五味子半升。

上九味，以水一斗二升，先煮小麦熟，去滓，内诸药，煮取三升，温服一升，日三服。

【泽漆汤】

半夏半升，紫参（一作紫菀）五两，泽漆（以东流水五斗，煮取一斗五升）三斤，生姜五两，白前五两，甘草、黄芩、人参、桂枝各三两。

上九味，咬咀，内泽漆汁中，煮取五升，温服五合，至夜尽。

讲解：本条言词简略，厚朴麻黄汤当参小青龙汤证运用。

本方即小青龙汤去桂枝、芍药，去桂枝加石膏可制其汗出而止其烦躁，另加厚朴、杏仁治喘，小麦补虚。

脉得诸沉，当责有水。水饮压迫横隔膜，亦可作咳，以泽漆汤下水。本方以三斤泽漆为主药，泽漆又名猫儿眼睛草，利水而不伤人，先煎泽漆汁代水煮他药。方中既用用泽漆下水利小便，同时以人参、甘草、生姜健胃行水。桂枝、半夏、紫参、白前下气止咳，黄芩配泽漆以去其郁热。

11. 火逆上气，咽喉不利，止逆下气者，麦门冬汤主之。

【麦门冬汤】

麦门冬七升，半夏一升，人参三两，甘草二两，粳米三合，大枣十二枚。

上六味，以水一斗二升，煮取六升，温服一升，日三夜一服。

讲解：火逆，即上焦有热之肺痿，因而上气，咽干口燥，黏痰缠绕而不利，以麦门冬汤滋阴养液，止逆下气。

方中麦门冬甘寒，滋阴以治咳为主，相比之下，花粉滋阴以止渴为主，生地黄滋阴以血证为主。麦冬临床可用至八钱以上，方显其效，半夏下气，人参、甘草、大枣、粳米健胃安中以生津液。

12. 肺痈，喘不得卧，葶苈大枣泻肺汤主之。

【葶苈大枣泻肺汤】

葶苈（熬令黄色，捣丸如弹子大），大枣十二枚。

上先以水三升，煮枣取二升，去枣，内葶苈，煮取一升，顿服。

讲解：肺痈，脓未成时，痰涎壅盛，迫肺而喘不得卧，葶苈大枣泻肺汤主之。本方与皂荚丸均以祛痰为主，葶苈不仅祛痰，更可止咳，下水力猛，故加大枣和缓其性，临床可制成丸药服之。本方不仅用治肺痈，凡痰涎壅盛者，皆可用之，却不可用于脓成当排之证。

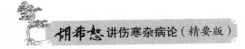

13. 咳而胸满，振寒，脉数，咽干不渴，时出浊唾腥臭，久久吐脓如米粥者，为肺痈，桔梗汤主之。

【桔梗汤】（亦治血痹）

桔梗一两，甘草二两。

上二味，以水三升，煮取一升，分温再服，则吐脓血也。

讲解：咳则气上，胸腔内压增高而胸满，肺痈脓已成则振寒，里有痈则脉数，肺热上熏则咽干，热未及胃则不渴，时时吐出腥臭之脓，久则吐出脓液如米粥状，以桔梗汤排脓排痰。附方中《千金》苇茎汤，肠痈篇排脓散、排脓汤皆可选用。

14. 咳而上气，此为肺胀，其人喘，目如脱状，脉浮大者，越婢加半夏汤主之。

【越婢加半夏汤】

麻黄六两，石膏半斤，生姜三两，大枣十五枚，甘草二两，半夏半升。

上六味，以水六升，先煮麻黄，去上沫，内诸药，煮取三升，分温三服。

讲解：肺胀病，热夹水气，不得出表，壅逆于上，则喘咳上气，甚则影响双目，使双目如脱出一般，脉浮大主表证未解而热盛于里，越婢加半夏汤主之。

越婢汤用治风水"续自汗出，无大热"，既有表证，又有里热，但尚未至胃家实之热势。

15. 肺胀，咳而上气，烦躁而喘，脉浮者，心下有水，小青龙加石膏汤主之。

【小青龙加石膏汤】（《千金》证治同，外更加胁下痛引缺盆）

麻黄、芍药、桂枝、细辛、甘草、干姜各三两，五味子、半夏各半升，石膏二两。

上九味，以水一斗，先煮麻黄，去上沫，内诸药，煮取三升。强人服一升，羸者减之，日三服，小儿服四合。

讲解：本条所言症状与上条相仿，但实以小青龙汤证为基础，故见不汗出而烦躁，以干姜、细辛、五味子祛水，水一去，麻、桂可发挥作用，以便汗出。烦躁为石膏证，故加之。上条为越婢汤证夹饮，本条为小青龙汤证夹热。

附方：

（一）【《外台》炙甘草汤】治肺痿涎唾多，心中温温液液者（方见虚劳中）。

讲解：肺痿涎沫多，心中温温液液，即泛泛而恶心，以炙甘草汤滋阴清热。

（二）【《千金》甘草汤】

甘草二两。

上一味，以水三升，煮减半，分温三服。

讲解：甘草可缓急迫，可治恶心，亦可治吐，以甘草一味，缓其急迫，并止吐止呕。

（三）【《千金》生姜甘草汤】治肺痿咳唾涎沫不止，咽燥而渴。

生姜五两，人参三两，甘草四两，大枣十五枚。

上四味，以水七升，煮取三升，分温三服。

讲解：肺痿一病，上焦有热，咳唾涎沫不止又伤津液，故咽燥而渴，此渴当健其胃以生津液，不可一见渴便用白虎。

（四）【《千金》桂枝去芍药加皂荚汤】治肺痿吐涎沫。

桂枝三两，生姜三两，甘草二两，大枣十枚，皂荚（去皮子，炙焦）二枚。

上五味，以水七升，微微火，煮取三升，分温三服。

讲解：桂枝去芍药汤于《伤寒论》中用治"脉促胸满"上冲特甚，为上实下虚之证，兼见肺痿痰多、吐涎沫，可辨证用之。

（五）【《外台》桔梗白散】治咳而胸满，振寒，脉数，咽干不渴，时出浊唾腥臭，久久吐脓如米粥者，为肺痈。

桔梗、贝母各三分，巴豆（去皮，熬，研如脂）一分。

上三味，为散，强人饮服半钱匕，羸者减之。病在膈上者吐脓血；膈下者泻出；若下多不止，饮冷水一杯则定。

讲解：本方出自《外台》，其所治病症与前文桔梗汤条文一致。据方而言，桔梗、贝母排脓，巴豆攻下，于痈脓初成，而正气不虚之际，可以应用。本方与桔梗汤有虚实之别。

巴豆一药，既可涌吐，又可泻下，脓在膈上，可吐出脓血，脓在膈下，

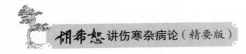

可泻出脓液。其性温下，遇冷可解，泻下太剧，则服冷粥、饮冷水可止。

（六）【《千金》苇茎汤】治咳有微热，烦满，胸中甲错，是为肺痈。

苇茎二升，薏苡仁半升，桃仁五十枚，瓜瓣半升。

上四味，以水一斗，先煮苇茎得五升，去滓，内诸药，煮取二升，服一升，再服，当吐如脓。

讲解：胸中甲错，即当肺之皮肤甲错，内定有痈脓或瘀血，咳而微热、烦满，均是热象，应以寒解之，苇茎汤主之。

方中瓜瓣现用冬瓜子，既可排脓，与苇茎相伍又可解热，薏苡仁排脓，桃仁祛瘀。

16. 肺痈，胸满胀，一身面目浮肿，鼻塞清涕出，不闻香臭酸辛，咳逆上气，喘鸣迫塞，葶苈大枣泻肺汤主之。（方见上，三日一剂，可至三四剂，此先服小青龙汤一剂，乃进。小青龙汤方见咳嗽门中）

讲解：本条虽冠以肺痈，但必是痈脓未成，痰涎壅盛之时，方可用本方治之。后言服小青龙汤，当误，无论肺痿、肺痈，单独使用小青龙汤机会不多。

第十八章　奔豚气病脉证治第八

论二首　方三首

1.师曰：病有奔豚，有吐脓，有惊怖，有火邪，此四部病，皆从惊发得之。

讲解：惊发，即精神上受到严重刺激，机体产生惊恐的反应。奔豚、惊怖、火邪皆可因火攻惊吓而起，惟吐脓不可理解。

2.师曰：奔豚病，从少腹起，上冲咽喉，发作欲死，复还止，皆从惊恐得之。

讲解：奔豚病发作时，气自少腹起上冲，过胸至咽喉，痛苦不堪，过后复常。可见奔豚是一种发作性神经官能症，是在惊恐基础上而来。

3.奔豚气上冲胸，腹痛，往来寒热，奔豚汤主之。

【奔豚汤】

甘草、芎劳、当归各二两，半夏四两，黄芩二两，生葛五两，芍药二两，生姜四两，甘李根白皮一升。

上九味，以水二斗，煮取五升，温服一升，日三夜一服。

讲解：往来寒热，为柴胡四证之一，腹痛亦可见于柴胡证，气上冲胸，胸胁必满，又是柴胡证之一，可见此为少阳柴胡证，但柴胡不治奔豚，故变化而为奔豚汤。

方中甘李根白皮，解热作用与柴胡相似，但有下气治奔豚之特殊效能。配合半夏、芍药、生姜、甘草、黄芩，如柴胡汤之组成。又用大量葛根，可见其定有项背强几几之症状，又用当归、芎劳补血之品，当有血虚之候。

临床奔豚病不很常见，其中现本方证者又少之更少。

4.发汗后，烧针令其汗，针处被寒，核起而赤者，必发奔豚，气从少腹上至心，灸其核上各一壮，与桂枝加桂汤主之。

【桂枝加桂汤】

桂枝五两，芍药三两，甘草（炙）二两，生姜三两，大枣十二枚。

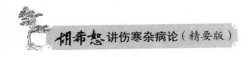

上五味，以水七升，微火煮取三升，去滓，温服一升。

讲解：发汗后表邪不解，再服桂枝汤即可，但医者反以烧针火劫其汗，而大汗出，针处感染，核起而红赤，机体又受刺激，必作奔豚，气从少腹上冲心，即前文所述症状之略写，当一方面以灸法治其感染，一方面以桂枝加桂汤治其奔豚。

大汗流漓，病必不解，表证未罢，重与桂枝汤，奔豚气上冲甚，故加重平冲降逆之桂枝用量。后世以奔豚自少腹起而言奔豚气为肾气上冲，而桂枝可泄肾气，此为无稽之谈，不足听信。

5. 发汗后，脐下悸者，欲作奔豚，茯苓桂枝甘草大枣汤主之。

【茯苓桂枝甘草大枣汤】

茯苓半斤，甘草（灸）二两，大枣十五枚，桂枝四两。

上四味，以甘澜水一斗，先煮茯苓，减二升，内诸药，煮取三升，去滓，温服一升，日三服。（甘澜水法：取水二斗，置大盆内，以杓扬之，水上有珠子五六千颗相逐，取用之）

讲解：里有停饮，外有表证，不利水而强发其汗，发汗药激动里水，则脐下悸动不宁，为发作奔豚之预兆，茯苓桂枝甘草大枣汤主之。

本方以桂枝甘草汤为基础，桂枝甘草汤治疗汗出过多而气上冲，心下悸，加入茯苓，既可利小便以解表，又要止悸动，配合桂枝善于治疗神经官能症。又加大枣健胃安中而利水下行。本方不仅可治欲作奔豚，凡脐下悸动、腹痛等，皆可应用本方。方后注言以甘澜水煎之，不必拘泥。

第十九章　胸痹心痛短气病脉证治第九

论一首　证一首　方十首

1.师曰：夫脉当取太过不及，阳微阴弦，即胸痹而痛，所以然者，责其极虚也。今阳虚知在上焦，所以胸痹、心痛者，以其阴弦故也。

讲解：太过、不及皆是病脉，凡病脉不出此二类，出此则为平脉，故诊察之时，当细察有无太过、不及。阳微阴弦，一说病位，在上为阳，在下为阴。一说内外，浮取为阳，沉取为阴，本处当取前说。阳微者寸微，微为不及，常主阳虚，即津液虚。阴弦者尺弦，弦为太过，常主寒邪。阳微则知上焦阳虚，阴弦则知下焦寒盛，寒趁虚上攻，发为胸痹，痹阻则痛，责其原因，当为上焦太虚之故。上焦若不虚，虽下焦寒盛，亦不会发作胸痹。

2.平人无寒热，短气不足以息者，实也。

讲解：平时无病之人，未患外感无寒热，无故短气不足以呼吸，当责其实，即里实：胃中停水、胃肠停食等。

3.胸痹之病，喘息咳唾，胸背痛，短气，寸口脉沉而迟，关上小紧数，栝楼薤白白酒汤主之。

【栝楼薤白白酒汤】

栝楼实（捣）一枚，薤白半斤，白酒七升。

上三味，同煮，取二升，分温再服。

讲解：人身之脉，皆随心脏跳动而现，故可有寸、关、尺部位形象之殊，断无三部脉同时迟数之异，本条应据前文"阳微阴弦"而改为"关上小紧弦"。胸痹短气喘息，咳唾痰涎，痛引胸背，寸口脉沉迟，主上有虚寒，关上稍有紧弦，候心下胃部稍有寒实、水饮。寒饮乘虚上攻，迫于胸膈则短气，攻至胸背则痛，波及肺则喘息咳唾，栝楼薤白白酒汤主之。

栝楼实，即整个果实，就是全瓜蒌，开胸祛痰下水，大量服用可缓下。薤白，即北京所称"小蒜"，东北称为"香根菜"，辛温散结气，长于治疗胸

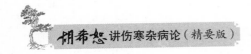

中痹塞而痛。二药以白酒煎煮，以助药力，临床善饮者可以白酒煎之，不善饮者可以黄酒代替，亦可但以水煎，不必强求。

4.胸痹不得卧，心痛彻背者，栝楼薤白半夏汤主之。

【栝楼薤白半夏汤】

栝楼实一枚，薤白三两，半夏半斤，白酒一斗。

上四味，同煮，取四升，温服一升，日三服。

讲解：胸痹，短气、喘息太盛以致于不得安卧，说明寒饮上攻更甚；彻者，通也，心痛直通于背，其势亦重于上条"胸背痛"，于栝楼薤白白酒汤基础上再加半夏降逆下气祛饮。

5.胸痹心中痞，留气结在胸，胸满，胁下逆抢心，枳实薤白桂枝汤主之；人参汤亦主之。

【枳实薤白桂枝汤】

枳实四枚，厚朴四两，薤白半斤，桂枝一两，栝楼实（捣）一枚。

上五味，以水五升，先煮枳实、厚朴，取二升，去滓，内诸药，煮数沸，分温三服。

【人参汤】

人参、甘草、干姜、白术各三两。

上四味，以水八升，煮取三升，温服一升，日三服。

讲解：胸痹自觉有气由胁下上冲于心，从而出现心中气塞痞结不通，胸中亦有气结之感而胀满，枳实薤白桂枝汤主之；如果中虚多寒，亦可发病，人参汤主之。但二者临床证候有所不同：若兼有呕逆，心下痞硬，则为人参汤证；若无胃虚停饮，而以胁下逆抢心为主证者，为枳实薤白桂枝汤证，二者有虚实之别。

枳实薤白桂枝汤亦是由栝楼薤白白酒汤发展而来，心中痞气而加枳实、厚朴行气消胀以去结气，气上抢心而加桂枝降逆平冲。人参汤即理中汤，人参健胃以消心下痞硬，干姜温中止呕，白术性温祛水，甘草安中益胃。

6.胸痹，胸中气塞，短气，茯苓杏仁甘草汤主之；橘枳姜汤亦主之。

【茯苓杏仁甘草汤】

茯苓三两，杏仁五十个，甘草一两。

上三味，以水一斗，煮取五升，温服一升，日三服（不差，更服）。

【橘枳姜汤】

橘皮一斤，枳实三两，生姜半斤。

上三味，以水五升，煮取二升，分温再服。(《肘后》《千金》云：治胸痹，胸中愊愊如满，噎塞习习如痒，喉中涩，唾燥沫)

讲解：胸痹气塞于胸中，满胀特甚，水气上攻而短气。茯苓杏仁甘草汤以祛水为主，偏重于短气；橘枳姜汤以行气为主，偏重于胸中气塞。

茯苓杏仁甘草汤方中，茯苓利尿逐饮，杏仁配合麻黄之类表药可解在表之水气，配合茯苓之类利水药，亦可祛在里之水，少加甘草可缓其急迫。

橘枳姜汤方中，橘皮后世认为其性温，燥湿祛饮，不欲重用，但仲景此处用至一斤，一斤十六两，一两相当于三钱，十六两即现代四两八钱，分温再服，每服二两四钱，用量极大，临床此药非重用不可见其疗效，去其气塞，一般可用八钱至一两。枳实伍橘皮以行气消胀满，生姜既祛水，又可止呕逆，方中亦重用此药。

此二方主治皆为胸满短气，而不兼胸痛，故不用栝楼、薤白之类。由橘枳姜汤方后《千金》注中可以看出，本方还可配合半夏厚朴汤治疗梅核气。

7. 胸痹缓急者，薏苡附子散主之。

【薏苡附子散】

薏苡仁十五两，大附子（炮）十枚。

上二味，杵为散，服方寸匕，日三服。

讲解：胸痹痛，时缓时急，时轻时重，久久不愈，薏苡附子散主之。

方中薏苡仁解凝，祛湿排脓。古人认为：痛者得寒则剧，得温则减。故止痛方中少有尽用寒凉药之例，本方以薏苡仁与附子相配，可治胸痹有湿有水者。本方临床亦可作汤剂，附子 6g、生薏仁 30g 为宜。

8. 心中痞，诸逆，心悬痛，桂枝生姜枳实汤主之。

【桂枝生姜枳实汤】

桂枝三两，生姜三两，枳实五枚。

上三味，以水六升，煮取三升，分温三服。

讲解：诸逆包括气逆、呕逆等，而致心中痞塞不快，心如被悬置一样疼痛，类似现代所言心绞痛，桂枝生姜枳实汤主之。

方中以桂枝为君，一可镇痛，一可配合生姜止其逆，以枳实行气消痞。

临床以大柴胡汤合桂枝茯苓丸治疗心绞痛，即已包含此方，心悸甚者，加重桂枝、茯苓用量。

9. 心痛彻背，背痛彻心，乌头赤石脂丸主之。

【乌头赤石脂丸】

蜀椒一两（一法二分），乌头（炮）一分，附子（炮）半两（一法一分），干姜一两（一法一分），赤石脂一两（一法二分）。

上五味，末之，蜜丸如梧子大，先食服一丸，日三服（不知，稍加服）。

讲解：心痛，牵扯至后背，后背疼牵扯至前心，没有已时，为痛之甚者，古人认为寒乘愈甚，其痛愈甚，乌头赤石脂丸主之。

方中集中附子、蜀椒、乌头、干姜四大温药，以温其寒，但温性多散，而心气畏之，故以赤石脂收敛养心制其辛散。心脏疾病寒极入阴可用此方，方中乌头当用毒性较小之川乌，不用草乌。

临床新病多实，治以大柴胡汤合桂枝茯苓丸方，久病确有真寒，则可以乌头赤石脂丸药久服。

10. 九痛丸治九种心痛。

附子（炮）三两，生狼牙（炙香）一两，巴豆（去皮心，熬，研如脂）一两，人参、干姜、吴茱萸各一两。

上六味，末之，炼蜜丸如桐子大，酒下，强人初服三丸，日三服；弱者二丸。兼治卒中恶，腹胀痛，口不能言。又治连年积冷，流注心胸痛，并冷肿上气、落马坠车血疾等，皆主之。忌口如常法。

讲解：此为后人加入，后世立方，常言通治多种疾病，有失仲景辨证立方之旨。

本方为温下之方，阴寒而属里实者，可参考使用。

本篇短气皆列入胸痹、心痛之中，未曾单独论治，而胸痹亦常牵连心痛，当融汇而看。

第二十章　腹满寒疝宿食病脉证治第十

论一首　脉证十六条　方十四首

一、腹满

1. 趺阳脉微弦，法当腹满，不满者必便难，两胠疼痛，此虚寒从下上也，以温药服之。

讲解：趺阳脉候脾胃，微者为虚，弦者为寒实，胃虚寒盛，法当腹满，若胃虚，在下之寒向上攻冲，不留于胃则不满，气不得下则大便难，冲于胸胁则两侧胸胁疼痛，二者皆当以温药温胃祛寒。

2. 病者腹满，按之不痛为虚，痛者为实，可下之。舌黄未下者，下之黄自去。

讲解：腹满，里有所结为实，里无所结为虚，虚者不痛喜按，实者腹痛拒按，实者可下，虚者不可下，宜服温药。舌苔黄为里实热之征候，下之后，里实得下，腹满痛可愈，黄苔自去。

3. 腹满时减，复如故，此为寒，当与温药。

讲解：上条言虚实，本条言寒热。若腹满时轻时重，时而和缓，时而腹满如故，此为寒，当以温药祛寒，言外之意，腹满不减，当为热。

4. 病者萎黄，躁而不渴，胸中寒实而利不止者，死。

讲解：《医宗金鉴》将本条"躁"改为"燥"，"胸"改为"腹"，当是。病人瘦弱，面色萎黄，面无血色，口干却不渴，为有寒实，津液不生则口燥，胃中寒实则不渴，即太阴篇中所言"脏有寒"，虚寒而使胃肠失其收涩而下利，为胃气衰败虚脱之象，当死。

5. 寸口脉弦者，即胁下拘急而痛，其人啬啬恶寒也。

讲解：脉弦，主少阳病，胁下拘急而痛，即"胸胁苦满"而胁痛，为小

203

柴胡汤证，其邪已传入少阳，但太阳未解，其人仍啬啬恶寒。本条言腹满痛亦有由于外感表邪内传所致者。

6. 夫中寒家，喜欠，其人清涕出，发热色和者，善嚏。中寒，其人下利，以里虚也，欲嚏不能，此人肚中寒（一云痛）。

讲解：风寒初中于人，闭塞九窍，故其人喜打哈欠，且善嚏、清涕出、发热面色和，皆是病在表未入里之象。中寒之人，下利致里虚，寒邪乘虚入里，邪不在表则无欠、嚏，此为肚中即里寒。

7. 夫瘦人绕脐痛，必有风冷，谷气不行，而反下之，其气必冲，不冲者，心下则痞也。

讲解：寒邪盛于里，刺激肠胃则绕脐痛，内有风冷，不能消谷，谷气不能运化输布，则人瘦弱，当与温药。若反下之，虚其胃，寒更上冲，不冲者，寒邪踞于心下而痞硬，发为人参证。

8. 病腹满，发热十日，脉浮而数，饮食如故，厚朴七物汤主之。

【厚朴七物汤】

厚朴半斤，甘草三两，大黄三两，大枣十枚，枳实五枚，桂枝二两，生姜五两。

上七味，以水一斗，煮取四升，温服八合，日三服。呕者加半夏五合，下利去大黄，寒多者加生姜至半斤。

讲解：腹满而发热，看似阳明病，但十日之时，脉仍浮数，为太阳病脉，病尚在表。《伤寒论》215条言："若能食者，但硬尔，宜大承气汤下之。"若为阳明病，发热十日，胃中当有结滞，不能食，此处饮食如故，可知其腹满发热，非全因于阳明，当责之太阳、阳明二经，故以厚朴七物汤解表、消胀。

本方以小承气汤加重枳实、厚朴名厚朴三物汤消胀，另以桂枝去芍药汤解表平冲，表里同治。方后加减当略去。

本节腹满病，未言虚寒证治法方药，因其已详述于《伤寒论》中，四逆汤、厚朴生姜半夏甘草人参汤皆可选用，里实之腹满，可参阳明病篇，本节但言一表里同病之特例。

9. 腹中寒气，雷鸣切痛，胸胁逆满，呕吐，附子粳米汤主之。

【附子粳米汤】

附子（炮）一枚，半夏半升，甘草一两，大枣十枚，粳米半升。

上五味，以水八升，煮米熟，汤成，去滓，温服一升，三日服。

讲解：腹中有寒水之气，雷鸣者，言其肠鸣之响亮，切痛者，言其腹痛之剧烈，寒水上攻则胸胁逆满而呕吐，附子粳米汤主之。方中附子振兴机能，紧张组织，半夏止呕，甘草、大枣、粳米甘缓止痛。

本方亦治寒疝，寒疝一病，包括小肠疝气，人之肠管，包容于大网膜之内，若人虚弱，组织松弛，网膜出现缝隙，肠管误漏一段，嵌于夹缝之中，而发剧痛。此病主因在虚，组织沉衰，附子恰可起其沉衰，恢复组织紧张，而古人认为附子祛寒，故疝之病因亦在于寒。另肠管自身松弛，折叠扭转，亦现肢厥腹中剧痛，相当于现代所言肠梗阻之一种，古人亦认为其是寒疝，治疗仍以附子祛寒，恢复组织机能。

10. 痛而闭者，厚朴三物汤主之。

【厚朴三物汤】

厚朴八两，大黄四两，枳实五枚。

上三味，以水一斗二升，先煮二味，取五升，内大黄，煮取三升，温服一升，以利为度。

讲解：腹胀满而痛，大便不通，厚朴三物汤主之。本方为小承气汤增加厚朴、枳实行气之力，而以厚朴为君。

11. 按之心下满痛者，此为实也，当下之，宜大柴胡汤。

【大柴胡汤】

柴胡半斤，黄芩三两，芍药三两，半夏（洗）半升，枳实（炙）四枚，大黄二两，大枣十二枚，生姜五两。

上八味，以水一斗二升，煮取六升，去滓，再煎，温服一升，日三服。

讲解：里实证中大承气汤与大柴胡汤有所区别：前者实在胃肠，症状由下及上，由里及外，而后者病及心下、胸胁，病位较之在上，故本条言心下满痛，即是大柴胡汤证，病人仍当有"呕不止，心下急，郁郁微烦"之症状，此处略写。

12. 腹满不减，减不足言，当须下之，宜大承气汤。

【大承气汤】

大黄（酒洗）四两，厚朴（去皮，炙）半斤，枳实（炙）五枚，芒硝三合。

上四味，以水一斗，先煮二物，取五升，去滓，内大黄，煮取二升，内芒硝，更上火微一二沸，分温再服，得下，余勿服。

讲解：本条与前文"腹满时减，复如故，此为寒"相对应，彼有虚寒，不可下。本条所言腹满不减或稍稍减轻，微不足道，为实，当须攻下，下之里实得去，腹满得消，有大承气汤证者可服大承气汤。

13. 心胸中大寒痛，呕不能饮食，腹中寒，上冲皮起，出见有头足，上下痛而不可触近，大建中汤主之。

【大建中汤】

蜀椒（去汗）二合，干姜四两，人参二两。

上三味，以水四升，煮取二升，去滓，内胶饴一升，微火煎取一升半，分温再服，如一炊顷，可饮粥二升，后更服，当一日食糜，温覆之。

讲解：胃虚有寒则呕不能食，寒气冲于心胸则心胸中大感寒痛，腹中之陈寒客冷刺激胃肠，腹皮由于胃肠蠕动随之而动，上下起伏，如虫之头足，寒盛则腹痛不可触近，大建中汤主之。

方中蜀椒、干姜大温，人参大补，饴糖缓急止痛，全方温补脾胃，散寒止痛。

14. 胁下偏痛，发热，其脉紧弦，此寒也，以温药下之，宜大黄附子汤。

【大黄附子汤】

大黄三两，附子（炮）三枚，细辛二两。

上三味，以水五升，煮取二升，分温三服；若强人煮取二升半，分温三服，服后如人行四五里，进一服。

讲解：胁下一侧疼痛，古人认为此为寒实，寒实结踞，偏于一侧，脉紧弦既主寒，又主实，故知其发热非有热，乃寒迫外散所致，宜大黄附子汤。

本方中附子、细辛性热祛寒，大黄攻下，与附子、细辛相伍，可下寒邪，为温下之法。本方临床不仅用于胁下偏痛，凡痛在一侧者皆可加减应用。

15. 寒气厥逆，赤丸主之。

【赤丸】

茯苓四两，乌头（炮）二两，半夏（洗）四两（一方用桂），细辛一两（《千金》作人参）。

上四味，末之，内真朱为色，炼蜜丸如麻子大，先食酒饮下三丸，日再，夜一服，不知，稍增之，以知为度。

讲解：本条言词简略，当结合方药理解。其所言"寒气"即前文所讲既有寒，又有水气，而致四肢厥逆，此外，另当有腹中痛等症状，赤丸主之。

方中以茯苓、半夏祛水气，乌头、细辛散寒邪，但半夏、乌头相反，初学者应避免使用，实则未见其害。研末而复加朱砂，其色赤，故名赤丸。

二、寒疝

1. 腹痛，脉弦而紧，弦则卫气不行，即恶寒，紧则不欲食，邪正相搏，即为寒疝。寒疝绕脐痛，若发则白津出，手足厥冷，其脉沉弦者，大乌头煎主之。

【大乌头煎】

乌头（熬，去皮，不㕮咀）大者五枚。

上以水三升，煮取一升，去滓，内蜜二升，煎令水气尽，取二升，强人服七合，弱人服五合。不差，明日更服，不可一日再服。

讲解：腹痛，脉弦紧，主有寒实，弦为里寒，里寒盛，则营卫不利于外而恶寒，紧为里实，胃虚寒盛，则不欲食而腹痛，绕脐绞痛，疼痛发作时则冷汗自出，手足厥冷，白津即冷汗。脉沉弦者，沉为在里，弦主寒实，大乌头煎主之。

方中乌头大力祛寒，蜜一可缓急止痛，二可解乌头之毒。

2. 寒疝腹中痛，及胁痛里急者，当归生姜羊肉汤主之。

【当归生姜羊肉汤】

当归三两，生姜五两，羊肉一斤。

上三味，以水八升，煮取三升，温服七合，日三服。若寒多者，加生姜成一斤；痛多而呕者，加橘皮二两、白术一两。加生姜者，亦加水五升，煮取三升二合，服之。

讲解：寒疝血虚，肌肉痉挛则里急，腹痛胁痛，以当归生姜羊肉汤温中补血。

方中重用生姜温中散寒，当归、羊肉补血养正。本方临床不常用，类似症状多可服大乌头煎而愈。

3. 寒疝腹中痛，逆冷，手足不仁，若身疼痛，灸刺诸药不能治，抵当乌头桂枝汤主之。

【乌头桂枝汤】

乌头。

上一味，以蜜二斤，煎减半，去滓，以桂枝汤五合解之，得一升后，初服二合，不知，即取三合；又不知，复加至五合。其知者，如醉状，得吐者，为中病。

【桂枝汤】

桂枝（去皮）三两，芍药三两，甘草（炙）二两，生姜三两，大枣十二枚。

上五味，锉，以水七升，微火煮取三升，去滓。

讲解：寒疝腹痛，四肢逆冷，手足麻木不仁，为寒在里，若身疼痛，为外不解，内外合邪，其痛必剧，非一般套方、灸刺可治，必以乌头桂枝汤方可抵当其证。

本方为桂枝汤与大乌头煎之合方，一解表邪，一祛里寒，服后可出现头晕、吐水如酒醉之瞑眩状态，过后病愈，但亦与乌头之毒性有关，临床应用当自小剂量开始服用。

4. 其脉数而紧乃弦，状如弓弦，按之不移。脉数弦者，当下其寒；脉紧大而迟者，必心下坚；脉大而紧者，阳中有阴，可下之。

讲解：本条应置于大黄附子汤条中，脉紧为脉包裹紧致，再加之数，即成弓弦状之弦脉，按之不移。脉数主热，脉弦主寒实，可以大黄附子汤温下，下之则寒去热自消。脉紧大为太过，迟为不及，太过不及杂合于中，可发为心下坚实痞塞之证。脉大热实，紧者寒实，大而紧为阳中有阴，亦可施以温下之法。本条以脉定证，似为后人手笔。

附方：

（一）**【《外台》乌头汤】** 治寒疝腹中绞痛，贼风入攻五脏，拘急，不得转侧，发作有时，使人阴缩，手足厥逆（方见上）。

讲解：本条内有寒疝腹中拘急绞痛发作有时，甚则前阴收缩，手足厥逆，外有贼风欲入五脏，故以乌头汤外解表邪，内祛里寒，"方见上"为误，当为历节篇中之乌头汤。

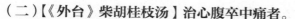

（二）【《外台》柴胡桂枝汤】治心腹卒中痛者。

柴胡四两，黄芩、人参、芍药、桂枝、生姜各一两半，甘草一两，半夏二合半，大枣六枚。

上九味，以水六升，煮取三升，温服一升，日三服。

讲解：此条非论寒疝，仅是心腹间骤然疼痛，小柴胡汤可治"邪高痛下"之腹痛，而桂枝汤亦可和营安中以治腹痛。

（三）【《外台》走马汤】治中恶、心痛、腹胀、大便不通。

杏仁二枚，巴豆（去皮心，熬）二枚。

上二味，以绵缠，捶令碎，热汤二合，捻取白汁，饮之当下，老小量之，通治飞尸鬼击病。

讲解：巴豆为温下药，里有寒实可以此药下之，杏仁与巴豆相伍，可开破结气，有助于里实下行。飞尸、鬼击皆为古人病名，言其发病迅速。

三、宿食

1. 问曰：人病有宿食，何以别之？师曰：寸口脉浮而大，按之反涩，尺中亦微而涩，故知有宿食，大承气汤主之。

讲解：本条言如何辨别宿食。寸口脉浮主热，大亦主热，为热实之象，浮大之脉应滑，此处却按之反涩，主血不足，尺中微涩，为里无阳、津液虚，热实血不足，里当有宿食结聚，则谷气不布，可以大承气汤下其宿食。

2. 脉数而滑者实也，此有宿食，下之愈，宜大承气汤。

讲解：脉滑数，为里有结实，为宿食病常有之脉，而未致津液虚竭，故不涩，亦以大承气汤下之。上条所言邪实正虚，当尽快下之，以防养痈成患，故曰"主之"，本条虽已结实，但尚未伤津，故曰"宜"，即可斟酌下之。

3. 下利不饮食者，有宿食也，当下之，宜大承气汤。

大承气汤方（见前痉病中）。

讲解：下利有所去，当能食，此条却不欲饮食，为胃中仍有所结，若为宿食，可以大承气汤下之，但临床另有一类，下利不欲饮食，非因宿食者，不可贸然攻下。

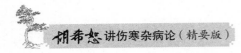

4. 宿食在上脘，当吐之，宜瓜蒂散。

【瓜蒂散】

瓜蒂（熬黄）一分，赤小豆（煮）一分。

上二味，杵为散，以香豉七合煮取汁，和散一钱匕，温服之。不吐者，少加之，以快吐为度而止。（亡血及虚者不可与之）

讲解：上脘为胃之上端，仅以此病位而论治是不够的，当有温温欲吐而不得吐等症状，方可以瓜蒂散吐之。

方中瓜蒂为苦味涌吐药，不伤正气，赤小豆养正祛水，豆豉开宣气机可助瓜蒂所涌之物外达。

5. 脉紧如转索无常者，有宿食也。脉紧，头痛风寒，腹中有宿食不化也。（一云寸口脉紧）

讲解：绳索转动时手感起伏无常，名曰"转索无常"，即滑脉，沉取紧张任按为紧，紧而兼滑如血液充实，上下流利之脉，可主于里有宿食。脉紧，既可出现于宿食病中，又可见于头痛风寒之表证中，此处即告诫后人勿见一脉便定某病，当四诊合参，全面考虑。

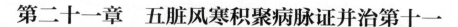

第二十一章　五脏风寒积聚病脉证并治第十一

论二首　脉证十七条　方二首

1.肺中风者，口燥而喘，身运而重，冒而肿胀。

讲解：古人认为肺合皮毛，如前文所言"风伤皮毛，内舍于肺"，肺中风即风邪闭塞皮毛，邪热与气息上冲则口燥而喘，身动而沉重，头晕、肿胀，皆示有水，因于肺中风，气受伤则津液不行，变为水湿。

2.肺中寒，吐浊涕。

讲解：此条曾于肺痿篇提及。非寒生于肺，为胃中停饮，上冲于肺所致，当吐浊沫如涕，以甘草干姜汤治之。

3.肺死脏，浮之虚，按之弱如葱叶，下无根者，死。

讲解：肺旺于秋，秋脉应毛，即浮，平人脉浮依附胃气，当浮而和缓，若胃气衰败无根，肺无所依，则脉浮虚无力，称为肺之真脏脉现，多死。

4.肝中风者，头目𥆧，两胁痛，行带伛，令人嗜甘。

讲解：肝主风，更中风邪，风太盛则动，头目𥆧动，两胁为肝经所过，故疼痛，风为阳热，肝主筋，肝中风则筋弛不收，使人不能直腰而行走伛偻。肝属木，喜条达，病则苦急，欲食甘药缓其急。

5.肝中寒者，两臂不举，舌本燥，喜太息，胸中痛，不得转侧，食则吐而汗出也。（《脉经》《千金》云：时盗汗、咳，食已吐其汁）

讲解：寒为阴邪，中于肝则筋拘挛紧急而两臂不举；肝被寒郁，不能疏泄，则舌本燥，喜太息；寒气向上攻冲，则胸中痛，以至于不得转侧。肝病常常及胃，肝弱则胃强，阳明热结则食不下，食后即吐，阳明热盛则汗出。

6.肝死脏，浮之弱，按之如索不来，或曲如蛇行者，死。

讲解：脉浮取弱，重按如索不动或不见端直，而见弯曲如蛇行状，二者皆是肝之真脏脉，死。

211

7. 肝着，其人常欲蹈其胸上，先未苦时，但欲饮热，旋覆花汤主之。（臣林亿等校诸本旋覆花汤方皆同）

讲解：着者，瘀滞而不行，气滞血瘀，肝不能条达，则胸中气塞，欲以手足蹈其胸，使气机得畅，欲饮热可见使之气滞血瘀者，为寒，旋覆花汤主之。

本方见于妇人杂病篇，由旋覆花、葱白、新绛组成，现新绛均以红花代替，可行气活血祛瘀散寒。

8. 心中风者，翕翕发热，不能起，心中饥，食即呕吐。

讲解：中风影响心脏，称为心中风，非风邪中于心内。翕翕发热，为太阳中风证，风主火，为阳邪，风火助其炎势则翕翕发热，表证身疼则不能起，中风波及心，心虚则心中饥，《黄帝内经》言"心悬如病饥"，即心中空虚如被悬空之感，胃受热扰而不能食，食即呕吐。

9. 心中寒者，其人苦病心如啖蒜状，剧者心痛彻背，背痛彻心，譬如蛊注。其脉浮者，自吐乃愈。

讲解：心为火脏，被寒束缚，其火内郁，不得外出则如食蒜之热辣，甚则心痛彻背，背痛彻心，如同虫前后穿行而疼痛不止。脉浮者，病有上越之机，得吐乃愈。

10. 心伤者，其人劳倦，即头面赤而下重，心中痛而自烦，发热，当脐跳，其脉弦，此为心脏伤所致也。

讲解：心伤，既非中风，亦非中寒，乃由内伤而得。心伤，心气必虚，心虚而阳易动，动则颜面红赤，心虚不能交于下，则下重。心阳上虚，肾阴乘虚上攻，则心中痛而发烦热，脐跳为水动之状，弦为有水之脉，皆由心脏内伤，肾水上冲引起。

古人认为心火必须交于下，肾水必须交于上，其人乃安。

11. 心死脏，浮之实如麻豆，按之益躁疾者，死。

讲解：心脉应于洪，附于胃气则洪而和缓，若浮取坚实如弹丸豆类，按之越发躁疾，毫无和缓，为死脏。

12. 邪哭使魂魄不安者，血气少也；血气少者属于心，心气虚者，其人则畏，合目欲眠，梦远行而精神离散，魂魄妄行。阴气衰者为癫，阳气衰者为狂。

讲解：无故悲伤名曰邪哭，悲则魂魄不安，为血少不足养心之故。心君气虚，其人多惊多恐，合目欲眠之时，常梦远行，此精神离散，魂魄妄行见诸梦境。血气衰少不足养心，发如上述症状者为癫；津液衰少，津虚大便硬，发为阳明病则为狂。

13. 脾中风者，翕翕发热，形如醉人，腹中烦重，皮目眴眴而短气。

讲解：古人认为脾主肌肉，脾中风则肌肉不和，肌不和则翕翕发热、呕吐、眩晕之状如醉人，为停水之象也，内有水湿则腹中烦重，水气及表则皮肤、眼皮眴眴而动，皆是由于脾行津液功能受阻所致。

14. 脾死脏，浮之大坚，按之如覆杯，洁洁状如摇者，死。（臣亿等：详五脏各有中风、中寒，今脾只载中风；肾中风、中寒俱不载者，以古文简乱极多，去古既远，无文可以补缀也）

讲解：脾脉应缓弱，若浮取大而坚硬，沉取如内有覆杯，洁洁、中空状，中空且摇摆不定，为脾之真脏脉现，主死。

15. 趺阳脉浮而涩，浮则胃气强，涩则小便数，浮涩相搏，大便则坚，其脾为约，麻子仁丸主之。

【麻子仁丸】

麻子仁二升，芍药半斤，枳实一斤，大黄一斤，厚朴一尺，杏仁一升。

上六味，末之，炼蜜和丸梧桐子大，饮服十丸，日三，渐加，以知为度。

讲解：趺阳脉候胃，浮主热，胃热则强，由于小便频数，故脉涩，涩主津虚血少，胃气亢热，小便频数，皆伤津液，肠中干燥，则大便坚硬，古人称其为"脾约"。脾为胃行津液，胃中干，脾无津可输，行津液功能受到约束，故称"脾约"，实则为胃之病。当以麻子仁丸滋润养液，同时攻下。此病多不觉腹胀满，不大便亦不觉所苦，临床习惯性便秘、老年性便秘，多见此证。

16. 肾着之病，其人身体重，腰中冷，如坐水中，形如水状，反不渴，小便自利，饮食如故，病属下焦，身劳汗出，衣（一作表）里冷湿，久久得之，腰以下冷痛，腹重如带五千钱，甘姜苓术汤主之。

【甘草干姜茯苓白术汤】

甘草二两，白术二两，干姜四两，茯苓四两。

上四味，以水五升，煮取三升，分温三服，腰中即温。

讲解：水饮内盛则身体重，水湿性寒聚于腰部则腰中冷，如坐冷水中，时有水肿。水气病一般多由于小便不利引起，继而出现水液代谢障碍，而见口渴，此处反因劳动汗出，衣服潮湿不及时更换，冷湿之衣覆于体表，则汗被郁而不得出，久蓄痹塞于组织则发病。体内有水湿，欲从小便排出，但排之不去，故虽小便频数而病不除。未影响津液四布则不渴，病在下而不在胃，故饮食如故。腰腹冷重，如缠绕五千铜线一般，甘姜苓术汤主之。

方中甘草、干姜温中祛寒，亦治小便数，苓、术祛除水气。临床此方常用，若兼血虚，可与当归芍药散合方。

17. 肾死脏，浮之坚，按之乱如转丸，益下入尺中者，死。

讲解：肾脉当沉，若浮取坚硬，按之急，乱如转动之弹丸，由寸至尺，越向下取愈发严重，为肾之真脏脉现，死。

18. 问曰：三焦竭部，上焦竭，善噫，何谓也？师曰：上焦受中焦气，未和，不能消谷，故能噫耳；下焦竭，即遗溺失便，其气不和，不能自禁制，不须治，久则愈。

讲解：三焦虚竭各有部位：上焦接受中焦之气，中焦脾胃不和，则不能消谷，谷不消则无精气以奉上，故上焦虚，胃虚气逆则善嗳气。下焦亦秉气于中焦，中焦之气不和，上虚不能制下，则二便失禁，此病无须治其下焦，必待中焦气和，乃可自愈，应以甘草干姜汤治其中焦。

19. 师曰：热在上焦者，因咳为肺痿；热在中焦者，则为坚；热在下焦者，则尿血，亦令淋秘不通。大肠有寒者，多鹜溏；有热者，便肠垢。小肠有寒者，其人下重便血；有热者，必痔。

讲解：热在上焦，肺受之，因咳而为肺痿；热在中焦，胃受之，而为阳明病之大便坚；热在下焦，膀胱受之，热伤血络而为尿血，热伤津液而为淋秘不通。大肠有寒，多发为便溏如鹜便；大肠有热，多发为肠垢即痢疾。小肠属火，若有寒则移寒于大肠，寒多失其收涩，发为下重即脱肛，脱肛时伴有便血；小肠本属火，再加热邪，移热于大肠而为痔疮。

20. 问曰：病有积、有聚、有穀气，何谓也？师曰：积者，脏病也，终不移；聚者，腑病也，发作有时，展转痛移，为可治；穀气者，胁下痛，按之则愈，复发为穀气。诸积大法：脉来细而附骨者，乃积也。寸口积在胸中；微出寸口，积在喉中；关上，积在脐旁；上关上，积在心下；微下关，积在少腹。尺中，积在气冲；脉出左，积在左；脉出右，积在右；脉两出，积在

中央；各以其部处之。

讲解："穀"即"谷"。积为脏病，病位最深藏而不泻，始终不移动；聚，为腑病，病位较浅，泻而不藏，川流不息，发作有时，聚散无常，辗转挪动则疼痛转移，为可治。谷气，胁下疼痛，按之则愈，不按复痛，类似现代所言消化不良，更无大碍。

积病，阻碍气血流动，故脉细，其病在脏，病位极深，故脉沉如附于骨上。寸脉沉细，积在上焦胸中；稍稍高出寸脉，积在喉中；关脉沉细，积在中焦脐旁；关之上沉细，积在心下；关之下沉细，积在少腹；尺脉沉细，积在气冲穴位置；沉细见于左脉，则积在左；沉细见于右脉，则积在右；两手均见沉细脉，其积在中央。根据其积所在部位而处理。此以脉定位之法，非独用于诊积，各种疾病都有应用之机会。

第二十二章　痰饮咳嗽病脉证并治第十二

论一首　脉二十一条　方十八首

1. 问曰：夫饮有四，何谓也？师曰：有痰饮，有悬饮，有溢饮，有支饮。

讲解：痰饮为一概称，细分可分四类：痰饮、悬饮、溢饮、支饮。

2. 问曰：四饮何以为异？师曰：其人素盛今瘦，水走肠间，沥沥有声，谓之痰饮；饮后水流在胁下，咳唾引痛，谓之悬饮；饮水流行，归于四肢，当汗出而不汗出，身体疼重，谓之溢饮；咳逆倚息，短气不得卧，其形如肿，谓之支饮。

讲解：此条以水之处所、形状言四饮不同。病人以前丰腴，今反瘦弱，因其津液不化，无以布散，则形体瘦弱，所饮之水，不待变化为津便由胃至肠，沥沥有声，此为痰饮，黏稠者为痰，稀薄者为饮，概言之则是痰饮；饮后水未至肠间，流于胁下如悬，咳唾之时，牵引胁下疼痛，甚至胸胁皆痛，此为悬饮；饮水流行至四肢体表，水在体表应从汗解，当汗出而不得汗出，身体疼重，此为溢饮，溢者，溢于外也；水饮由下及上，波及肺，则咳嗽上逆、短气，倚坐喘息，不得平卧，卧则水饮压迫横隔膜，喘咳更剧，倚坐时水饮就下，则稍觉平稳，其身亦肿，此为支饮，支者，由下支于上也。

3. 水在心，心下坚筑，短气，恶水不欲饮。水在肺，吐涎沫，欲饮水。水在脾，少气身重。水在肝，胁下支满，嚏而痛。水在肾，心下悸。

讲解：本条以五脏言饮之不同，水在心，非心脏中有水，而是在水饮病影响下出现心脏症状之意，不可死于句下。筑者，跳动也，水在心，则心下胃部坚硬跳动，胃中有水则短气，恶水而不欲饮，后人言因心属火，最畏恶水，故有此种症状，亦可。水在肺，咳吐涎沫，涎沫多则津伤，而欲饮水，即言支饮。里有水，碍及中气则少气，水流四肢则身重，脾主四肢，故言水在脾。胁下为肝之部位，故悬饮胁下支满，嚏而痛，名之水在肝。水在肾，当发为脐下悸动，"心下悸"当为误。

4. 夫心下有留饮，其人背寒冷如手大。留饮者，胁下痛引缺盆，咳嗽则辄已（一作转甚）。胸中有留饮，其人短气而渴。四肢历节痛，脉沉者，有留饮。

讲解：心下即胃有水饮留而不去，水性寒，背当胃之后，自觉寒冷如手掌大小。饮留于胁下，则胁下痛牵引至心胸缺盆穴，咳嗽则引痛更甚，亦是言悬饮症状。水气波及胸中，则短气而渴，此亦言支饮。脉沉者当责有水，水流四肢则四肢历节疼痛而重，此亦言溢饮。

5. 膈上病痰，满喘咳吐，发则寒热，背痛腰疼，目泣自出，其人振振身瞤剧，必有伏饮。

讲解：膈上有痰，平日不显，遇外界诱因则发胀满、喘咳、吐逆，皆为内有伏饮所现，发热恶寒、腰背疼痛、涕泪自出，此为外有表证所现。振振身瞤剧，有两解：一是喘咳所致，一是水饮所致，结合临床所见，当以前者为是。平素潜伏不显，遇诱因而发作，故名为伏饮，留饮与伏饮区别即在于平素显与不显。

6. 夫病人饮水多，必暴喘满。凡食少饮多，水停心下，甚者则悸，微者短气。脉双弦者寒也，皆大下后善虚，脉偏弦者饮也。肺饮不弦，但苦喘短气。支饮亦喘而不能卧，加短气，其脉平也。

讲解：此病指大病，大病之后胃多虚弱，虽欲饮水，但须少少与饮之，不可以水灌之，饮多胃不消水，蓄积于心下则满，水饮压迫横隔膜则喘，发为痰饮病。食少者，胃气弱，饮水多则留于心下，甚则影响心脏而悸，轻则阻碍呼吸而短气，仲景书中常常引用这一理论，前文业已提及。饮脉多弦，水属气分，水饮病脉之异常多见于右手，若水饮不应下而误下，则里虚生寒，寒脉亦弦，而见诸双手，此句语序倒装，可变为"脉偏弦者饮也，脉双弦者寒也，皆大下后喜虚"。惟肺饮多夹外邪而病，故其脉浮而不弦，苦喘短气乃为外邪所诱发。支饮类似肺饮，其脉不弦。

7. 病痰饮者，当以温药和之。

讲解：痰饮病，皆由于胃虚，胃虚而后停饮，饮性寒，其胃虚，故当以温药和其胃，祛其寒，不可妄自攻下。

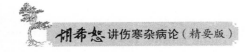

8. 心下有痰饮，胸胁支满，目眩，苓桂术甘汤主之。

【苓桂术甘汤】

茯苓四两，桂枝三两，白术三两，甘草二两。

上四味，以水六升，煮取三升，分温三服，小便则利。

讲解：胃虚，寒饮趁虚上犯，则胸胁部感到自下而上之逆满，水饮上冲，则头晕目眩，苓桂术甘汤主之。

方中以桂枝甘草汤治其气上冲，再加苓、术使水由小便出。

9. 夫短气有微饮，当从小便去之，苓桂术甘汤主之（方见上）；肾气丸亦主之（方见脚气中）。

讲解：水停心下，微者短气，故云"短气有微饮"，当利其小便，祛其微饮。苓桂术甘汤与肾气丸皆可利小便、祛微饮，但其临床运用却有不同：苓桂术甘汤证偏于邪实，肾气丸偏于正虚，且前者病在中焦，后者病偏于下。

10. 病者脉伏，其人欲自利，利反快，虽利，心下续坚满，此为留饮欲去故也，甘遂半夏汤主之。

【甘遂半夏汤】

甘遂（大者）三枚，半夏十二枚（以水一升，煮取半升，去滓），芍药五枚，甘草（炙）如指大一枚（一本作无）。

上四味，以水二升，煮取半升，去滓，以蜜半升和药汁，煎取八合，顿服之。

讲解：沉为有水，伏为沉之甚者，其水更重，病人希望下利，水可排出，使人心中畅快而不以下利为苦。虽然机体良能欲借下利祛水，但体内水饮太盛，非机能所及，留饮欲去而不得去，心下继续坚满，当以甘遂半夏汤下水。

甘遂，下水力强，半夏下气利水，二药合用以治心下坚满，心腹肌肉拘挛，故以芍药甘草汤治其拘急。方中甘遂与甘草相反，因其蜜煎，服之无害，临床见心下坚满，二便不利，腹挛急，按之抵抗或疼痛可用本方。曾以本方治疗一肝癌腹水病例，下水极效，延长了患者的生命。但甘遂有毒，药性猛峻，既伤胃气，又损肝气，故用之当慎，或与扶正药配合应用，方保周全。

11. 脉浮而细滑，伤饮。

讲解：伤于饮，为水饮病之轻减阶段，故脉未沉反浮，内有水饮则脉中血少，故脉细，有水则滑。

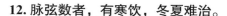

12. 脉弦数者，有寒饮，冬夏难治。

讲解：脉弦数，虽脉弦可以主寒，但为寒实，若与数相配，为有热之象，后言其"有寒饮，冬夏难治"难以说通，且以脉定证，某季难治等文辞，显非仲景手笔。

13. 脉沉而弦者，悬饮内痛。病悬饮者，十枣汤主之。

【十枣汤】

芫花（熬）、甘遂、大戟各等分。

上三味，捣筛，以水一升五合，先煮肥大枣十枚，取九合，去滓，内药末，强人服一钱匕，羸人服半钱，平旦温服之；不下者，明日更加半钱。得快下后，糜粥自养。

讲解：脉沉为有水，弦者主痛，为悬饮引痛，十枣汤主之。

方中甘遂、大戟、芫花均为下水峻药，且皆有毒，必须以大枣煎汤和胃制毒，且视身体强弱适量服用，不可一日再服，以防过量伤人，服后畅快下利，而水去之后，当以糜粥养胃。

临床可用三药各二～三钱，将大枣增至一斤，煮至烂熟去皮、核，后放三药，煎煮片刻，去滓服汤，可治疗肝硬化腹水，对于胸水尤其有效。

14. 病溢饮者，当发其汗，大青龙汤主之，小青龙汤亦主之。

【大青龙汤】

麻黄（去节）六两，桂枝（去皮）二两，甘草（炙）二两，杏仁（去皮尖）四十个，生姜（切）三两，大枣十二枚，石膏（碎）如鸡子大。

上七味，以水九升，先煮麻黄，减二升，去上沫，内诸药，煮取三升，去滓，温服一升，取微似汗，汗多者，温粉粉之。

【小青龙汤】

麻黄（去节）三两，芍药三两，五味子半升，干姜三两，甘草（炙）三两，细辛三两，桂枝（去皮）三两，半夏（洗）半升。

上八味，以水一斗，先煮麻黄，减二升，去上沫，内诸药，煮取三升，去滓，温服一升。

讲解：水饮流于四肢，应汗出而不汗出，名为溢饮，当发其汗，大青龙汤、小青龙汤皆可发汗，利水气，但前者见不汗出而烦躁，或口舌干，恶寒重，脉浮紧；后者口舌不干，不渴，而咳嗽、喘息症状偏重。临床以前者多

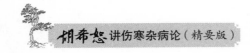

见，故将其置于前，云其主之，后者亦主之。

15. 膈间支饮，其人喘满，心下痞坚，面色黧黑，其脉沉紧，得之数十日，医吐下之不愈，木防己汤主之。虚者即愈，实者三日复发，复与不愈者，宜木防己汤去石膏加茯苓芒硝汤主之。

【木防己汤】

木防己三两，石膏（鸡子大）十二枚，桂枝二两，人参四两。

上四味，以水六升，煮取二升，分温再服。

【木防己去石膏加茯苓芒硝汤】

木防己二两，桂枝二两，人参四两，芒硝三合，茯苓四两。

上五味，以水六升，煮取二升，去滓，内芒硝，再微煎，分温再服，微利则愈。

讲解：胃中停水，向上冲逆于膈，故曰"膈间支饮"，水向上压迫横隔膜则满，涉及肺则喘，胃虚水停则心下痞结坚硬，内有水饮现于面色常见黑褐，脉沉为有水，紧主水饮结实，得病数十天，吐下皆不愈，木防己汤主之。服药后，病偏虚者即愈，偏实者虽当时见效，但三日后当复发，再服木防己汤则无效，应服木防己去石膏加茯苓芒硝汤加强祛水祛实作用。

木防己汤中大量应用人参治其胃虚，桂枝平冲降气，木防己祛水，大量使用可通利二便，石膏不仅用于祛热，于此方中更发挥稀薄痰结之作用以治痞坚、喘满。

16. 心下有支饮，其人苦冒眩，泽泻汤主之。

【泽泻汤】

泽泻五两，白术二两。

上二味，以水二升，煮取一升，分温再服。

讲解：冒者，头沉如戴重物，眩者头晕目眩，心下支饮常见此症状，泽泻汤主之。方中泽泻甘寒入胃，祛胃水，白术苦温健胃祛水。入胃祛水止冒眩之药主要有三种：一是泽泻，祛水力强，但其性偏寒；二是白术，温性祛水；三是茯苓，治眩冒力量较弱，但长于治疗心悸。

17. 支饮胸满者，厚朴大黄汤主之。

【厚朴大黄汤】

厚朴一尺，大黄六两，枳实四枚。

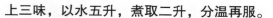

上三味，以水五升，煮取二升，分温再服。

讲解：支饮里实，气不下行，与水饮同时向上冲逆，厚朴大黄汤主之。本方为小承气汤加重用量而成，厚朴、枳实不仅行气，还可行水、行食滞，大便闭结不通，而加大黄，临床大黄最重可用至 10g。

18. 支饮不得息，葶苈大枣泻肺汤主之（方见肺痈篇中）。

讲解：支饮逆满太甚，水饮充斥压迫于肺，而呼吸困难，葶苈大枣泻肺汤主之。方中葶苈子用治肺水，其位在上，甘遂、大戟、芫花虽亦治肺，但其位稍偏于下。

19. 呕家本渴，渴者为欲解，今反不渴，心下有支饮故也，小半夏汤主之。（《千金》云：小半夏加茯苓汤）

【小半夏汤】

半夏一升，生姜半斤。

上二味，以水七升，煮取一升半，分温再服。

讲解：胃中停水，则人呕吐，支饮向上冲逆，呕吐更甚，吐伤津液，其人口渴，口渴当胃中水去，故为欲解。现反不渴，为心下有支饮，随吐随聚，小半夏汤主之。

方中生姜散寒祛饮，半夏降逆祛饮，以治支饮上逆之证。

20. 腹满，口舌干燥，此肠间有水气，己椒苈黄丸主之。

【己椒苈黄丸】

防己、椒目、葶苈（熬）、大黄各一两。

上四味，末之，蜜丸如梧子大，先食饮服一丸，日三服，稍增，口中有津液。渴者加芒硝半两。

讲解：本病相当于前文所讲狭义痰饮，饮下之水均走于肠间，不能化生津液，不充形体则人瘦，不润上焦则口舌干燥，水蓄肠间则腹满，己椒苈黄丸主之。

方中防己、椒目、葶苈子皆可利尿逐水，大黄既利大便，又利小便，可使水饮由二便排出。临床实证腹水多有应用本方机会，四药均用 10g 煎服，或将大黄稍酌减量，水去津还，口中有津液即是见效。渴加芒硝之说不足取。

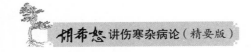

21. 卒呕吐，心下痞，膈间有水，眩悸者，小半夏加茯苓汤主之。

【小半夏加茯苓汤】

半夏一升，生姜半斤，茯苓三两（一法四两）。

上三味，以水七升，煮取一升五合，分温再服。

讲解：膈间有水，即胃中支饮，向上冲逆，则骤然呕吐，而为水痞，与小半夏汤证相似，但复见眩、悸症状，当加茯苓利水而止悸眩。

22. 假令瘦人脐下有悸，吐涎沫而癫眩，此水也，五苓散主之。

【五苓散】

泽泻一两一分，猪苓（去皮）三分，茯苓三分，白术三分，桂枝（去皮）二分。

上五味，为末，白饮服方寸匕，日三服，多饮暖水，汗出愈。

讲解：此条亦论狭义痰饮，痰饮走于肠间，则脐下悸，津液不布则人瘦，水饮可引起癫痫而眩冒、吐涎沫，五苓散主之。

五苓散集猪苓、茯苓、白术、泽泻四种利水药，既可治悸，又可治眩，还可治渴，另加桂枝降其冲逆，以止其上攻眩冒、吐涎沫。本篇讨论了诸多水饮可产生的病症，故有"怪病多问水"一辞，临床当注意审察。

附方：

【《外台》茯苓饮】治心胸中有停痰宿水，自吐出水后，心胸间虚，气满不能食。消痰气，令能食。

茯苓、人参、白术各三两，枳实二两，橘皮二两半，生姜四两。

上六味，水六升，煮取一升八合，分温三服，如人行八九里进之。

讲解：心胸中有痰饮停蓄，呕吐出水后，心胸间水去则空虚，但复又有水上逆而气满，胃中有水则不能食，以茯苓饮健胃，祛水进食。

本方即是四君子汤去甘草而加入橘枳姜汤，临床可用治胃虚停食停饮之胃部不适症状，方中橘皮用量较少，临床见不欲饮食、呃逆嗳气者，可酌加用量，若呕吐较重，可与小半夏汤合方。

23. 咳家其脉弦，为有水，十枣汤主之（方见上）。

讲解：饮脉多弦，因水饮而咳者，既可为悬饮，又可为支饮，或者二者兼有之。十枣汤主之。

24. 夫有支饮家，咳烦胸中痛者，不卒死，至一百日，一岁，宜十枣汤（方见上）。

讲解：本条承上条而言，支饮频繁，咳嗽不止，悬饮心中痛，此又为二者相兼之病，当时不死，其病迁延至一百天，甚至一年，仍当服十枣汤祛饮。

25. 久咳数岁，其脉弱者可治，实大数者死；其脉虚者必苦冒，其人本有支饮在胸中故也，治属饮家。

讲解：多年久咳，其人正虚，脉当弱，若脉实大而数，说明邪盛，正不胜邪，当死。临床非咳嗽如此，凡久病正虚者，都有这样的规律。脉虚可治之人，若胸中本有支饮，其人苦冒眩，当根据治疗水饮之法治之。

26. 咳逆倚息，不得卧，小青龙汤主之（方见上文肺痈中）。

讲解：久有支饮潜伏，遇风寒外感诱发，而出现咳逆倚息不得平卧，小青龙汤主之。

27. 青龙汤下已，多唾口燥，寸脉沉，尺脉微，手足厥逆，气从小腹上冲胸咽，手足痹，其面翕热如醉状，因复下流阴股，小便难，时复冒者，与茯苓桂枝五味甘草汤，治其气冲。

【桂苓五味甘草汤】

茯苓四两，桂枝（去皮）四两，甘草（炙）三两，五味子半升。

上四味，以水八升，煮取三升，去滓，分三温服。

讲解：服下青龙汤后，咳逆倚息不得卧症状好转，口燥为服小青龙汤后，水饮消散的效验，但饮未全去，故仍多唾。寸脉沉为里有水，尺脉微主血少津虚，血虚不达四末则手足厥逆，手足麻痹不仁，胃水稍去，其热浮现，致使翕然发热，面红如醉酒状。虽服青龙汤，胃中之水有所消散，但支饮特点即是由下自上冲逆，补其消散之水，则自觉气从小腹上冲胸咽，如欲作奔豚，水气上冲稍有停息，则复向下流于阴股间，但时有冲逆，冲则水不下，故小便难，时时眩冒，总体来看此时治疗重点应在止其上冲，故与茯苓桂枝五味甘草汤。

本方以桂枝甘草汤为底方，治疗气冲心悸，另加茯苓利水治其眩冒，五味子治其本病咳嗽。

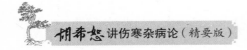

28. 冲气即低，而反更咳，胸满者，用桂苓五味甘草汤去桂，加干姜、细辛，以治其咳满。

【苓甘五味姜辛汤】

茯苓四两，甘草三两，干姜三两，细辛三两，五味半升。

上五味，以水八升，煮取三升，去滓，温服半升，日三。

讲解：服桂苓五味甘草汤后，气冲得降，但反而咳嗽、胸满症状突显，故去桂枝，加入干姜、细辛辛温发散，配合五味子温中散饮以治咳满，名为苓甘五味姜辛汤，临床此方常用。

29. 咳满即止，而更复渴，冲气复发者，以细辛、干姜为热药也。服之当遂渴，而渴反止者，为支饮也。支饮者，法当冒，冒者必呕，呕者复内半夏，以去其水。

【桂苓五味甘草去桂加姜辛夏汤】

茯苓四两，甘草三两，细辛二两，干姜二两，五味子，半夏各半升。

上六味，以水八升，煮取三升，去滓，温服半升，日三。

讲解：服上方后，咳嗽、胸满即愈，但细辛、干姜为热药，服后出现口渴，但仅渴片刻，之后支饮复上，口渴即止，为水饮未去之象。此处冲逆复发非气上冲，乃是因内有支饮向上冲逆所致，故去桂。支饮上冲，法当眩冒而呕，应加半夏降逆祛饮，名曰"苓甘五味姜辛夏汤"。

30. 水去呕止，其人形肿者，加杏仁主之。其证应内麻黄，以其人遂痹，故不内之。若逆而内之者，必厥。所以然者，以其人血虚，麻黄发其阳故也。

【苓甘五味加姜辛半夏杏仁汤】

茯苓四两，甘草三两，五味半升，干姜三两，细辛三两，半夏半升，杏仁（去皮尖）半升。

上七味，以水一斗，煮取三升，去滓，温服半开，日三。

讲解：服上方水饮去则呕吐止，若其人身体浮肿，当加麻黄利水消肿，但因为其人血虚手足麻痹，不可再以麻黄夺其津液。若再用麻黄，血虚夺津，便由手足麻痹发展为四肢厥逆，故以杏仁代替麻黄，虽利水而不大发汗，名曰"苓甘五味姜辛夏仁汤"。

31. 若面热如醉，此为胃热上冲熏其面，加大黄以利之。

【 苓甘五味加姜辛半杏大黄汤 】

茯苓四两，甘草三两，五味半升，干姜三两，细辛三两，半夏半升，杏仁半升，大黄三两。

上八味，以水一斗，煮取三升，去滓，温服半升，日三。

讲解：若面热如同醉酒，乃是胃热上冲其面，胃热在本病一系列症状中为最轻，于治疗水饮方剂中稍加大黄利之即可，名曰"苓甘五味姜辛夏仁大黄汤"。

32. 先渴后呕，为水停心下，此属饮家，小半夏加茯苓汤主之（方见上）。

讲解：前文小半夏汤条言"呕家本渴"，本条"先渴而呕"，因其渴而饮水，水入不化，停积胃中，久则呕出，此属饮家，当服小半夏汤，若方加茯苓，症必见悸。

第二十三章　消渴小便不利淋病脉证并治第十三

脉证九条　方六首

一、消渴

1. 厥阴之为病，消渴，气上冲心，心中疼热，饥而不欲食，食即吐蛔，下之不肯止。

讲解：此条类似《伤寒论》厥阴篇提纲证。厥阴病，为气血俱虚之病，虚故引水自救则消渴，上虚则下寒上攻，冲逆于心则心中疼痛烦乱，冲逆于胃则不欲饮食，蛔虫受寒所迫而上行，吐则随饮食之物同出。半表半里之虚寒证，本不下利，若经误下，再虚其里病及太阴，则下利不止。本条举消渴的一种症见，可知消渴包括糖尿病，糖尿病只是消渴的一种表现形式，二者不可等同。

2. 寸口脉浮而迟，浮即为虚，迟即为劳；虚则卫气不足，劳则荣气竭。

讲解：寸口脉浮迟，浮可主虚，卫气不足；迟为虚劳、营血不足：荣卫俱虚，可致消渴。

3. 趺阳脉浮而数，浮即为气，数即为消谷而大坚（一作紧）。气盛则溲数，溲数即坚，坚数相搏，即为消渴。

讲解：本条言中消之病。趺阳脉以候胃，浮则胃强，为胃气盛之应；数主热而能化食消谷。之后"而大坚"三字为衍文，当去之。胃热迫津外出则小便频数，小便数，津液被夺则大便坚，坚数相搏，体内水分丧失，发为消渴，类似于西医所言糖尿病。

4. 男子消渴，小便反多，以饮一斗，小便一斗，肾气丸主之（方见脚气中）。

讲解：男子消渴，多与肾虚相关。下焦虚，失于收摄则小便反多。津伤则口渴多饮，但饮一斗，小便亦是一斗，发为消渴，肾气丸主之。临床若见小便失禁或小便频数之消渴病，可投此方，以恢复下焦机能，但糖尿病人见此方证者不多。

5. 脉浮，小便不利，微热消渴者，宜利小便发汗，五苓散主之（方见上）。渴欲饮水，水入则吐者，名曰水逆，五苓散主之（方见上）。

讲解：表邪未去则脉浮微热，小便不利则废水不得排出，旧水不去，新水不生，虽饮多而仍渴，水停蓄胃中，量多则发生水逆，症见"渴欲饮水，水入则吐"，以五苓散利小便，发汗。

6. 渴欲饮水不止者，文蛤散主之。

【**文蛤散**】

文蛤五两。

上一味，杵为散，以沸汤五合，和服方寸匕。

讲解：仅见渴欲饮水不止者，文蛤散主之。文蛤一药，有两种说法：一说为有纹之蛤，有止渴之功效；一说为五倍子之别称，可收敛止渴，现常取前说而多以牡蛎代之。

二、淋病

1. 淋之为病，小便如粟状，小腹弦急，痛引脐中。

讲解：本篇所言淋病，为小便淋沥，艰涩难通之病，非现代属性传播疾病之淋病，本条所云病症，属于石淋，即类似泌尿系结石。泌尿系中结石，碎小者随小便排出如粟状颗粒，大者阻于尿路，使小便淋沥艰涩，排尿不畅则小腹弦急痛引脐中。

2. 趺阳脉数，胃中有热，即消谷引食，大便必坚，小便即数。

讲解：本条与消渴第 3 条意思相同，仅文字稍有变化。

3. 淋家不可发汗，发汗则必便血。

讲解：淋家，小便淋沥不通，废水蓄于下焦而生热，全身废水停积则津液减少，再发汗，一伤津液，二助其热，热伤下焦则便血。

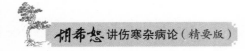

三、小便不利

1. 小便不利者，有水气，其人若渴，栝楼瞿麦丸主之。

【栝楼瞿麦丸】

栝楼根二两，茯苓三两，薯蓣三两，附子（炮）一枚，瞿麦一两。

上五味，末之，炼蜜丸梧子大，饮服三丸，日三服，不知，增至七八丸，以小便利，腹中温为知。

讲解：里有水气而致口渴小便不利，与五苓散证相似，本条栝楼瞿麦丸证偏阴，而五苓散证偏阳。

方中栝楼根、薯蓣为滋补药，健胃生津，瞿麦、茯苓利尿，加入附子治机能沉衰所致之小便不利。据方后注本病当有腹中不温一症。

2. 小便不利，蒲灰散主之；滑石白鱼散、茯苓戎盐汤并主之。

【蒲灰散】

蒲灰七分，滑石三分。

上二味，杵为散，饮服方寸匕，日三服。

【滑石白鱼散】

滑石二分，乱发二分（烧），白鱼二分。

上三味，杵为散，饮服方寸匕，日三服。

【茯苓戎盐汤】

茯苓半斤，白术二两，戎盐弹丸大一枚。

上三味，先将茯苓、白术以水五升，煮取三升，入戎盐再煎，分温三服。

讲解：本条即指小便不利而淋沥艰涩者。蒲灰散方中蒲灰既可止血，又可利尿，配伍滑石消炎，利尿止痛。滑石白鱼散中，滑石利尿解热，乱发止血、利尿，白鱼即鲤鱼之类，祛水利尿。茯苓戎盐汤，以苓、术利尿，而以戎盐，即矿物青盐，咸寒软坚祛热。三方可于小便艰涩不利之症中选用。

3. 渴欲饮水，口干舌燥者，白虎加人参汤主之（方见中暍中）。

讲解：本条应置于消渴病中，临床可以本方治疗糖尿病，常加用牡蛎、栝楼根、麦冬。

4. 脉浮发热，渴欲饮水，小便不利者，猪苓汤主之。

【猪苓汤】

猪苓（去皮）、茯苓、阿胶、滑石、泽泻各一两。

上五味，以水四升，先煮四味，取二升，去滓，内胶烊消，温服七合，日三服。

讲解：本方亦治小便淋沥不利，为泌尿系疾病最常应用之方剂。方中猪苓、滑石、泽泻均是寒性利尿药，泽泻又能解渴，应加大其用量，阿胶滋阴养血，亦可与通利之品相伍而祛瘀。

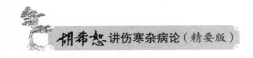

第二十四章　水气病脉证并治第十四

论七首　脉证五条　方八首

1.师曰：病有风水，有皮水，有正水，有石水，有黄汗。风水，其脉自浮，外证骨节疼痛，恶风；皮水，其脉亦浮，外证胕肿，按之没指，不恶风，其腹如鼓，不渴，当发其汗；正水，其脉沉迟，外证自喘；石水，其脉自沉，外证腹满不喘；黄汗，其脉沉迟，身发热，胸满，四肢头面肿，久不愈，必致痈脓。

讲解：水气病分有五类：风水、皮水、正水、石水、黄汗。脉浮、恶风、骨节疼痛皆是表证之象，故既有水肿，又有外感者称为风水。皮水脉浮，但不恶风可知非有表证未解，为水气在于皮间之故，其特点是脚肿，按之没指，其腹中空如鼓为无里实，不渴为无里热，可发其汗以解皮间水气，发汗亦指风水治法而言。水正当于心下胃中，名正水。里有寒水，则脉沉迟，向上压迫横隔膜则喘。石水亦在里，脉自沉，部位在下故腹满，不及于肺则不喘。里有水气，外有表虚则发黄汗，有水则脉沉迟，四肢头面肿，水郁于里则发热，表虚则虽汗出而表不解，据后文所述，黄汗多见气上攻冲则为胸满，若久不愈，津伤热盛则致痈脓。

2.脉浮而洪，浮则为风，洪则为气。风气相搏，风强则为隐疹，身体为痒，痒为泄风，久为痂癞，气强则为水，难以俯仰。风气相击，身体洪肿，汗出乃愈，恶风则虚，此为风水；不恶风者，小便通利，上焦有寒，其口多涎，此为黄汗。

讲解：本条论述风水为病。脉浮洪，浮为外感风邪之应，洪为水气之应，风邪与水气相搏，若风邪胜则发隐疹，静时隐藏，搔之起疹，疹起而身痒，古人称为"泄风"，身痒搔抓破溃，久成痂癞，类似于现代所言"荨麻疹"。若津液停滞则化为支饮，咳逆上气，令人难以俯仰。风邪与水气相当，身体肿甚而表虚恶风则为风水，当发汗解之。不恶风而小便通利，其口多涎，乃寒饮在上焦，为黄汗，本处仅以是否恶风鉴别风水与黄汗，因后文仍将提及，在此对黄汗解释较略。

3. 寸口脉沉滑者，中有水气，面目肿大，有热，名曰风水。视人之目窠上微拥，如蚕新卧起状，其颈脉动，时时咳，按其手足上，陷而不起者，风水。

讲解：本条论述诱发风水的原因及风水外证。脉沉滑为里有水饮，而致面目肿大；复感外邪而身热，外邪诱发水气为病，发为风水。风水症见眼眶上肿如蚕新卧起状，手足按之陷而不起，皆因于水，而颈脉跳动，时时咳嗽，则因表证。风水外症多种多样，本条所述仅是一种，但总的病机是既有外感，又有水气。

4. 太阳病，脉浮而紧，法当骨节疼痛，反不疼，身体反重而酸，其人不渴，汗出即愈，此为风水。恶寒者，此为极虚，发汗得之。渴而不恶寒者，此为皮水，身肿而冷，状如周痹。胸中窒，不能食，反聚痛，暮躁不得眠，此为黄汗。痛在骨节，咳而喘，不渴者，此为脾胀，其状如肿，发汗即愈。然诸病此者，渴而下利，小便数者，皆不可发汗。

讲解：太阳伤寒脉浮紧，当骨节疼痛，但里有水气则反不疼而身酸沉、不渴，亦是风水，与《伤寒论》39条大青龙汤证相似，汗出则愈。风水当恶寒不甚，但发汗太过，表虚严重则恶寒亦重。若无表证而不恶寒者，为皮水，但因其口渴故不可发汗，水性寒则身肿而冷，全身为寒饮所痹阻，状如周痹。

胸中胀满憋闷，入夜烦躁而不能食为黄汗。骨节疼痛，喘咳不渴者，据后文应改"脾胀"为"肺胀"，肺胀之病多见眼睛微肿，并非一身洪肿，故称"如肿"，汗之可愈。

但水气为病，若见口渴或下利，或小便频数，皆有津伤之虑，不可发汗，此为本条要点，应予以重视。

5. 里水者，一身面目黄肿，其脉沉，小便不利，故令病水。假如小便自利，此亡津液，故令渴也，越婢加术汤主之（方见下）。

讲解：里水为因小便不利而发之于里的水气病。里有水则脉沉、身肿，水郁于里而生热，则肿中带黄。若小便频数，水有出路，则不病里水，但其伤津可致口渴。里水当以越婢加术汤主之，临床本方同于肾炎腹水疗效极佳。里水但言其病因，非于五种水气病中又出一病，后世有将其改为皮水者，

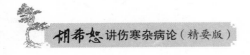

不当。

6. 趺阳脉当伏，今反紧，本自有寒，疝瘕腹中痛，医反下之，下之即胸满短气；趺阳脉当伏，今反数，本自有热，消谷，小便数，今反不利，此欲作水。

讲解：里有水，胃气常虚衰，则趺阳脉当沉伏，若趺阳脉紧，是因为除水气外，本有积寒、疝气、癥瘕而腹痛，医者误下，寒水上攻则胸满、短气。若趺阳脉数，为有热，热则消谷，小便频数，但此时小便不利而致热不得泄，当利其小便，否则日久欲作水气病。

7. 寸口脉浮而迟，浮脉则热，迟脉则潜，热潜相搏，名曰沉；趺阳脉浮而数，浮脉即热，数脉即止，热止相搏，名曰伏；沉伏相搏，名曰水；沉则络脉虚，伏则小便难，虚难相搏，水走皮肤，即为水矣。

讲解：寸口脉浮而迟，浮为有热，迟为血虚津不足，浮迟相搏结，热伤津血，使津血愈虚，即沉，此沉非言脉由浮转沉，乃指津液血液虚衰之意。趺阳脉浮而数，浮为有热，数为小便不利而停水，二者相合，名曰伏。络脉中津液空虚，加之小便不利，里有停水，水凑于络脉之虚，走于皮肤，发为皮水。本条所讲脉证混乱，当前后互看，恐非仲景原意。

8. 寸口脉弦而紧，弦则卫气不行，即恶寒，水不沾流，走于肠间。

讲解：本条言营卫不利于外而致水气病。饮食入胃，化生精气，入于血管中，化而色赤者为血，营为其用；出于血管者为气，卫为其用。若营卫不利，使精气不变为津液而走于肠间，则化为水，但其脉未必一定为伤寒弦紧之脉。以水浸之谓之沾，运行不息谓之流，水不沾流，即水液代谢失其濡润、流动之常。

9. 少阴脉紧而沉，紧则为痛，沉则为水，小便即难。

讲解：少阴为肾脉，紧则腰痛，沉则水道不通，下焦水停不行，小便不利，而为水气病。

10. 脉得诸沉，当责有水，身体肿重。水病脉出者死。

讲解：里有水饮则脉沉，组织水分过多则身体沉重而肿，真正里水之病若脉浮，为正不胜邪，当死。

11. 夫水病人，目下有卧蚕，面目鲜泽，脉伏，其人消渴，病水腹大，小便不利，其脉沉绝者，有水，可下之。

讲解：里水概括石水、正水，本条言里水可下者。水气病者当睑肿而色鲜泽，脉沉伏，水停于内，津气不布则消渴，水积于肠间则腹部胀大，小便不利，脉沉伏近乎绝迹不出者，为水气病危重之候，非下水而无他法，可下之。

12. 问曰：病下利后，渴饮水，小便不利，腹满因肿者，何也？答曰：此法当病水，若小便自利及汗出者，自当愈。

讲解：病下利之后，津液丧失，胃气未复，病人渴欲饮水，可稍稍与之，若多饮胃难消水，且小便不利，水无所出，则病水气而腹满身肿，当利其小便或发其汗，使水可外泄则愈。本条示人在治疗水气病中，切要顾护胃气，胃气一败，其病难治。

13. 心水者，其身重而少气，不得卧，烦而躁，其人阴肿；肝水者，其腹大，不能自转侧，胁下腹痛，时时津液微生，小便续通；肺水者，其身肿，小便难，时时鸭溏；脾水者，其腹大，四肢苦重，津液不生，但苦少气，小便难；肾水者，其腹大，脐肿腰痛，不得溺，阴下湿如牛鼻上汗，其足逆冷，面反瘦。

讲解：心水，组织中水分过多则身重，水气自下而上压迫横隔膜则少气、不得卧，心为阳脏，心火被水困而烦躁，心火不得下交而阴肿。肝水，胁下肝区疼痛，里有腹水则腹大不能转侧，水不在胃，故津液可生，但肝病影响脾胃，故仅是"微生"而已，水不在肾，故小便通利，此处形容类似肝硬化腹水症状。肺水，古人认为肺合皮毛而主气，通调水道，下输膀胱，为水之上源，因肺而致水气病，皮肤当肿，小便不利，水谷不别，走于大肠则时时溏泄如鸭溏。脾水，脾主腹则腹大，脾主四肢则四肢沉重，脾胃气虚则津液不生，里有水饮则少气、小便难。肾水，脐下为肾所主则脐肿腹大，腰为肾之府则腰痛，肾主水司二便则不得小便，寒饮在下，水不得出，渗透于外如牛鼻上汗，水在下焦则足冷，面不肿反瘦。

14. 师曰：诸有水者，腰以下肿，当利小便；腰以上肿，当发汗乃愈。

讲解：本条言水气病治疗总则。各种水气病，其肿在下，水有下趋之势应利其小便；其肿在于腰上，水有外出之机，应发其汗。非独水病，各种疾病，都应把握因势利导之原则。

15. 师曰：寸口脉沉而迟，沉则为水，迟则为寒，寒水相搏。趺阳脉伏，水谷不化，脾气衰则鹜溏，胃气衰则身肿。少阳脉卑，少阴脉细，男子则小便不利，妇人则经水不通，经为血，血不利则为水，名曰血分。

讲解：寸口脉沉迟，沉为有水，迟为有寒，为寒水相搏于里，其胃当虚，故趺阳脉伏。胃气虚则水谷不化，津血枯竭，络脉空虚，里之寒饮凑其虚而致身肿，脾气虚不能运水则便溏。十二经脉，受气于胃，胃为十二经之海，胃虚则少阳脉微，少阴脉细，皆是不足之象。此少阳指手少阳三焦经，三焦不利决渎失司，而少阴肾虚，水道不通则小便不利、经水不通，经水滞留不通，变为瘀血，瘀血又可影响水液代谢而为水气病，此病之因在于瘀血，男、女皆可发生，名曰血分。临床肝硬化腹水常夹瘀血而生。

16. 问曰：病者苦水，面目身体四肢皆肿，小便不利，脉之不言水，反言胸中痛，气上冲咽，状如炙肉，当微咳喘。审如师言，其脉何类？师曰：寸口沉而紧，沉为水，紧为寒，沉紧相搏，结在关元，始时当微，年盛不觉，阳衰之后，营卫相干，阳损阴盛，结寒微动，肾气上冲，喉咽塞噎，胁下急痛。医以为留饮而大下之，气击不去，其病不除。后重吐之，胃家虚烦，咽燥欲饮水，小便不利，水谷不化，面目手足浮肿。又以葶苈丸下水，当时如小差，食饮过度，肿复如前，胸胁苦痛，象若奔豚，其水扬溢，则浮咳喘逆。当先攻击冲气，令止，乃治咳，咳止，其喘自差。先治新病，病当在后。

讲解：寸口脉沉紧，沉为水，紧为寒，寒水结在关元，开始时轻微，加之年轻气盛故不察觉。待年事稍长，营卫不谐阳衰阴进，则寒结扰动，发病类似奔豚：气上冲胸，胸中疼痛，胁下急痛，喉咽塞噎如有炙肉阻结，医者误以为里有留饮而大下之，下后气冲不减，复误吐而重伤津液，津伤则虚，胃燥则烦，咽干欲饮水，胃虚而里有寒饮，则小便不利，水谷不生，面目手足俱肿。医者又以葶苈丸即葶苈大枣泻肺汤为丸下其水气，当时稍有缓解，但胃气过虚，饮食过度则肿复如前，气上攻冲则胸胁苦满，状若奔豚，水与气同上则面目浮肿，咳喘气逆，此时当治其气上冲，再治其咳喘，最后治结在关元之寒饮，以先治新病，后治宿疾。本节文字冗长，四六文体，非仲景之风。

17. 风水，脉浮身重，汗出恶风者，防己黄芪汤主之。腹痛者加芍药。

【防己黄芪汤】

防己一两，黄芪一两一分，白术三分，甘草（炙）半两。

上锉，每服五钱匕，生姜四片，枣一枚，水盏半，煎取八分，去滓，温服，良久再服。

讲解：本条"腹痛者加芍药"恐为后人加入，当去。汗出恶风为表虚不固，重为多湿。与水多之肿有别，脉浮为湿邪在表，治以实表为法，防己黄芪汤主之。

本方为桂枝汤去桂枝、芍药，加防己、黄芪、白术而成。无表邪则去桂，津液未伤则去芍，黄芪、甘草、生姜、大枣四药相伍，补中健胃而外以实表，另以白术、防己祛水。本条虽以症状相似而言风水，但据方义而言，并非发汗之剂，属皮水之列。

18. 风水恶风，一身悉肿，脉浮不渴，续自汗出，无大热，越婢汤主之。

【越婢汤】

麻黄六两，石膏半斤，生姜三两，大枣十五枚，甘草二两。

上五味，以水六升，先煮麻黄，去上沫，内诸药，煮取三升，分温三服。恶风者加附子一枚，炮。风水加术四两。（《古今录验》）

讲解：风水，除有一身俱肿之水气，脉浮恶风之表证，尚有里热迫汗连续外出，但又非阳明之蒸蒸发热、濈然汗出，不渴为风水可汗之征，故与越婢汤解表利水而清里热，方后加减为后人添入。

19. 皮水为病，四肢肿，水气在皮肤中，四肢聂聂动者，防己茯苓汤主之。

【防己茯苓汤】

防己三两，黄芪三两，桂枝三两，茯苓六两，甘草二两。

上五味，以水六升，煮取二升，分温三服。

讲解：皮水，水在皮肤中，故四肢肿，若四肢微微动摇，为水、气相击上冲之象，防己茯苓汤主之。

方中桂枝、甘草平冲，大量茯苓祛水，三者相伍，可以治疗四肢瞤动，防己、茯苓利水，黄芪实其络脉之虚，既可逐水外出，又可防其病复。

20.里水，越婢加术汤主之；甘草麻黄汤亦主之。

【越婢加术汤】（方见上，于内加白术四两，又见脚气中）

【甘草麻黄汤】

甘草二两，麻黄四两。

上二味，以水五升，先煮麻黄，去上沫，内甘草，煮取三升，温服一升，重复汗出，不汗，再服，慎风寒。

讲解：里水，为由小便不利而引起之水气病，当利其小便，越婢加术汤主之，前文已经论述。但甘草麻黄汤似非治里水之剂，里水不利小便，仅发其汗，非其治也。此方或可用于无汗而喘，其症急迫之风水为病。

21.水之为病，其脉沉小，属少阴；浮者为风；无水虚胀者为气；水发其汗即已。脉沉者宜麻黄附子汤；浮者宜杏子汤。

【麻黄附子汤】

麻黄三两，甘草二两，附子（炮）一枚。

上三味，以水七升，先煮麻黄，去上沫，内诸药，煮取二升半，温服八分，日三服。

【杏子汤】（未见，恐是麻黄杏仁甘草石膏汤）

讲解：水气病，脉沉小，即脉微细，属少阴病，若脉浮则是太阳病，二者皆属表，均可发为风水，发汗则愈。但仅是虚胀，内无水饮，外无水证者为气病，不可发汗。可发汗者，少阴脉沉者，宜麻黄附子汤；太阳脉浮者，宜杏子汤。杏子汤，后世有人认为即麻杏石甘汤，有人认为是甘草麻黄汤加杏子，但均属臆测，而无实据，根据《伤寒论》第39条既言水气为病，又与少阴证相鉴别，且方证相配合理，方中又有杏仁，恐当是大青龙汤。

22.厥而皮水者，蒲灰散主之（方见消渴中）。

讲解：厥者为血少，再发皮水，不可发汗，只可利其小便，蒲灰散主之，观方药组成，其证当有热象。

23.问曰：黄汗之为病，身体肿（一作重），发热汗出而渴，状如风水，汗沾衣，色正黄如药汁，脉自沉，何从得为之？师曰：以汗出入水中浴，水从汗孔入得之，宜芪芍桂酒汤主之。

【黄芪芍桂苦酒汤】

黄芪五两，芍药三两，桂枝三两。

上三味，以苦酒一升，水七升，相和，煮取三升，温服一升，当心烦，服至六七日乃解。若心烦不止者，以苦酒阻故也（一方用美酒醴代苦酒）。

讲解：黄汗病，身肿、发热、汗出而渴，状似风水，但汗出色黄，脉沉，为二者不同。汗出入水为黄汗发病原因之一，并非所有黄汗病皆由此来。黄汗病，丧失大量体液以致渴，不可再发其汗，芪芍桂酒汤主之。

方中黄芪补虚，桂枝、芍药和其营卫，苦酒即醋味酸收敛，杜其汗出。服后突然汗止，而心烦，服至六七日可除。

24. 黄汗之病，两胫自冷；假令发热，此属历节。食已汗出，又身常暮盗汗出者，此劳气也。若汗出已，反发热者，久久其身必甲错。发热不止者，必生恶疮。若身重，汗出已辄轻者，久久必身瞤。瞤即胸中痛，又从腰以上必汗出，下无汗，腰髋弛痛，如有物在皮中状，剧者不能食，身疼重，烦躁，小便不利，此为黄汗，桂枝加黄芪汤主之。

【桂枝加黄芪汤】

桂枝三两，芍药三两，甘草二两，生姜三两，大枣十二枚，黄芪二两。

上六味，以水八升，煮取三升，温服一升，须臾饮热稀粥一升余，以助药力，温服取微汗；若不汗，更取。

讲解：黄汗与历节之区别在于两胫冷热，黄汗为水气病，水寒就下，两胫发冷；历节亦汗出色黄，但其为温热病，两胫当热。黄汗有三大主症：汗出、发热、身肿痛。以下详论之。饭后汗出，入夜盗汗，非有热，为虚劳所致，汗出已，当热去身凉，若反而发热说明精气外泄，邪留于里，正不胜邪，久之伤及血脉，始则瘀血，肌肤甲错，甚则蚀肉腐肌，生为恶疮。若停湿停水而身重，汗出水气随之外泄则身体轻快，黄汗冲气夹水上攻，则身瞤动，胸中痛，水随气上冲则上有汗，下无汗，水气不冲之时，稽留腰间则腰髋无力而疼痛，水气于皮中如有虫爬行，甚者水饮冲气影响胃气则不能食，有水则身重，在表营卫不和则身疼。水困于里则烦躁，小便不利，此为黄汗，桂枝加黄芪汤为其正治。

方中桂枝汤解表祛热，黄芪补其表虚，以治黄汗。曾治一女性患者，西医诊为肝硬化，其面黧黑，腰部疼痛行走困难，屡服治肝方药罔效，虽无黄疸，但偶然发现其衣领沾有黄汗，遂与桂枝加黄芪汤，很快康复。黄汗一病，临床少见，但确实存在，至于其终属何病，病因如何，其黄由何而来，尚未可知，有待后人探讨。

25. 师曰：寸口脉迟而涩，迟则为寒，涩为血不足。趺阳脉微而迟，微则为气，迟则为寒。寒气不足，则手足逆冷；手足逆冷则营卫不利；营卫不利，则腹满肠鸣相逐，气转膀胱，荣卫俱劳；阳气不通即身冷，阴气不通即骨疼；阳前通则恶寒，阴前通则痹不仁；阴阳相得，其气乃行，大气一转，其气乃散；实则矢气，虚则遗尿，名曰气分。气分，心下坚大如盘，边如旋杯，水饮所作，桂枝去芍药加麻辛附子汤主之。

【桂姜草枣黄辛附子汤】

桂枝三两，生姜三两，甘草二两，大枣十二枚，麻黄二两，细辛二两，附子（炮）一枚。

上七味，以水七升，煮麻黄，去上沫，内诸药，煮取二升，分温三服，当汗出，如虫行皮中，即愈。

讲解：寸口脉迟涩，迟为有寒，涩者血不足，趺阳脉微而迟，微为胃气虚，迟者为寒，合观寸口脉与趺阳脉为"寒气不足"之象：寒为有寒，气为胃气不足，不足指血不足。寒气不足，血不及四末则手足逆冷，营卫被寒所凝滞则不利，营卫不利，津液内停而为水，寒水相逐症见腹胀、肠鸣、气于腹部转动，终致营卫劳伤虚竭。卫气不行则身冷，血液凝滞则身体疼痛，即是表证，阳前通，阴失阳则恶寒，阴前通，阳失阴则麻痹不仁。此处阴阳即指荣卫，必须阴阳相得，互相配合，使寒水之气得以消散而不凝滞，人体正气正常运行而无痹阻。本句即言治法，与桂枝去芍药加麻辛附子汤对应。实者矢气，虚者遗溺，皆营卫不利，寒水在里所致，名曰气分，与血分相对。其治法既需麻黄附子细辛汤通阳解表，又需以桂枝汤调和营卫，安中养液，因其胃虚，故去寒性之芍药。本方应紧接于"名曰气分"之后，"气分，心下坚大如盘，边如旋杯，水饮所作"一句为衍文，属后文枳术汤证，当去之。

26. 心下坚大如盘，边如旋盘，水饮所作，枳术汤主之。

【枳术汤】

枳实七枚，白术二两。

上二味，以水五升，煮取三升，分温三服，腹中软，即当散也。

讲解：心下坚大如盘，即胃中停水，旋盘为旋制凉粉时所用器具，周边棱角明显，胃中停水而外观边棱明显如旋盘，为水饮所致，枳术汤主之。

方中白术利水，枳实行其气使水随气下。临床上仅是水饮为病，不会边如旋盘，当内有癥结，如肝硬化，才可致此。

附方：

【《外台》防己黄芪汤】治风水，脉浮为在表，其人或头汗出，表无他病，病者但下重，从腰以上为和，腰以下当肿及阴，难以屈伸（方见风湿中）。

讲解：本条形似风水，但实为皮水。二者脉皆浮，皆有水，区别在于有无表证，本条言但头汗出，表无他病，即知非风水之病。水性就下则下重，腰以下自前阴至腿肿甚，难以屈伸。

第二十五章　黄疸病脉证并治第十五

论二首　脉证十四条　方七首

1. 寸口脉浮而缓，浮则为风，缓则为痹。痹非中风，四肢苦烦，脾色必黄，瘀热以行。

讲解：寸口脉浮缓，亦太阳中风之脉，浮为在表，中风之缓弱是由于汗出丧失津液所致，但此处脉缓是因于湿痹于里，津液不充于外而来，故缓非中风，四肢苦烦即是《伤寒论》中第278条"手足自温"之互词，为里有热之象，若小便不利，瘀热在里则当发黄。古人认为脾色黄，发黄与其有关。

2. 趺阳脉紧而数，数则为热，热则消谷，紧则为寒，食即为满。尺脉浮为伤肾，趺阳脉紧为伤脾。风寒相搏，食谷即眩，谷气不消，胃中苦浊，浊气下流，小便不通，阴被其寒，热流膀胱，身体尽黄，名曰谷疸。

讲解：趺阳脉紧数，数为胃热，热可消谷，紧为脾虚有寒，停食不行，食则胀满。再诊寸口脉，尺以候里，浮为风邪，尺浮为邪热伤肾之脉，伤肾之风与脾寒之紧相搏，脾肾俱伤，脾伤则谷气不消，停滞于里则蕴食，纳谷则生热，热向上攻则头眩，食停于胃则胃中苦浊，浊恶之气向下欲从小便而出，但肾伤小便不通，湿停于里，即"阴被其寒"，浊恶之热停于膀胱，湿热相合，而身体尽黄，此黄得于谷气不消，名为"谷疸"。

3. 额上黑，微汗出，手足中热，薄暮即发，膀胱急，小便自利，名曰女劳疸，腹如水状不治。

讲解：古人认为水色黑，肾主水，肾伤则额上黑，微汗出可知表无病，手足中热入夜则发，说明血虚有热，膀胱急结，若小便不利为蓄水，小便自利为有血，此由于房室不节，肾气被伤，瘀血内停所致，名曰"女劳疸"。若发生腹水，肾气被伤而不可利水，故不治。

4. 心中懊憹而热，不能食，时欲吐，名曰酒疸。

讲解：嗜酒之人，湿热内蕴，则心中懊憹而热，湿热在里则不能食，里有湿则时时欲吐，名曰"酒疸"。

5. 阳明病，脉迟者，食难用饱，饱则发烦头眩，小便必难，此欲作谷疸。虽下之，腹满如故，所以然者，脉迟故也。

讲解：脉迟为里有寒水，故可知冠以"阳明病"仅是具有阳明病"不恶寒，但恶热，多汗"等外症而已。胃中停食停水，多食则发烦头眩腹满小便不利，有发生谷疸的可能。本病只可利其小便，于寒湿中求之，若误下，腹满如故。

6. 夫病酒黄疸，必小便不利，其候心中热，足下热，是其证也。酒黄疸者，或无热，靖言了了，小腹满欲吐，鼻燥，其脉浮者先吐之，沉弦者先下之。

讲解：酒黄疸若小便自利，湿热可泄，则不能发黄，故酒疸必见小便不利，手足发热为其外症，但亦有热象不显之时，"靖言了了"，即语言平和明了而无谵语。腹满为里实之象，湿热向上壅逆则欲吐，里有热则鼻中干燥。若脉浮，病有上越之机，可吐之；脉沉弦，为有里实，可下之。

7. 酒疸，心中热，欲呕者，吐之愈。酒疸下之，久久为黑疸，目青面黑，心中如啖蒜齑状，大便正黑，皮肤爪之不仁，其脉浮弱，虽黑微黄，故知之。

讲解：酒疸，心中烦热，温温欲吐，吐之则愈。酒疸脉浮，应当吐之，下之为逆，误下病不解，日久则目青面黑，变为黑疸，心中烦热如食葱蒜，内有瘀血则便黑、皮肤不仁，下伤中气，但仍有上越之象，则脉浮弱，面色虽黑却带黄，可知为酒疸下后所致，非为女劳疸。黑疸与女劳疸均属血性黄疸之列。

8. 师曰：病黄疸，发热、烦喘、胸满、口燥者，以病发时火劫其汗，两热所得。然黄家所得，从湿得之。一身尽发热而黄，肚热，热在里，当下之。

讲解：黄疸病，表有热则发热烦喘，里有热则胸满口燥，此为表里俱热之证。因始发病时，医以表证而火劫迫汗，汗不得法，表热与火邪相合，而致表里俱热，外现黄疸，一身尽热，肚热为热在里，但若见黄疸，必从湿而得。

9. 脉沉，渴欲饮水，小便不利者，皆发黄。

讲解：脉沉为在里，渴欲饮水可知里有热，小便不利，热不得越，水不得泄，当发黄疸。

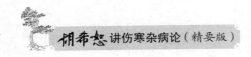

10. 腹满，舌痿黄，躁不得睡，属黄家。（舌痿疑作身痿）

讲解：本条"舌痿黄"当改为"身痿黄"。里实则腹满，躁不得卧，身痿黄而不艳，属黄疸，可下之。

11. 黄疸之病，当以十八日为期，治之十日以上瘥，反剧为难治。

讲解：黄疸病，治之十八日可愈，治疗十日以上，当有效。若以法治疗后反剧者为难治，文中十八日乃是经验之谈，无须附会脾旺之说。

12. 疸而渴者，其疸难治，疸而不渴者，其疸可治。发于阴部，其人必呕；阳部，其人振寒而发热也。

讲解：渴为有热，热甚津伤，黄疸难治，不渴为热不甚，津未大伤，黄疸可治。若黄疸湿盛于里则呕，若热盛于外则振寒、发热，此处阴部阳部，即是里外。

13. 谷疸之为病，寒热不食，食即头眩，心胸不安，久久发黄为谷疸，茵陈汤主之。

【茵陈汤】

茵陈蒿六两，栀子十四枚，大黄二两。

上三味，以水一斗，先煮茵陈，减六升，内二味，煮取三升，去滓，分温三服。小便当利，尿如皂角汁状，色正赤。一宿腹减，黄从小便去也。

讲解：谷疸病发热恶寒，不欲饮食，食而不化，发为头眩，心胸不安即胃中苦浊之意，烦乱呕恶，久久发黄为谷疸，可见谷疸非初得便黄，而是开始类似外感，日久发黄而引起重视，茵陈蒿汤主之。

方中茵陈蒿利小便而解热利湿，栀子解烦热祛黄，大黄下实热而祛黄，临床若见其他兼证，可选用适当方剂与本方相合，疗效更佳。

14. 黄家，日晡所发热，而反恶寒，此为女劳得之。膀胱急，少腹满，身尽黄，额上黑，足下热，因作黑疸。其腹胀如水状，大便必黑，时溏，此女劳之病，非水也，腹满者难治，用硝矾散主之。

【硝石矾石散】

硝石、矾石（烧）等分。

上二味，为散，以大麦粥汁和服方寸匕，日三服。病随大小便去，小便正黄，大便正黑，是候也。

讲解：本条言女劳疸证治。黄疸病，日晡所发热类似阳明病，阳明病不恶寒但恶热，而此处反恶寒，可见其虚，此为女劳疸。膀胱胀满急结，少腹硬满，为里有瘀血之象，热在下焦则足下热，身黄额上黑，发为黑疸。腹胀如同里有水饮，便黑时溏为有血，故可知非水而是女劳疸，肾气衰败则腹胀满，难治。腹胀不显者硝石矾石散主之。本证虽"膀胱急，少腹满"，但人不发狂，故不与虫类峻烈之抵当汤。

方中硝石、矾石祛湿祛热，又可稍稍祛瘀，若病人发狂，则可选用抵当汤加大祛瘀之力。方后言其小便黄，大便黑，可见其湿热由小便出，瘀血由大便出。

15. 酒黄疸，心中懊憹或热痛，栀子大黄汤主之。

【栀子大黄汤】

栀子十四枚，大黄一两，枳实五枚，豉一升。

上四味，以水六升，煮取二升，分温三服。

讲解：酒疸，心中懊憹，热痛可见以热为主，栀子大黄汤主之。方中栀子豉汤解烦热，大黄祛黄，枳实消胀祛满，本方解烦热之力强于茵陈蒿汤。

16. 诸病黄家，但利其小便；假令脉浮，当以汗解之，宜桂枝加黄芪汤主之。（方见水气中）

讲解：诸黄疸病多由小便不利而起，当利其小便即可，但若脉浮，有表证，可以汗解之，表虚者桂枝加黄芪汤主之；表实者麻黄连翘赤小豆汤主之。

17. 诸黄，猪膏发煎主之。

【猪膏发煎】

猪膏半斤，乱发如鸡子大三枚。

上二味，和膏中煎之，发消药成，分再服，病从小便出。

讲解：本条为简文，若里热便干，而体虚不能攻下之黄疸，可以猪膏发煎利其小便。猪膏即猪油，润燥解热，乱发既可通利水道，又有轻微的祛瘀作用。临床上体虚至此者少见。

18. 黄疸病，茵陈五苓散主之。（一本云茵陈汤及五苓散并主之）

【茵陈五苓散】

茵陈蒿末十分，五苓散五分。（方见痰饮中）

上二物和，先食饮方寸匕，日三服。

讲解：若黄疸病，出现五苓散证，可在五苓散基础上加入茵陈。使用汤剂时，当加大茵陈用量，用茵陈蒿汤中祛黄之药众多，而本方祛黄独赖茵陈一味。

19. 黄疸腹满，小便不利而赤，自汗出，此为表和里实，当下之，宜大黄硝石汤。

【大黄硝石汤】

大黄、黄柏、硝石各四两，栀子十五枚。

上四味，以水六升，煮取二升，去滓，内硝，更煮取一升，顿服。

讲解：小便赤多为里热，腹满为里实，里实热而自汗出，为阳明病之列，表无病仅里实热当下之，宜大黄硝石汤。本方四药皆可祛黄、祛热，用于大实大满大热之证，临床此方四药可各用10g左右。

20. 黄疸病，小便色不变，欲自利，腹满而喘，不可除热，热除必哕，哕者，小半夏汤主之。（方见消渴中）

讲解：黄疸病，里无热则小便色不变，湿盛失其收涩则常欲自下利，湿停中焦则腹满，向上冲逆则喘，为湿盛热微之证，可与茵陈五苓散，不可苦寒泻下除其热。若下之，胃虚则哕，当以小半夏汤救胃止其哕逆。

21. 诸黄，腹痛而呕者，宜柴胡杨。（必小柴胡汤，方见呕吐中）

讲解：黄疸病出现腹痛而呕之少阳证时，可以小柴胡汤与治黄方剂合用，若呕不止，心下急者可用大柴胡汤。

22. 男子黄，小便自利，当与虚劳小建中汤。（方见虚劳中）

讲解：本条男子黄，即暗指女劳疸，若小便自利，为里虚不能制水，当与虚劳小建中汤。后世多认为当选虚劳篇中小建中汤，但小建中汤无药祛黄，故以黄芪建中汤为宜，方中黄芪有祛黄之功。

附方：

（一）【瓜蒂汤】治诸黄。（方见暍病中）

讲解：本方可用治酒疸脉浮或欲吐之证，非各种黄疸皆可用之。

（二）【《千金》麻黄醇酒汤】治黄疸。

麻黄三两。

上一味，以美清酒五升，煮取二升半，顿服尽。冬月用酒，春月用水煮之。

讲解：本方仅用麻黄一味煮酒，麻黄虽可祛黄，但无表实证者，不可妄用。表实者，不若麻黄连翘赤小豆汤为宜。

第二十六章　惊悸吐血下血胸满瘀血病脉证并治第十六

脉证十二条　方五首

一、惊悸

1. 寸口脉动而弱，动即为惊，弱则为悸。

讲解：本条言惊悸之脉。惊则气乱，气乱则脉跳突不稳，非独脉动，胸腹亦动，弱脉主血不足，血不足以养心则心悸不安。

二、衄

1. 师曰：夫脉浮，目睛晕黄，衄未止；晕黄去，目睛慧了，知衄今止。

讲解：尺脉浮为里有热，黑睛周围发黄为瘀血之候，里既有热，又复有瘀，瘀热还在，则衄血未止，若黄晕去，目睛光洁，可知衄血已止。

2. 又曰：从春至夏，衄者太阳，从秋至冬，衄者阳明。

讲解：本条恐非仲景原文，可作参考，临床尚未见此规律。

3. 衄家不可汗，汗出必额上陷，脉紧急，直视不能眴，不得眠。

讲解：本条于《伤寒论》中已有论述。衄家为久失血之人，夺血者无汗，不可发汗，若强发其汗，夺其津液，血液更虚，鼻衄血虚于上则额上痿陷，脉失濡润则紧急，目系失于滋润而不能转动，心失血养则不得眠。

4. 病人面无血色，无寒热，脉沉弦者，衄；浮弱，手按之绝者，下血；烦咳者，必吐血。

讲解：本条言衄血、下血、吐血脉应之不同。面无血色，而无外感为失

245

血之征，脉弦中空如按鼓皮，沉弦为虚劳之脉，可为衄血。脉浮弱手按之中空即芤脉，主大失血，可为下血，其量必大。烦咳为肺病，而吐血与肺关系最密，此处吐血，当为咳血之后吐出之意。此三种脉应，皆是根据面无血色、无寒热外证而言。

5. 夫吐血，咳逆上气，其脉数而有热，不得卧者，死。

讲解：咳逆上气而咳吐鲜血，脉应不足，若脉数为肺中热盛，正不胜邪则不得卧，正虚邪盛者死。

6. 夫酒客咳者，必致吐血，此因极饮过度所致也。

讲解：嗜酒伤肺，肺伤则咳血，因其饮酒太过所致。

7. 寸口脉弦而大，弦则为减，大则为芤，减则为寒，芤则为虚，寒虚相击，此名曰革，妇人则半产漏下，男子则亡血。亡血不可发其表，汗出则寒栗而振。

讲解：本条已详述于虚劳篇中，此不赘述。因本篇非论虚劳而专论亡血，故去"失精"二字，亡血者不可发汗，发汗再夺津液，使人虚极，转为阴寒证，汗出寒栗而振。

8. 病人胸满，唇痿舌青，口燥，但欲漱水，不欲咽，无寒热，脉微大来迟，腹不满，其人言我满，为有瘀血。

讲解：本条言瘀血证见。瘀血痹阻胸阳则胸满，唇舌为人体血华显现之处，血不容于唇则唇痿，瘀血在里外见舌上瘀青。口干舌燥为有热，热则当渴欲饮水，若血分有热，热蒸精血，则虽渴而仅欲漱水不欲咽下。无外邪则无寒热，脉微主津虚，大者有外无内即芤脉，微大之脉为瘀血造成。血不足，气行滞塞则脉来迟缓。腹不满，但内有瘀血，患者自觉腹中急结胀满，当下瘀血则愈。

9. 病者如热状，烦满，口干燥而渴，其脉反无热，此为阴状（伏），是瘀血也，当下之。

讲解：本条承接上条言瘀血。如热、烦满、口燥而渴为里热之征，但脉未见滑数之热象，为热伏于阴血之中，而为瘀血证，当下之，瘀除热退。

10. 火邪者，桂枝去芍药加蜀漆牡蛎龙骨救逆汤主之。

【桂枝救逆汤】

桂枝（去皮）三两，甘草（炙）二两，生姜三两，牡蛎（熬）五两，龙骨四两，大枣十二枚，蜀漆（洗去腥）三两。

上为末，以水一斗二升，先煮蜀漆，减二升，内诸药，煮取三升，去滓，温服一升。（上为末，《伤寒论》为上七味）

讲解：火邪，见于《伤寒论》114 条"太阳病，以火熏之，不得汗，其人必燥，到经不解，必清血，名为火邪"，太阳病当以汗解，若火熏取汗却不得汗，其人必惊悸躁扰，热伤血络而外越则清血。其治疗当以桂枝汤解肌发汗，气冲甚而去芍药之敛，加入蜀漆、牡蛎、龙骨祛饮治惊，本条亦当与《伤寒论》112 条桂枝去芍药加蜀漆牡蛎龙骨救逆汤证相参。

11. 心下悸者，半夏麻黄丸主之。

【半夏麻黄丸】

半夏、麻黄等分。

上二味，末之，炼蜜和丸小豆大，饮服三丸，日三服。

讲解：心下悸可由于多种原因，此条论由水饮所致者。心下有水气，微者短气，甚则悸，当祛其水饮，半夏麻黄丸主之。方中半夏下气祛水，麻黄散寒祛水，为丸服用，不致发汗。心悸一症，炙甘草汤证、桂枝甘草汤证、苓桂术甘汤证等均可出现，本条方证仅举一例。

12. 吐血不止者，柏叶汤主之。

【柏叶汤】

柏叶、干姜各三两，艾三把。

上三味，以水五升，取马通汁一升，合煮取一升，分温再服。

讲解：吐血，以他法治疗仍大吐血不止，极易发生虚脱，乃至死亡，当以柏叶汤止血。方中柏叶、干姜、艾叶均可止血，再加马粪浸水取汁煎煮，北京曾有一中医即以马通汁治疗吐血重证无数，若依《千金方》治疗"内崩吐血"而加阿胶则更效，因本病为虚寒证，故可以加阿胶，但不能加寒性之生地黄。

13. 下血，先便后血，此远血也，黄土汤主之。

【黄土汤】（亦主吐血衄血）

甘草、干地黄、白术、附子（炮）、阿胶、黄芩各三两，灶中黄土半斤。

上七味，以水八升，煮取三升，分温二服。

讲解：下血即便血，先解下大便而后见出血，非痔疮出血之近血，为内脏出血名之"远血"，黄土汤主之。方中灶心黄土为收敛性的止血止呕药，临床可用 60～100g 先煮，澄清取汁，再煎余药。阿胶伍地黄，增强止血之力，甘草、白术调中和胃，黄芩清出血后之烦热以治其标，附子亢进血管机能，使之恢复收摄之功。以方测证，当属阴寒，而与后文芎归胶艾汤相对，二者仅是阴阳相对，而止血作用相同。

14. 下血，先血后便，此近血也，赤小豆当归散主之。（方见狐惑中）

讲解：近血，即指痔疮出血，先出血后解大便，故以赤小豆祛湿热治其本，当归和血止血治其标。

15. 心气不足，吐血，衄血，泻心汤主之。

【泻心汤】（亦治霍乱）

大黄二两，黄连一两，黄芩一两。

上三味，以水三升，煮取一升，顿服之。

讲解："心气不足"，非为虚寒，于《千金方》中改为"心气不定"，即指心悸烦躁而言，血充于上则心悸、颜面潮红、吐血、衄血，为上焦热盛之象，泻心汤主之。方中大黄先以水冲泡，以浸泡之水再煮芩、连，不致大泻。本方临床可以治疗下血、高血压等，尤以小儿鼻衄疗效最佳。

本篇至此结束，但未言瘀血证之治疗，可从《伤寒论》及本书前后抵当汤、桃核承气汤、大黄䗪虫丸、鳖甲煎丸、大黄牡丹皮汤、当归芍药散、温经汤、下瘀血汤、桂枝茯苓丸等方中辨证选用。用药方面，不仅是桃仁、丹皮、水蛭、虻虫、当归、川芎、生地黄等，一般认为补血的药物，均是祛瘀药。如"妇人腹中诸疾痛，当归芍药散主之"，妇人易有瘀血，方中所用即平时说之补血药，因其可以起强壮作用，故可以祛瘀，《神农本草经》言生地黄"解血痹"，性寒解血分之热，即祛瘀血。临床上，患者虚而有瘀血，则不可一味攻破，须选用强壮祛瘀药：有热者，用生地黄一类；有寒者，用当归、川芎一类。患者不虚，则不必使用强壮性祛瘀药，选用水蛭、虻虫、䗪虫、桃仁、丹皮等即可。

第二十七章　呕吐哕下利病脉证治第十六

论一首　脉证二十七条　方二十三首

一、呕吐哕

1. 夫呕家有痈脓，不可治呕，脓尽自愈。

讲解：本段与《伤寒论》厥阴篇376条大致相同，可见《伤寒论》亦论杂病治疗。呕家里有痈脓，生理机能上借呕吐之良能将脓排出，故呕吐物中夹有脓液，此时不可止呕，待脓液排净呕吐自止。若止呕，脓液不得顺利排出，则需以药力排脓，常用的排脓方剂列于肠痈篇中，如排脓散、排脓汤及大黄牡丹皮汤，药物可选冬瓜子、桔梗、贝母、薏苡仁等排脓，至肠痈篇再详细论述。

2. 先呕却渴者，此为欲解；先渴却呕者，为水停心下，此属饮家；呕家本渴，今反不渴者，以心下有支饮故也，此属支饮。

讲解：胃中有水饮，则呕，呕之后，饮去胃中干，人觉口渴而呕止，故为欲解。若始觉口渴，渴欲饮水，达到一定程度，胃弱不能消水，水积胃中，停于心下，人即呕逆，此属痰饮为病。一般治呕，常用降逆、祛水之法，即祛胃中停水，但呕之原因甚多，后文还将提及，不可见呕便用止法。

凡胃中有水饮之呕，水饮吐尽，人当口渴，今心下支饮，自下至上，随吐随聚，而反不渴。本段与前文所讲先服苓甘五味姜辛夏仁汤之热药，本当口渴，今反不渴，为有支饮，意义相同，故本书应前后互看为宜。

3. 问曰：病人脉数，数为热，当消谷引食，而反吐者，何也？师曰：以发其汗，令阳微膈气虚，脉乃数，数为客热，不能消谷，胃中虚冷故也。脉弦者虚也，胃气无余，朝食暮吐，变为胃反。寒在于上，医反下之，今脉反弦，故名曰虚。

讲解：本条设问说明胃中虚寒而致呕吐者。病人脉数，数为有热，热则消谷嗜食，但患者于表证阶段发汗太过，大汗淋漓，而表证不解，此处脉数，主邪热未清，为表邪客热，此热不能消谷。汗来源于胃气，胃消化水谷之后，变成精气，出则为汗，若汗出太过，丧失津液，津液主源还在胸膈胃部，故言"膈气虚"，即胃气虚，胃虚则水饮趁机而入，水饮性寒，而使胃中虚冷，饮聚于胃，则发呕吐。

虚寒在胃，不能消谷，不欲食而吐，医者误以为里有宿食，而反下之，以致胃气衰败无余，脉弦大中空，而早上所食之物于傍晚吐出，变为胃反。胃反相当于现代所言严重的胃下垂，胃筋瘈疭，故而下垂，运化失司，所食停于胃中，停到一定程度则吐，此为胃反。轻者几日一吐，甚者朝食暮吐，暮食朝吐。

4. 寸口脉微而数，微则无气，无气则荣虚，荣虚则血不足，血不足则胸中冷。

讲解：脉微则无气者，谓脉微无精气也。精气者荣卫之本，故无气则荣气自虚，荣虚则血不足，血不足则无以煦养胸中，故胸中冷也。

5. 趺阳脉浮而涩，浮则为虚，涩则伤脾，脾伤则不磨，朝食暮吐，暮食朝吐，宿谷不化，名曰胃反。脉紧而涩，其病难治。

讲解：趺阳脉以候脾胃，浮而中空主虚，涩为损伤不及之脉，脾伤则不能运化水湿，不能消化饮食，谓之"不磨"，脾不能消化饮食，宿食不化，停食胃中，则早晨所食晚上要吐，晚上所食早晨吐，即宿谷不化，脾胃俱虚，名曰胃反。胃反为虚，脉应不及，若脉紧涩，紧主邪盛，涩主津血不足，合则邪盛正虚，其病难治，非独胃反，任何病都是这样。

6. 病人欲吐者，不可下之。

讲解：此处仅是欲吐，并非真吐，即欲吐，吐之为快，却不得吐，如前文所讲瓜蒂散"温温欲吐，复不能吐"，病有上越之机，应顺势利导，催吐即可，万不可下。

至此，对于吐，在原则上讲了很多，发作原因也略提了一下，有水饮、胃虚寒，也有胃反脾胃俱虚这一类。用方治疗上，提出几个要点：①内有痈脓，不可止呕，但需排脓，脓尽呕自止；②假设这个病人欲吐而不得吐者，不可止呕，应顺其势而吐之。

7. 哕而腹满，视其前后，知何部不利，利之即愈。

讲解：自本条始论哕，哕与干呕十分相近，有声无物，谓之干呕，干呕其声连连不断者，古人谓之哕，又称干哕。哕大都以虚证为多，但亦有实证，本条所讲即是实证。哕而腹部实满拒按，当询问其二便状况，大便不利，腹满拒按的，小便不利，胀满便在少腹了，利其二便则愈。此处哕未详论，因其已在《伤寒论》中论及。

8. 呕而胸满者，茱萸汤主之。

【茱萸汤】

吴茱萸一升，人参三两，生姜六两，大枣十二枚。

上四味，以水五升，煮取三升，温服七合，日三服。

讲解：胃虚，水停于胃，夹气上冲，故呕而上腹较满，甚则胸满，但胸满只是偶尔出现。

方中吴茱萸治水气上冲，有止呕、镇痛的作用，配伍大量生姜，加强其止呕作用，以治其标，人参、大枣补胃之虚，恢复胃气，以治其本，本方临床常用。

9. 干呕，吐涎沫，头痛者，茱萸汤主之。（方见上）

讲解：胃中停水，水气上冲，吐涎沫是一个症状，还可见到头晕、头痛、恶心欲吐等，但以头晕最为多见，临床上梅尼埃病多见吴茱萸汤证。

本方治疗头痛、头晕、吐涎沫、胃疼，只要见呕恶，证属虚寒者，一般都可应用，疗效显著。方中吴茱萸性温，利于虚寒，不利湿热。临床上考虑患者有热，尤其是实热证者，吴茱萸当慎用。

10. 呕而肠鸣，心下痞者，半夏泻心汤主之。

【半夏泻心汤】

半夏（洗）半升，黄芩三两，干姜三两，人参三两，黄连一两，大枣十二枚，甘草（炙）三两。

上七味，以水一斗，煮取六升，去滓再煮，取三升，温服一升，日三服。

讲解：水气在胃则呕，在肠中则肠鸣，心下痞在半夏泻心汤里有两层关系，一方面胃气虚弱，心下痞硬，为人参证；另一方面水饮内结，痞结化热，为泻心汤证，而半夏泻心汤兼而有之。

本方寒热并用，以半夏、干姜祛饮，人参、甘草、大枣补胃之虚，黄芩、黄连解烦、解痞。此病临床常常兼有烦躁、下利，但苦药当中，惟黄芩、黄连、黄柏苦燥，能祛水、解烦、止利，故仍可用半夏泻心汤。甘草此处用三两，多可至四到六两，变为甘草泻心汤，加大量生姜，即为生姜泻心汤，治疗作用相似，都可以治呕而心下痞，或兼下利，当与《伤寒论》对照思考。

本方药物寒热并用，既有芩、连之苦寒，又有姜、夏之辛温，因其证并非单纯虚寒，或是单纯实热，乃是寒热错杂为病。

11. 干呕而利者，黄芩加半夏生姜汤主之。

【黄芩加半夏生姜汤】

黄芩三两，甘草（炙）二两，芍药二两，半夏半升，生姜三两，大枣十二枚。

上六味，以水一斗，煮取三升，去滓，温服一升，日再，夜一服。

讲解：《伤寒论》中黄芩汤用治太阳少阳合病之下利，即三阳合病，故本条还可见到太阳病表邪未解之发热、头疼，亦可见到病及少阳之口苦、咽干，其利当是热利。

方中黄芩解热，芍药解热治腹痛，同时兼有呕者，加半夏、生姜下气祛水以止呕。

12. 诸呕吐，谷不得下者，小半夏汤主之。（方见痰饮中）

讲解：胃有停水，水谷不得消化下行，所食之物常被吐出，小半夏汤主之。

方中半夏、生姜两味药皆可祛水、止呕，专治水饮所致之呕。半夏下气祛水，生姜降逆止呕、散寒祛水。小半夏汤单独用的机会较少，一般临床上都与其他方剂同用，如黄芩汤、小柴胡汤中均有小半夏汤，故能治呕。

13. 呕吐而病在膈上，后思水者解，急与之。思水者，猪苓散主之。

【猪苓散】

猪苓、茯苓、白术各等分。

上三味，作为散，饮服方寸匕，日三服。

讲解：本条言饮家致呕之治疗。水本在膈下胃中，向上冲逆，呕则上于膈，呕吐之后，停水已去，胃中干，口渴欲饮水，则呕将止，此时赶紧给病人水喝，但应注意"稍稍与饮之，以和其胃"即可。虽然急与之饮，但并不解渴，反复索水欲饮，此时胃尚虚弱，不能受盛，多饮仍吐，猪苓散主之。

方中猪苓、茯苓、白术，尽是利尿祛水之品，而以猪苓为君，利水之中还可以解渴，里水一去，津液恢复其常，则不再渴，亦不欲饮，后文茯苓泽泻汤证与此相仿。此利水止渴之法十分巧妙，一般医家思不至此，应当很好体会。

14. 呕而脉弱，小便复利，身有微热，见厥者，难治，四逆汤主之。

【四逆汤】

附子（生用）一枚，干姜一两半，甘草（炙）二两。

上三味，以水三升，煮取一升二合，去滓，分温再服。强人可大附子一枚，干姜三两。

讲解：水气上冲，不向下行，小便应不利，若人极虚，失于收摄则小便反而频数，里有真寒，则脉弱而四肢厥冷，阴寒内盛，逼迫阳气外浮，虚阳外越，则身反有微热，此为虚脱之象，故难治。只可以四逆汤温中救逆。

四逆汤以甘草干姜汤为基础，再加附子一枚，治其虚寒重证，复其胃气，恢复一分胃气，便能保护一分生气。若用普通的治呕套方如小半夏汤则难见分毫之效。

15. 呕而发热者，小柴胡汤主之。

【小柴胡汤】

柴胡半斤，黄芩三两，人参三两，甘草三两，半夏半斤，生姜三两，大枣十二枚。

上七味，以水一斗二升，煮取六升，去滓再煎，取三升，温服一升，日三服。

讲解：少阳半表半里有热，则心烦喜呕而发烦热，柴胡证具，当以小柴胡汤解热、健胃止呕。

16. 胃反呕吐者，大半夏汤主之。（《千金》云：治胃反不受食，食入即吐。《外台》云：治呕心下痞硬者）

【大半夏汤】

半夏（洗，完用）二升，人参三两，白蜜一升。

上三味，以水一斗二升，和蜜扬之二百四十遍，煮取二升半，温服一升，余分再服。

讲解：本条论述胃反治法。胃反主因脾胃虚弱，而见呕吐，可以大半夏汤下气建中。

本方与小半夏汤完全不同，方中以半夏下气止呕，人参、白蜜补脾胃之虚弱，此处甘药选性润之蜜，而不用甘草、大枣、饴糖之壅腻。

17. 食已即吐者，大黄甘草汤主之。（《外台》方，又治吐水）

【大黄甘草汤】

大黄四两，甘草一两。

上二味，以水三升，煮取一升，分温再服。

讲解：大肠谷道不通，大便不利，蕴热上壅，致食后呕吐，不食则胃肠负担稍轻而不吐，大黄甘草汤主之。

方中大黄通便下热，甘草缓食后即吐之急迫。

18. 胃反，吐而渴，欲饮水者，茯苓泽泻汤主之。

【茯苓泽泻汤】（《外台》云：治消渴脉络胃反吐食之，有小麦一升）

茯苓半斤，泽泻四两，甘草二两，桂枝二两，白术三两，生姜四两。

上六味，以水一斗，煮取三升，内泽泻，再煮取二升半，温服八合，日三服。

讲解：本条继论胃反治疗，与前文"思水者，猪苓散主之"一条意义相同，但本方证较猪苓散为重，胃气更加虚衰，茯苓泽泻汤主之，

方中一方面以五苓散去猪苓利水、止渴治标，另一方面以白术、甘草、生姜温药健胃治本，胃气恢复则不再停水。本方与茯苓饮，均可治疗胃反即胃下垂或胃肌弛缓、胃扩张所致之呕吐。方中大量泽泻、茯苓，可治头晕。

19. 吐后，渴欲得水而贪饮者，文蛤汤主之。兼主微风，脉紧，头痛。

【文蛤汤】

文蛤五两，麻黄三两，甘草三两，生姜三两，石膏五两，杏仁五十枚，大枣十二枚。

上七味，以水六升，煮取二升，温服一升，汗出即愈。

讲解：本条讹误，于《伤寒论》中已经谈及。文蛤汤为大青龙汤减量麻黄、石膏，而去桂枝，加文蛤，为发汗剂，病人胃中已燥，吐后即渴而贪饮，绝无再以文蛤汤发汗夺津之法，当与消渴篇中文蛤散。当参《伤寒论》141 条："病在阳，应以汗解之，反以冷水潠之，若灌之，其热被却不得去，弥更益烦，肉上粟起，意欲饮水，反不渴者，服文蛤散。"此二条方证颠倒，应互换

其理方通。

文蛤汤方中兼主表证微风、脉紧、头痛，即是不得汗出，表邪不解所致。方后注中"汗出即愈"，说明本方为发汗剂。

文蛤散中仅文蛤一味止渴，渴止则不欲再饮，水无后援，吐当可愈，不至再发。

20. 干呕，吐逆，吐涎沫，半夏干姜散主之。

【半夏干姜散】

半夏、干姜各等分。

上二味，杵为散，取方寸匕，浆水一升半，煎取七合，顿服之。

讲解：本条胃寒停饮比较重，需用半夏干姜散。与小半夏汤相比，本方以温热的干姜易生姜，加强温中力量。吐涎沫说明胃寒有饮，理中汤、吴茱萸汤、半夏干姜散，均见此证，但这几个方证有所区别：理中汤里用人参，可见不但寒且虚，而见心下痞硬；吴茱萸汤证主要有头痛、头晕症状；半夏干姜散证与吴茱萸汤证相似，但没有头痛、头晕。故辨证不能仅仅抓住片面的一点，要有整体观念。

21. 病人胸中似喘不喘，似呕不呕，似哕不哕，彻心中愦愦然无奈者，生姜半夏汤主之。

【生姜半夏汤】

半夏半升，生姜汁一升。

上二味，以水三升，煮半夏，取二升，内生姜汁，煮取一升半，小冷，分四服，日三夜一服。止，停后服。

讲解："似喘不喘，似呕不呕，似哕不哕"，欲喘不得喘、欲呕不得呕、欲哕不得哕，自觉胸中逆满、烦乱、恶心，"彻"者全也，即整个心里，"愦愦然"即心烦闷乱，以至于无可奈何，生姜半夏汤主之。

方中生姜、半夏两药相似：生姜半夏汤以生姜汁一升为主药，功可健胃，治疗胃虚有饮；而小半夏汤中半夏是主药，治疗胃中停水而呕。临床上恶心得厉害，胃中感觉特别不适，可以多用生姜，后世用生姜三片，用量过少，若呕吐甚者可加量半夏。

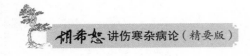

22. 干呕，哕，若手足厥者，橘皮汤主之。

【橘皮汤】

橘皮四两，生姜半斤。

上二味，以水七升，煮取三升，温服一升，下咽即愈。

讲解：干呕，或哕，则气机逆乱，而手足厥冷，橘皮汤主之。本方不用半夏，而用橘皮行气下气，气机一畅，厥逆呕哕自愈。橘皮一药，下气止咳、健胃进食，古人所言橘皮，现分陈皮、青皮，配合生姜，既可行气下气，亦可健胃祛水，降逆止呕，临床上用于气逆而致手足厥冷者，可谓覆杯而安，下咽即愈。

23. 哕逆者，橘皮竹茹汤主之。

【橘皮竹茹汤】

橘皮二升，竹茹二升，大枣三十枚，生姜半斤，甘草五两，人参一两。

上六味，以水一斗，煮取三升，温服一升，日三服。

讲解：哕逆不断，频繁不止，如《三因方》中云"哕逆连连，自可惊人"，橘皮竹茹汤主之。方中橘皮二升，即使分为三服，用量也相当大，因其对于呃逆疗效极佳。另加竹茹下气，以人参、甘草、大枣温药健胃止哕。哕，古人认为由胃虚而起，用橘皮二升治之，可见橘皮非后世所云强力破气，不敢大量使用，临床上遇到心下逆满、打嗝，而非旋覆代赭汤证者，大多属橘皮汤证，其中橘皮必须多用，临证常常用至30g，病人服后觉得舒畅，并不破气。

二、下利

1. 夫六腑气绝于外者，手足寒，上气，脚缩；五脏气绝于内者，利不禁，下甚者，手足不仁。

讲解：本条为下利总纲。六腑为阳，阳行于外，若六腑气绝于外，则无以温煦体表，而手足寒、脚缩，即《伤寒论》所言"蜷卧"，阳虚，阴寒上攻，发为呕哕上气；五脏为阴，阴藏于内，若五脏气绝于内，则津液无所依附，而下利不止，甚则机能沉衰，以致手足不仁。这是古人一种看法，可做参考。

2. 下利脉沉弦者，下重；脉大者，为未止；脉微弱数者，为欲自止，虽发热不死。

讲解：下利，脉沉弦，沉为在里，弦为里急，即腹中拘急，里急后重，此利当为热利，故而下重，下重为里急后重之简词。脉大者，主热盛，故热利不止。脉微弱数者，数本有热，若脉现微弱，说明利后人虚，邪气亦衰，虽脉数、发热，但热势已衰，为欲自止，其病不至于死。下利若脉数、滑，发热不止，最为危重。

3. 下利手足厥冷，无脉者，灸之不温，若脉不还，反微喘者，死。少阴负趺阳者，为顺也。

讲解：本条言阴寒下利的。下利，手足厥冷，心脏衰竭以至于无脉，为虚脱证候，急灸之。若脉复手足温，病有转机；若手足不温，脉亦不还，反气脱于上而作喘，为胃气已绝，必死。本条与上条热利相互对照，以示下利有阴阳之分，虚实之别。

趺阳脉候胃，少阴脉候肾，古人认为土不制水，则水泛成灾，而下利不止，若趺阳胜于少阴，水有所制，为顺。《伤寒论》中亦有此句，与整篇关系不大，当为衍文。

4. 下利有微热而渴，脉弱者，今自愈。

讲解：下利当先看渴与不渴，渴者为热，不渴为寒，即太阴病下利之类。此处口渴，为热利，但仅是微热，而脉弱，热势不甚，邪气已衰，很快即可自愈。热利，脉微弱是好现象，虽然渴而微热，但脉证均示邪气已衰。

5. 下利脉数，有微热，汗出，今自愈；设脉紧，为未解。

讲解：下利脉数与下利而渴相同，均为有热。下利，脉数为热利，但身微热而汗出，说明邪已从表而解了，下利当愈。假设下利脉数且紧，数主热，紧主实，既有热，复有邪实，为未解。

6. 下利脉数而渴者，今自愈；设不差，必清脓血，以有热故也。

讲解：下利，脉数口渴，为里有热，何言"今自愈"？本条所述病症起于平素不戒慎饮食，致里有宿食积热，若下利，热可借利而解，故曰"自愈"。设里热太甚，不能够通过自体调节以下利解决，日久，热蚀血脉，必清脓血。

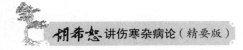

7. 下利脉反弦，发热身汗者，自愈。

讲解：脉弦与紧相同，主实，但是症见发热汗出，为邪从表解了，表解则脉弦自去，其病可愈。临床下利兼有发热、无汗、脉紧弦，可与葛根汤，使表和病解，但无表证则不要使用解表剂。

8. 下利气者，当利其小便。

讲解：下利气即下利同时排出大量矢气，此病多由于水谷不别所致，当利其小便，分清别浊即愈。若真正虚寒者，当以温药收敛温中。

9. 下利，寸脉反浮数，尺中自涩者，必清脓血。

讲解：寸口脉中，寸以候外，尺以候里，若下利寸脉浮数，为邪气盛，尺中自涩，为血虚，当是热邪伤及阴血，清出脓血而致邪盛于外而血虚于内。

10. 下利清谷，不可攻其表，汗出必胀满。

讲解：胃中虚寒，不能消化水谷，下利所排出者尽是未化之完谷，此时虽有表证，不可攻表，若误汗，津伤气冲夹胃虚所生之饮上攻则胀满。

11. 下利脉沉而迟，其人面少赤，身有微热，下利清谷者，必郁冒，汗出而解。病人必微厥，所以然者，其面戴阳，下虚故也。

讲解：下利，脉沉迟，为里虚有寒，脉沉迟这种下利，但其面红赤，身有微热，为邪气怫郁在表，欲以汗解却不得发汗。阴寒下利，反而怫郁在表，说明此病有自表而解之机，可与小发汗法。但虚寒下利，欲从表解，定发郁冒、汗出、微热之瞑眩状态。所以然者，以其面戴阳而知怫郁在表，以下虚知其必发瞑眩。

12. 下利后脉绝，手足厥冷，晬时脉还，手足温者生，脉不还者死。

讲解：本条亦见于《伤寒论》368条。下利已止，却无脉而手足厥冷，为虚脱之象。若晬时即周时脉还手足温，说明由于泻利太甚，致人虚极，虽下利已止，但胃气未复，而脉绝手足冷，现胃气已复，当愈；若脉不还者，为胃气已衰，当死。本条所言下利为阴寒下利。

13. 下利腹胀满，身体疼痛者，先温其里，乃攻其表。温里宜四逆汤，攻表宜桂枝汤。

四逆汤方（见上）

【桂枝汤】

桂枝（去皮）三两，芍药三两，甘草（炙）二两，生姜三两，大枣十二枚。

上五味，㕮咀，以水七升，微火煮取三升，去滓，适寒温服一升，服已，须臾啜稀粥一升，以助药力，温覆令一时许，遍身漐漐微似有汗者益佳，不可令如水淋漓。若一服汗出病瘥，停后服。

讲解：本条见于《伤寒论》372 条。下利有所损，腹中反而胀满，当是虚胀虚满，属太阴病，还可见到"腹满而吐，食不下，自利益甚"等症状。此种里虚寒之下利，虽有表证而身体疼痛，但不应先治表，当先温其里，再救其表，此为定法，温里以四逆汤，解表以桂枝汤。攻表之时，因下利里虚，不可以麻黄剂伤津，以桂枝汤解肌，安中养液即可。

14. 下利三部脉皆平，按之心下坚者，急下之，宜大承气扬。

讲解：下利脉平，本无大碍，但兼有心下坚，为实证，当拒按，说明此病一边下利，一边结实，所谓"结者自结，下者自下"，即吴又可所云"瘟疫"，病情极为凶险，且最易耽误，当急以大承气汤下之，不可疑虑。若延误时机，待津液虚极，人不任药，便无法应用大承气汤，下之死，不下亦死，无可措手。

15. 下利，脉迟而滑者，实也，利去欲止，急下之，宜大承气汤。

讲解：本条亦见于《伤寒论》中。脉迟本为不及之脉，主虚主寒，但与滑同见，滑主实，实到相当程度，阻碍气机，血行不畅，则脉迟。此利里实太甚，当以大承气汤急下之。

16. 下利，脉反滑者，当有所去，下乃愈，宜大承气汤。

讲解：本条证见与上条仅差一"迟"，脉滑主里实，但实不太甚，未到阻碍气血而脉迟的程度，故虽当下却不必急下，以大承气汤一攻即愈。

17. 下利已差，至其年月日时复发者，以病不尽故也，当下之，宜大承气汤。

大承气汤方（见痉病中）。

讲解：本条言休息痢了。下利已愈，但到某年某月某日某时复发，当责之邪气未尽，当以大承气汤攻之荡邪。

临床治疗痢疾，很多人喜用酸收之品如乌梅，或当攻不攻，或妄用补法，虽经治疗后下利可止，但里仍有余邪未清，早晚必作祸患，或下利复发，或变生他病。

18. 下利谵语者，有燥屎也，小承气汤主之。

【小承气汤】

大黄四两，厚朴（炙）二两，枳实（炙）大者三枚。

上三味，以水四升，煮取一升二合，之滓，分温二服。（得利则止）

讲解：胃不和则谵语，里有燥屎，因其未见潮热，故不用大承气汤而以小承气汤主之。说明临床应用大承气汤须当机立断，但定要详加审证，不可主观、武断。

19. 下利便脓血者，桃花汤主之。

【桃花汤】

赤石脂一斤（一半锉、一半筛末），干姜一两，粳米一升。

上三味，以水七升，煮米令熟，去滓，温服七合，内赤石脂末方寸匕，日三服，若一服愈，余勿服。

讲解：本条与《伤寒论》少阴篇306条相近。下利便脓血者，实热证占十之八九，初起不可使用此方，以防助热而留邪于里，若久利无热，确有虚寒滑脱之象，有用桃花汤的机会。

方中以收敛药赤石脂一斤，一半锉后煎汤，一半筛成细末，单放冲服，而以干姜温里，粳米和胃生津。

20. 热利下重者，白头翁汤主之。

【白头翁汤】

白头翁二两，黄连三两，黄柏三两，秦皮三两。

上四味，以水七升，煮取二升，去滓，温服一升。不愈，更服。

讲解：热利下重，即里急后重，以白头翁汤祛湿清热。据临床实践，本方加用6g大黄疗效更佳，便血者，可加阿胶，若所下皆是血水，可服白头翁加甘草阿胶汤。

21. 下利后，更烦，按之心下濡者，为虚烦也，栀子豉汤主之。

【栀子豉汤】

栀子十四枚，香豉（绵裹）四合。

上二味，以水四升，先煮栀子，得二升半，内豉，煮取一升半，去滓，分二服，温进一服。

讲解：下利愈后，人当安和，但其人反而更烦，说明里仍有热，但按其心下濡软不坚，里无所结，胃家不实，当是虚烦，以栀子豉汤除烦即可。

22. 下利清谷，里寒外热，汗出而厥者，通脉四逆汤主之。

【通脉四逆汤】

附子（生用）大者一枚，干姜三两（强人可四两），甘草（炙）二两。

上三味，以水三升，煮取一升二合，去滓，分温再服。

讲解：下利清谷而四肢厥冷，为里有寒，却身热汗出，此为里寒外热，行将虚脱之象，热为外散无根之火，汗为脱汗，当急以通脉四逆汤温之。

本方即四逆汤加重温性亢奋药附子、干姜之用量，温中散寒，恢复胃气。

23. 下利肺痛，紫参汤主之。

【紫参汤】

紫参半升，甘草三两。

上二味，以水五升，先煮紫参，取二升，内甘草，煮取一升半，分温三服。（疑非仲景方）

讲解：据《神农本草经》记载，紫参为苦寒药，作用近似柴胡，治"心腹积聚、寒热邪气、利大小便"，既利小便，也通大便，可见其治下利，当为热利滞下不爽一类。但以紫参配伍甘草治疗肺痛，不可理解，恐有错简。

24. 气利，诃梨勒散主之。

【诃梨勒散】

诃梨勒（煨）十枚。

上一味为散，粥饮和，顿服。（疑非仲景方）

讲解：下利虚胀，里有冷气，为虚寒证，以温性收敛之诃梨勒治疗。本条与前文"下利气者，当利其小便"一条，有虚实之别。

附方：

（一）【《千金翼》小承气汤】治大便不通，哕数谵语。（方见上）

讲解：哕数即哕之甚者，如果大便不通，哕逆频数，再发谵语，可用小承气汤，治其胃气不和，通其谷道，本条与"哕而腹满，视其前后，知何部不利，利之即愈"一法相应。

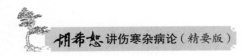

（二）【《外台》黄芩汤】治干呕下利。

黄芩三两，人参三两，干姜三两，桂枝一两，大枣十二枚，半夏半升。

上六味，以水七升，煮取三升，温分三服。

讲解：本方与前文所讲四物黄芩汤不同，可称为六物黄芩汤，方中人参、干姜、大枣健胃，半夏祛饮止呕，桂枝平冲降逆止呕，黄芩解烦止利，其组成与功效近似半夏泻心汤。

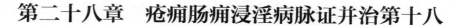

第二十八章　疮痈肠痈浸淫病脉证并治第十八

论一首　脉证三条　方五首

一、疮痈

1. 诸浮数脉，应当发热，而反洒淅恶寒，若有痛处，当发其痈。

讲解：脉浮而数，邪气在表，法当发热，而反恶寒者，因其为痈脓之变，疮热于里，而不外发，则在外恶寒，若身体何处作痛，则此处当发痈脓。

2. 师曰：诸痈肿，欲知有脓无脓，以手掩肿上，热者为有脓，不热者为无脓。

讲解：本条言疮痈红肿时，验脓之法。一般痈肿在内，欲知有脓无脓，用手抚按肿处，若有热，就为脓成，若无热，可知尚未化脓。以上两条泛指一般疮痈而言。

二、肠痈

1. 肠痈之为病，其身甲错，腹皮急，按之濡，如肿状，腹无积聚，身无热，脉数，此为腹内有痈脓，薏苡附子败酱散主之。

【薏苡附子败酱散】

薏苡六十分，附子二分，败酱五分。

上三味，杵末，取方寸匕，以水二升，煎减半，顿服。（小便当下）

讲解：身甲错，已于虚劳篇中大黄䗪虫丸证提及，为里有瘀血之征，肠痈一病亦是有瘀。腹部肌肉虽然比较紧张，但按之柔软，无结硬抵抗。"腹无积聚，身无热"有两种可能：或为虚证，或为里已成脓，因脉数无热，可见其为后者，为肠内生有痈脓，薏苡附子败酱散主之。

方中主要以寒性之薏苡仁、败酱草排脓，二药相比，薏苡仁长于解凝、利小便。败酱草长于祛瘀，但若用于排脓，须加亢奋之药，附子用量很轻，以振奋机能，奋力排出脓液，与枳实芍药散中大麦粥、排脓散中鸡子黄作用相同，都为补其正气，正气不虚方有力排脓。

本方临床常用，不但能够排脓，还可祛湿痒，治疗皮肤病，尤其是硬皮病、顽固性牛皮癣，可用薏苡仁一两，败酱草五钱，附子一～二钱，可收良效。

2. 肠痈者，少腹肿痞，按之即痛如淋，小便自调，时时发热，自汗出，复恶寒。其脉迟紧者，脓未成，可下之，当有血。脉洪数者，脓已成，不可下也。大黄牡丹汤主之。

【大黄牡丹汤】

大黄四两，牡丹一两，桃仁五十个，瓜子半升，芒硝三合。

上五味，以水六升，煮取一升，去滓，内芒硝，再煎沸，顿服之，有脓当下；如无脓，当下血。

讲解：肠痈，上条薏苡附子败酱散证为脓已成者，振奋机能排脓即可，本条则论肠痈初起。下腹有肿块，按之则痛，类似现代所言阑尾炎。疼痛牵引前阴，如淋病，但其小便自调，知非淋病。时时发热、自汗出为里热之象，但尚未到阳明病里实热的程度，所以仍复恶寒，此时若脉迟紧，邪热正蚀血肉，为正在酿脓之兆，其脓未成，可以大黄牡丹汤下之，当下出瘀血。若脉洪数，热邪腐脓已成，热势复张于脉中，可见其脓已成，不可下。但此处"脓已成不可下"当活看，大黄牡丹汤方后注云"有脓当下，无脓当下血"，可见本方尚可排未完全成形之脓，完全化脓者，方不可服。

方中桃仁、丹皮祛瘀，冬瓜子消肿、排脓，常用于痈脓，大黄、芒硝消炎祛热以止痛，临床本方还可用于胆囊炎急性发作及某些胰腺疾病。

3. 问曰：寸口脉浮微而涩，然当亡血，若汗出，设不汗者云何？答曰：若身有疮，被刀斧所伤，亡血故也。

讲解：本条亦论亡血原因之一。前文所述亡血指一般吐血、下血，或汗出过多，亡失津血，可见"脉浮微而涩"之脉，若没有这些情形，但身上中刀斧金刃斫伤，亦见此脉。

4. 病金疮，王不留行散主之。

【王不留行散】

王不留行（八月八日采）十分，蒴藋细叶（七月七日采）十分，桑东南根白皮（三月三日采）十分，甘草十八分，川椒（除目及闭口者，去汗）三分，黄芩二分，干姜二分，芍药、厚朴各二分。

上九味，桑根皮以上三味，烧灰存性，勿令灰过，各别杵筛，合治之为散，服方寸匕。小疮即粉之，大疮但服之，产后亦可服。如风寒，桑东根勿取之。三物皆阴干百日。

讲解：凡是被刀斧金刃所伤，王不留行散均有良效，本方即是古人所用刀伤药、红伤药，为通治方。

方中王不留行祛瘀止痛，外伤中常以其为主药，肝炎患者肝区疼痛，常加此药。桑东南根白皮，为桑根白皮位向东南者，古人认为卦中东南为巽，能祛风，实则桑白皮无论方位，皆可行气、祛风。蒴藋细叶即蒴藋叶中细小者，蒴藋叶与桑白皮均有行气、祛瘀之功，三药同用，行气祛瘀，而凡是祛瘀之药烧煅成灰之后，不仅能够祛瘀，还增加了止血的作用，故此三药，俱用其灰，后世十灰散也取此意。其他药尽是根据伤后特点加入调理之品，以干姜、川椒、甘草温中。黄芩、芍药祛外伤后所生之虚热，厚朴行气。本方小伤外用，大伤还可内服，产后下血也可服用，虽然其中王不留行活血，但烧灰之后，止血的作用大大加强。伤科制药有其特殊讲究，制此方时应注意：①风寒勿取桑东南根，待到天气暖和时再取；②方中三味主药不宜炒，不宜晒，应阴干百日。

5.【排脓散】

枳实十六枚，芍药六分，桔梗二分。

上三味，杵为散，取鸡子黄一枚，以药散与鸡黄相等，揉和令相得，饮和服之，日一服。

讲解：本条有方无证，当属通治方。排脓散方中以枳实芍药散为基础，枳实行气，芍药入血排脓，再加桔梗排脓、排痰之力更强。后文提到妇人腹痛，以枳实芍药散行气止痛，若服枳实芍药散后腹痛不瘥，定是腹中有瘀，则用下瘀血汤，可见排脓散用于气滞腹痛而内有痈脓者最为恰当。方中之药，无大寒大热，十分平稳，临床寒证热证都可加减应用。

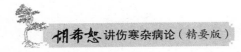

6.【排脓汤】

甘草二两，桔梗三两，生姜一两，大枣十枚。

上四味，以水三升，煮取一升，温服五合，日再服。

讲解：本方由桔梗汤而来，《伤寒论》少阴篇已论桔梗汤用治咽痛，其中桔梗排脓，加入生姜、大枣，稍稍调和营卫，通治痈疮夹脓，尤其适用于咽喉肿痛之类居于高位者。

三、浸淫疮

1. 浸淫疮，从口流向四肢者，可治；从四肢流来入口者，不可治。

讲解：浸淫疮俗称黄水疮，主要与个人卫生关系密切，症见患处流淌黄水，常借流出之水四处传播，可至面目全身，儿童多发，病程可长治数年之久。浸淫疮，若从口流向四肢者可治，要是从四肢向里传来者难治，非独浸淫疮，大部分疾病都有此特点。

2. 浸淫疮，黄连粉主之。（方未见）

讲解：本方将黄连制粉，用香油或棉籽油调匀，外用涂抹。黄连苦燥，苦可消炎解毒，燥可祛湿，即收敛疮液。

第二十九章　趺蹶手指臂肿转筋阴狐疝蛔虫病脉证治第十九

论一首　脉证一条　方五首

一、趺蹶

1. 师曰：病趺蹶，其人但能前，不能却，刺腨入二寸，此太阳经伤也。

讲解：趺蹶，"趺"即脚背，泛指脚，蹶者僵也，只能前行，不能后退。关于"腨"，古人说法不一，有言脚后跟者，有言腿肚子者，但本证描述不清，亦未出治法，当有错简。

二、手指臂肿

1. 病人常以手指臂肿动，此人身体瞤瞤者，藜芦甘草汤主之。
藜芦甘草汤方（未见）

讲解：病人手指及臂膀肿，而且瞤动，同时身体亦当随之瞤瞤而动，藜芦甘草汤主之。本条有方证而无用药，但临床表现与水气病篇所讲皮水"四肢聂聂动"相近，可以防己黄芪汤治之。

三、转筋

1. 转筋之为病，其人臂脚直，脉上下行，微弦。转筋入腹者，鸡屎白散主之。
【鸡屎白散】
鸡屎白。

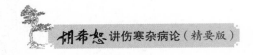

上一味，为散，取方寸匕，以水六合，和，温服。

讲解：转筋即日常所言"抽筋"，使人或臂或脚挛直，临床多见下肢抽筋，故有人提出"臂"为足"背"之讹误，筋肉挛急则脉弦，直上下行，此病可自愈，不需治。转筋甚者，从足入于小腹，不会自愈，鸡屎白散主之。但鸡屎白散一向未见有人应用，历代医案亦无记载，故仅作参考而已。

四、阴狐疝

1. 阴狐疝气者，偏有小大，时时上下，蜘蛛散主之。

【蜘蛛散】

蜘蛛（熬焦）十四枚，桂枝半两。

上二味，为散，取八分一匕，饮和服，日再服，蜜丸亦可。

讲解：阴狐疝气，症见外肾时而出来，时而缩回，儿童多见，俗称"气卵"，现属外科治疗范围。但本方不常用，野外蜘蛛大多有毒，不可服用，古人所服概为屋里的一种小蜘蛛，偏远地区常食屋中蜘蛛以解毒，治疗出疹。

五、蛔虫病

1. 问曰：病腹痛有虫，其脉何以别之？师曰：腹中痛，其脉当沉，若弦，反洪大，故有蛔虫。蛔虫之为病，令人吐涎，心痛发作有时，毒药不止，甘草粉蜜汤主之。

【甘草粉蜜汤】

甘草二两，粉一两，蜜四两。

上三味，以水三升，先煮甘草，取二升，去滓，内粉、蜜，搅令和，煎如薄粥，温服一升，差即止。

讲解：腹中疼痛，若为气滞血瘀而起，其脉当沉，若不沉反弦而洪大，可知其内有蛔虫扰动。

蛔虫病，令人吐涎，蛔虫扰动则心口胃中疼痛，发作有时，非寻常药物可治，甘草粉蜜汤主之。甘草、蜜味甘，缓急止痛，亦可诱虫外出，再以铅粉杀之。本方治疗疼痛效果极佳，临床上治疗胃痛，常将铅粉换为祛瘀、止痛、止血之白及，如溃疡病，大便有潜血，即可以将甘草 24～30g、白及 12g 同煎，煎好后去滓加蜜 45g 再煎，重者顿服，轻就再服，效果很好。但需注意，甘草用量过大易引起下肢水肿，故而利尿剂中很少使用甘草。

2. 蛔厥者，当吐蛔，今病者静而复时烦，此为脏寒，蛔上入膈，故烦，须臾复止，得食而呕，又烦者，蛔闻食臭出，其人当自吐蛔。蛔厥者，乌梅丸主之。

【乌梅丸】

乌梅三百枚，细辛六两，干姜十两，黄连十六两，当归四两，附子（炮，去皮）六两，蜀椒（去汗）四两，桂枝（去皮）六两，人参六两，黄柏六两。

上十味，异捣筛，合治之，以苦酒渍乌梅一宿，去核，蒸之五斗米下，饭熟捣成泥，和药令相得，内臼中，与蜜杵二千下，丸如梧桐子大，先食饮服十丸，日三服，稍加至二十丸。禁生冷、滑物、臭食等。

讲解：本条曾于《伤寒论》厥阴篇中出现。蛔厥与脏厥相对而言，脏厥为死证，蛔厥则易治，二者的鉴别方法，即：蛔厥吐蛔且患者时而安静、时而烦乱；脏厥不吐蛔而躁扰不宁、无休无止。蛔厥胃有寒，蛔虫被寒所迫而上入膈，蛔虫扰动，人即烦躁，待膈上稍暖，蛔虫转静，则烦躁亦止，但食则蛔虫被扰，人发呕吐，将蛔虫与食物一并吐出，此为阴寒证，乌梅丸主之。

方中以细辛、干姜、川椒、附子大量温性药祛里寒，而以乌梅之酸敛制其辛散，黄连、黄柏味苦，辛、苦并用，可以驱蛔。此外，本方亦可治疗阴寒下利。

第三十章　妇人妊娠病脉证并治第二十

证三条　方八首

1. 师曰：妇人得平脉，阴脉小弱，其人渴，不能食，无寒热，名妊娠，桂枝汤主之（方见利中）。于法六十日当有此证，设有医治逆者，却一月，加吐下者，则绝之。

讲解：妊，妇人怀孕谓之妊；娠，怀孕身动谓之娠。妇人妊娠，里无病则脉平，但细细体味之下，脉见稍细而弱，细主血虚，弱主津液不足。妊娠最初反应即是呕吐、不能食之恶阻，其脉证之变当与外感相鉴别，以无寒热可知其非外感，乃是妊娠使然。但就本条所言，阴脉小弱，其人渴，为津液不足之象，当服桂枝汤调和营卫，滋养津液，降气止呕，因其目的不在发汗解肌，故服后无须喝热粥。一般妊娠两月左右当发生恶阻，而三月之中，胚胎未固，若医者不知妊娠，妄加吐下，则易致流产。

2. 妇人宿有癥病，经断未及三月，而得漏下不止，胎动在脐上者，为癥痼害。

讲解：妇人平时里有瘀血，经断不足三月，发为漏血不止，而感觉胎动于脐上，但妊娠胎动大都发生在受孕后六个月，且位置亦不当在脐上，故绝非胎儿，当是癥积痞块为害。

3. 妊娠六月动者，前三月经水利时，胎下血者，后断三月衃也。所以血不止者，其癥不去故也。当下其癥，桂枝茯苓丸主之。

【桂枝茯苓丸】

桂枝、茯苓、牡丹（去心）、桃仁（去皮尖，熬）、芍药各等分。

上五味末之，炼蜜和丸，如兔屎大，每日食前服一丸。不知，加至三丸。

讲解：本条接上条而言。妊娠六月动悸，若断经前三月，经水通利，则里无瘀血，当是有胎，其动为胎动；若断经前三月曾有漏下，瘀血内阻，而为衃，即凝集之血，其动当责瘀血。里有恶血，人体良能欲将其排出，排而不尽，则血不止，当下其癥结，桂枝茯苓丸主之。

方中桃仁、丹皮祛瘀，桂枝、茯苓降气平冲止悸，芍药滋养阴液，也可祛瘀，同时亦治腹痛。本方临床可用于治疗心脑血管疾病而见气冲心悸胸痹痛者。

桂枝茯苓丸现常用煎剂，但本条所言癥瘤非短期可以取效，故仍当以丸剂治疗。

4. 妇人怀娠六七月，脉弦发热，其胎愈胀，腹痛恶寒者，少腹如扇，所以然者，子脏开故也，当以附子汤温其脏。（方未见）

讲解：妇人妊娠至六七月时，胎儿大体发育完整，胎儿长大，孕妇感觉胀满，子脏即子宫失于闭敛，风寒之邪乘之，使其更胀而兼痛，寒邪内侵，内有郁热则发热，本病非单纯表证，故脉不浮反弦，弦主寒邪，亦主腹痛。此处恶寒，非为寻常表证一身恶寒，因其子脏开，故小腹如受扇子扇风一般，当以附子汤温其脏。

后言本方未见，但当是《伤寒论》少阴篇304条附子汤，由附子、芍药、人参、茯苓、白术组成。方中以芍药治其腹痛，附子治其恶寒，人参、茯苓、白术三药，安中健胃，利尿祛水。

5. 师曰：妇人有漏下者，有半产后因续下血都不绝者，有妊娠下血者，假令妊娠腹中痛，为胞阻，胶艾汤主之。

【芎归胶艾汤】（一方加干姜一两，胡氏治妇人胞动无干姜）

芎藭二两，阿胶二两，甘草二两，艾叶三两，当归三两，芍药四两，干地黄六两。

上七味，以水五升，清酒三升，合煮取三升，去滓，内胶，令消尽，温服一升，日三服。不差，更作。

讲解：妇人漏下即子宫出血，妇人下血大体有以下几种情况：一是经行下血，即一般崩漏之类；二是半产后继续下血；三是妊娠下血。本条即言妊娠下血之类。若妊娠下血而腹中痛，为胞阻，即子脏中胎儿受瘀血所阻之意，里有瘀血，故而下血、腹中痛，胶艾汤主之。有很多习惯性流产患者，在怀孕之后，还要多多少少见血，服此方效果很好。

胶艾汤，为四物汤加入阿胶、甘草、艾叶三味。后世认为四物汤补血，其实此方长于祛瘀，为强壮性祛瘀剂，利于虚证，不利于实证。方中芍药、生地黄性微寒，《神农本草经》中言芍药治血痹，即血液痹阻不通而作疼痛，生地黄为寒性强壮祛瘀药，可解烦、止血，二药利于虚热，不利于虚寒；当归和川芎性温，为温性强壮祛瘀药，而当归强壮止痛之力强，川芎辛温，祛瘀散邪之力强，二药利于虚寒，不利于虚热。四药寒温并用，寒热调和，可强壮性地祛瘀止血。本方应用机会很多，证属虚衰，轻至吐衄下血，重至胎动脱血都可使用。若虚象严重，常与四君子合方，可起安胎作用。

6. 妇人怀娠，腹中疞痛，当归芍药散主之。

【当归芍药散】

当归三两，芍药一斤，茯苓四两，白术四两，泽泻半斤，芎劳半斤（一作三两）。

上六味，杵为散，取方寸匕，酒和，日三服。

讲解：本条仅言腹中绞痛就是急痛，属胞阻之类，由于未见下血，故不用芎归胶艾汤，用当归芍药散治其腹痛即可。方中芍药用量最大而治腹中急痛，茯苓、白术、泽泻入胃利水，可见当有小便不利而眩冒，当归、川芎温性补血祛瘀，以治胞阻。

血虚者厥，甚则手足麻痹不仁，所以临床上治疗肢体麻木也可用当归芍药散。如前文所述黄芪桂枝五物汤，治疗表虚病邪不去，以黄芪实表，若合有瘀血、水毒，再加当归芍药散，疗效肯定。本方活血祛瘀，缓急止痛，亦常用于治疗肝炎血分偏虚之证。

自此可见胞阻分为两种：一种腹痛下血，需要止血，芎归胶艾汤主之；一种腹痛，但不下血，无须止血，当归芍药散主之。

7. 妊娠呕吐不止，干姜人参半夏丸主之。

【干姜人参半夏丸】

干姜一两，人参一两，半夏二两。

上三味，末之，以生姜汁糊为丸，如梧子大，饮服十九，日三服。

讲解：本条所言即是恶阻，轻者开始恶心、呕吐，一段时间后，可自行恢复，无须用药；重者自怀孕至临产，呕吐不止，随食随吐，非治不可。此吐大多由于胃有寒水，干姜人参半夏丸温胃散寒，降逆止呕，现多用汤剂，而无后世所说"半夏碍胎""产前远热"之虑。

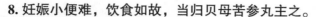

8. 妊娠小便难，饮食如故，当归贝母苦参丸主之。

【**当归贝母苦参丸**】（男子加滑石半两）

当归、贝母、苦参各四两。

上三味，末之，炼蜜丸如小豆大，饮服三丸，加至十丸。

讲解：小便难指小便艰涩，或热或痛，病不在胃，则饮食如故，类似现代所言慢性泌尿系感染。

方中苦参消炎解热，《神农本草经》言其可治"溺有余沥"，即尿不净，为泌尿系感染特征，贝母排痰排脓，亦利小便，即《神农本草经》曰"淋沥邪气"，因妇人妊娠血虚而易生热，故以当归补血润燥。本病为慢性病，故以丸缓图之。

9. 妊娠有水气，身重，小便不利。洒淅恶寒，起即头眩，葵子茯苓散主之。

【**葵子茯苓散**】

葵子一斤，茯苓三两。

上二味，杵为散，饮服方寸匕，日三服，小便利则愈。

讲解：妊娠常见小便不利，而发为水气病，出现风水在表之身重、洒淅恶寒，里有水气之起则头眩，可见里外皆有水饮，葵子茯苓散主之。若不治，产后水肿可自行消退。

方中葵子为强壮性利尿药，利水而不伤人正气，可以大量使用，稍加茯苓利水而止悸眩。

10. 妇人妊娠，宜常服当归散主之。

【**当归散**】

当归、黄芩、芍药、芎劳各一斤，白术半斤。

上五味，杵为散，酒饮服方寸匕，日再服。妊娠常服即易产，胎无疾苦。**产后百病悉主之。**

讲解：妊娠无病，则不要服药，常服当归散主之，恐为后人所附。本方以四物汤去生地黄之偏凉，加黄芩解烦祛热，白术健胃祛湿，为安胎方剂，可用于胎动不安。方后云"产后百病悉主之"显非仲景口吻，故本条当为后人附上。

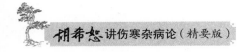

11. 妊娠养胎，白术散主之。

【白术散】（见《外台》）

白术、芎䓖、蜀椒（去汗）、牡蛎各三分。

上四味，杵为散，酒服一钱匕，日三服，夜一服。但苦痛，加芍药；心下毒痛，倍加芎䓖；心烦肚痛，不能食饮，加细辛一两、半夏大者二十枚。服之后，更以醋浆水服之。复不解者，小麦汁服之；已后渴者，大麦粥服之。病虽愈，服之勿置。

讲解：本条虽亦云养胎，但用方不如当归散平稳，方中蜀椒用于孕妇，已显太过温热，更无以牡蛎收敛安神之需，临床养胎不可轻易选用此方。

12. 妇人伤胎，怀身腹满，不得小便，从腰以下重，如有水气状，怀身七月，太阴当养不养，此心气实，当刺泻劳宫及关元。小便微利则愈。（见《玉函》）

讲解：本条《医宗金鉴》认为错误，所云令人费解。"太阴当养不养""心气实"无法解释，且孕妇针刺劳宫、关元，必动胎气以致堕胎。故本书中，讲述安胎的几段文字，当为后人加入，临床无病不当乱服安胎之药。

第三十一章　妇人产后病脉证治第二十一

论一首　证六条　方八首

1. 问曰：新产妇人有三病，一者病痉，二者病郁冒，三者大便难，何谓也？师曰：新产血虚、多出汗、喜中风，故令病痉；亡血复汗、寒多，故令郁冒；亡津液，胃燥，故大便难。

讲解：本章主要论述妇人产后常见之病。本条言妇人产后常易发生三种病：一是痉，即抽动；二是郁冒，即昏冒；三是大便难、大便硬。三者常常同时发病，手足厥冷，人事不知，近似于现在所言休克。因妇人新产之后，失血过多则血虚，汗随血脱则津液虚，阴阳俱虚，易受风邪，津血虚而外感，易发痉病。本已亡血，复汗出过多，正气大虚，寒饮凑之，向上冲逆，攻于头脑则发昏冒，此寒多即指水饮而言，郁冒与西医发作性脑缺血相似。津液亡失，胃中干燥，故大便硬而难以排出。

2. 产妇郁冒，其脉微弱，呕不能食，大便反坚，但头汗出，所以然者，血虚而厥，厥而必冒。冒家欲解，必大汗出。以血虚下厥，孤阳上出，故头汗出。所以产妇喜汗出者，亡阴血虚，阳气独盛，故当汗出，阴阳乃复。大便坚，呕不能食，小柴胡汤主之。（方见呕吐中）

讲解：本条论述具体证治，三病同时发作，重点还应在郁冒昏厥之上。产妇脉微弱，微者无阳即无津液，弱者血虚，胃中寒饮趁机上冲，则呕不能食，一般胃有停水大便当不坚，但产后津液丧失太过，肠中失濡则大便反坚，仅剩之津液随冲气亢于上，则但头汗出。以上脉证皆由于产后血虚，血不达于四末则手足厥冷，血不达于头则眩冒。产后脉中营血亏虚，相对而言，脉外卫阳当亢，营卫不调，则汗出，类似桂枝汤证，当发汗调和其营卫，发汗之后，郁冒可解，汗出可止。就整体而言，郁冒与大便坚、呕不能食同见，为小柴胡汤证，服小柴胡汤后"上焦得通，津液得下，胃气因和"，则病解。

3. 病解能食，七八日更发热者，此为胃实，大承气汤主之。（方见痉中）

讲解：本条承接上文，服小柴胡汤后病解，七八天后，忽然发热，兼有大便难，则为里实，有用大承气汤的机会，但当需具备大承气汤证，非一见便干辄服大承气汤，还可选用小承气汤、大柴胡汤、调胃承气汤等祛热通便之剂。

胎产之病，热药流产，寒药伤正，故有"产前远热、产后远寒"之说，但治疗上还应辨证，见到大承气汤证，就用大承气汤，故仲景此处提出大承气汤，是想告诉后人不可主观认为产后体虚，必当远寒，临床定要辨证。

4. 产后腹中绞痛，当归生姜羊肉汤主之；并治腹中寒疝，虚劳不足。

【当归生姜羊肉汤】（见寒疝中）

讲解：产后多虚多寒，而作腹中急痛，即虚劳篇中所讲"少腹里急"：腹部肌肉紧张，按之里无结实，当归生姜羊肉汤主之。方中以羊肉、当归补虚，生姜散寒，故亦治寒疝腹中痛及虚劳不足。

5. 产后腹痛，烦满不得卧，枳实芍药散主之。

【枳实芍药散】

枳实（烧令黑，勿太过）、芍药等分。

上二味，杵为散，服方寸匕，日三服，并主痈脓，以麦粥下之。

讲解：妇人产后腹痛，当辨在血在气，若有瘀血，当治其血，本条所言即为气滞血痹，病因在气。烦满，烦为多热，满为气滞之象，从用药来看，非为里实之胀，乃由于气滞而致血痹胀痛，故以枳实行气消胀，芍药治其血痹，解其挛急疼痛。

6. 师曰：产妇腹痛，法当以枳实芍药散，假令不愈者，此为腹中有干血着脐下，宜下瘀血汤主之；亦主经水不利。

【下瘀血汤】

大黄二两，桃仁二十枚，䗪虫（熬，去足）二十枚。

上三味，末之，炼蜜和为四丸，以酒一升，煎一丸，取八合，顿服之，新血下如豚肝。

讲解：本条论述瘀血。产后腹痛，多由于气滞而血不行，故以枳实芍药散行气、治血痹即可。假令不愈者，当非因气滞而起，此为腹中有干血即瘀血，结于脐下少腹部位，以下瘀血汤下其瘀血，本方亦治妇人经血不利。方中䗪虫攻逐顽固性瘀血作用颇似水蛭、虻虫，但另有止痛之功，既先与枳实芍药散治之，可见当有胀满，但此处胀满属实，非枳实行气可以奏效，故以大黄祛其里实。方后注中云"新血下如豚肝"，但文中仅言干血、瘀血，新血两个字恐为讹误。

7. 产后七八日，无太阳证，少腹坚痛，此恶露不尽。不大便，烦躁发热，切脉微实，再倍发热，日晡时烦躁者，不食，食则谵语，至夜即愈，宜大承气汤主之。热在里，结在膀胱也。（方见痉病中）

讲解：产后胞宫内离经恶血当尽早排出，而为恶露，若恶露不去，易变生他病。产后七八天，未经风袭，无太阳表证，少腹按之坚硬，疼痛剧烈，此为恶露去而未尽，于少腹集成坚块，症见不大便、烦躁、发热，脉微微见实，实而不甚。"再倍发热，日晡时烦躁者"为倒装句，可变为"日晡时烦躁者，再倍发热"，本就发热烦躁，至日晡所，发热、烦躁皆加倍而作，可见其为阳明病。阳明病热盛于里，大便燥结，里有所积则不欲饮食，食则助其胃不和，发为谵语。瘀血内阻，氤氲郁热，所见之症均为昼而安静，入夜则如见鬼状，即昼轻夜重，此处烦躁、发热至夜即愈，可见其热为阳明，不在血室，因阳明里热而使恶露结于膀胱而不下行，以大承气汤去阳明里实即可。若恶露不尽为由于瘀血本身而起，可下者，与桃仁承气汤；不可下者，与桂枝茯苓丸，都可祛其恶露。

8. 产后风，续之数十日不解，头微痛，恶寒，时时有热，心下闷，干呕汗出，虽久，阳旦证续在耳，可与阳旦汤。（即桂枝汤，方见下利中）

讲解：本条论述产后中风。产后风，即产后外感风邪，数十天不愈，症见汗出、头痛、恶寒、阵阵发热为表未解，心下憋闷，干呕为气逆上冲，仍是桂枝汤证，当以桂枝汤主之。阳旦汤为桂枝汤别名。

9. 产后，中风发热，面正赤，喘而头痛，竹叶汤主之。

【竹叶汤】

竹叶一把，葛根三两，防风、桔梗、桂枝、人参、甘草各一两，附子（炮）一枚，大枣十五枚，生姜五两。

上十味，以水一斗，煮取二升半，分温三服，温服使汗出。头项强，用大附子一枚，破之如豆大，煎药扬去沫。呕者，加半夏半升洗。

讲解：方证不相属，其中必有错简。后世注家有解释者，多属牵强附会，

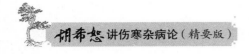

以不释为妥。

10. 妇人乳中虚，烦乱呕逆，安中益气，竹皮大丸主之。

【竹皮大丸】

生竹茹二分，石膏二分，桂枝一分，甘草七分，白薇一分。

上五味，末之，枣肉和丸弹子大，以饮服一丸，日三夜二服。有热者，倍白薇，烦喘者加柏实一分。

讲解：妇人乳中虚者，盖指新产不久，密室乳子时期，气血未复，由于病热，因而益虚也。烦乱、呕逆者，热壅于里也，宜安中益气竹皮大丸主之。

本方用竹茹伍以石膏、白薇清胃热以解烦乱，伍以桂枝降冲下气而平呕逆，伍以甘草、枣肉为丸补虚而益气。

11. 产后下利虚极，白头翁加甘草阿胶汤主之。

【白头翁加甘草阿胶汤】

白头翁、甘草、阿胶各二两，秦皮、黄连、柏皮各三两。

上六味，以水七升，煮取二升半，内胶令消尽，分温三服。

讲解：产后本虚，复病热利下重益觉虚弱，故谓虚极也。热利下重法宜与白头翁汤，因气血俱虚故加甘草、阿胶。阿胶不但止血便，以其味甘与甘草协力亦缓中补虚也。

本方为白头翁汤加甘草、阿胶，故治白头翁汤证其人虚惫甚，下黏血便，或血便，或有其他出血证者。

本方常用于产后或孕妇痢疾便脓血，应当说明，男性见白头翁汤证又见血便、黏血便而虚乏少气者，也宜应用。

附方：

（一）【《千金》三物黄芩汤】治妇人草蓐，自发露得风，四肢苦烦热，头痛者，与小柴胡汤，头不痛但烦者，此汤主之。

黄芩一两，苦参二两，干地黄四两。

上三味，以水八升，煮取二升，温服一升，多吐下虫。

讲解：三物均有解热除烦的作用，由于生地黄的用量独多，故尤宜于有发热人心烦之血证。此治外邪已解，血虚有热，四肢烦热剧甚者有良验。苦参杀虫，故方后云多吐下虫。

（二）【《千金》内补当归建中汤】治妇人产后虚羸不足，腹中刺痛不止，吸吸少气，或苦少腹中急，摩痛引腰背，不能食饮。产后一月，日得服四五剂为善，令人强壮宜。

当归四两，桂枝三两，芍药六两，生姜三两，甘草二两，大枣十二枚。

上六味，以水一斗，煮取三升，分温三服，一日令尽，若大虚，加饴糖六两，汤成内之，于火上暖令饴消。若去血过多，崩伤内衄不止，加地黄六两、阿胶二两，合八味，汤成内阿胶。若无当归，以芎䓖代之；若无生姜，以干姜代之。

讲解：此于桂枝加芍药汤或小建中汤加有补血作用的当归，故治疗该方证而有血虚证候者。腹中急痛而有血虚证者，本方有效，但不必限于妇人产后，即男人也可用之。

第三十二章　妇人杂病脉证并治第二十二

论一首　脉证合十四条　方十四首

1.妇人中风七八日，续来寒热，发作有时，经水适断，此为热入血室，其血必结，故使如疟状，发作有时，小柴胡汤主之。（方见呕吐中）

讲解：热入血室为妇科常见病，以下有关热入血室三段均出自《伤寒论》。妇人太阳中风七八日，为去表内传之时，由在表之发热恶寒，转为少阳之往来寒热、发作有时，外邪乘经水适来之虚，入于血室，正行之经水因热而结，就此中断，为热入血室。病在少阳，故发作有时如疟状，为柴胡证，小柴胡汤主之，使得热去血自利。

2.妇人伤寒发热，经水适来，昼日明了，暮则谵语，如见鬼状者，此为热入血室，治之无犯胃气及上二焦，必自愈。

讲解：《伤寒论》中此条未见"治之"二字，当为衍文，可去之。本条言太阳伤寒始得之时，经水适来，发为热入血室。谵语本为阳明里实一证，但阳明谵语日间发作，尤以日晡时分最剧，多无昼安暮发之可能，"昼日明了，暮则谵语，如见鬼状"为里有瘀血之象，热邪可随经水或鼻衄排出而解，不需服药，可自愈，不可妄汗妄下，无犯胃气及上二焦。

3.妇人中风，发热恶寒，经水适来，得七八日，热除脉迟，身凉和，胸胁满，如结胸状，谵语者，此为热入血室也，当刺期门，随其实而取之。

讲解：太阳病时，经水适来且并未中断，七八日后，热除、身凉、脉迟，看似表邪已随经水而去，实则邪热尽陷于里，"胸胁满，如结胸状，而谵语"为少阳柴胡证，但本病非小柴胡汤可治，当合桂枝茯苓丸以祛瘀热，或随其发病之时针刺期门穴，以去胸中邪热。

同为热入血室，第一条血结经断，现柴胡证，小柴胡汤主之；第二条血未结，亦无其他严重症状，无须治疗；第三段经水适来，但胸满、谵语症状严重，不可轻视，须立即治疗。

4. 阳明病，下血谵语者，此为热入血室，但头汗出，当刺期门，随其实而泻之，濈然汗出者愈。

讲解：此处与《伤寒论》中 216 条相同，血室在于女子为子宫，在于男子为小腹膀胱部位，故男女皆有热入血室，本条非独言女子为病。阳明病，热入血室，迫血下行，其热不解，反而上亢，致头汗出，身上无汗，为表邪未解，当刺期门，祛少阳、阳明之邪热，热去则血止表和。

5. 妇人咽中如有炙脔，半夏厚朴汤主之。

【半夏厚朴汤】（《千金》作胸满，心下坚，咽中帖帖，如有炙肉，吐之不出，吞之不下）

半夏一升，厚朴三两，茯苓四两，生姜五两，干苏叶二两。

上五味，以水七升，煮取四升，分温四服，日三夜一服。

讲解：本证当参《千金》所述：咽喉中如有烤肉阻结，吐之不出，咽之不下，心下坚满不快，胸腹胀满不舒，究其病因，当为气结、痰饮两种因素造成，气结则胸咽不适，饮停则心下胸腹胀满，半夏厚朴汤主之。

本方后世亦称之为四七汤、七气汤、大七气汤，方中半夏配伍生姜、茯苓即是小半夏加茯苓汤，可下气、逐饮、止呕，另以厚朴、苏叶消胀行气，所治者类似现代所言梅核气。与茯苓饮合方，则可治疗胃虚停饮而胀满不欲食者。

6. 妇人脏躁，喜悲伤欲哭，象如神灵所作，数欠伸，甘麦大枣汤主之。

【甘草小麦大枣汤】

甘草三两，小麦一升，大枣十枚。

上三味，以水六升，煮取三升，温分三服。亦补脾气。

讲解：脏躁指心脏而言，此病当与前文五脏风寒积聚篇中"邪哭使魂魄不安者，血气少也，血气少者属于心，心气虚者，其人则畏，合目欲眠，梦远行而精神离散，魂魄妄行"一段相参。其人忐忑不宁，呵欠不止，喜悲伤欲哭，如有神灵所作，皆为血少心气虚而魂魄不安之象，当以小麦补其心气不足，并以甘草、大枣甘药缓其急。本方不仅可治妇人悲伤欲哭，还可治疗儿童夜间啼哭不止，但所治者必为虚证，实者服此方则夜不成寐。

7. 妇人吐涎沫，医反下之，心下即痞，当先治其吐涎沫，小青龙汤主之；涎沫止，乃治痞，泻心汤主之。

小青龙汤方（见肺痈中）

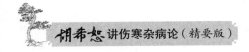

泻心汤方（见惊悸中）

讲解：本条为简文，若仅见吐涎沫，为有痰饮，当需再见表证，方可与服小青龙汤。表不解而有水气者，未以小青龙汤解表逐饮，而反误下，即作心下痞。误治后，外邪未解，仍当先以小青龙汤治其吐涎沫，服小青龙汤后表证已解，口中唾减，涎沫亦止，当以三黄泻心汤治其心下痞。

8. 妇人之病，因虚、积冷、结气，为诸经水断绝，至有历年，血寒积结胞门。寒伤经络，凝坚在上，呕吐涎唾，久成肺痈，形体损分。在中盘结，绕脐寒疝，或两胁疼痛，与脏相连，或结热中，痛在关元，脉数无疮，肌若鱼鳞，时着男子，非止女身。在下未多，经候不匀，令阴掣痛，少腹恶寒，或引腰脊，下根气街，气冲急痛，膝胫疼烦，奄忽眩冒，状如厥癫，或有忧惨，悲伤多嗔，此皆带下，非有鬼神。久则羸瘦，脉虚多寒。三十六病，千变万端，审脉阴阳，虚实紧弦，行其针药，治危得安，其虽同病，脉各异源，子当辨记，勿谓不然。

讲解：本条内容、文体，均不似仲景文章，"妇人之病"至"血寒积结胞门"为一段。妇人因虚、积冷、结气而为月经不利，或经水断绝，甚者经年不愈。若血寒凝滞，积结于胞门即任脉。

"寒伤经络"至"形体损分"为一段，言上焦受风寒之邪，而为肺痿肺痈。寒伤经络，瘀血凝坚于肺，呕吐涎唾，发为肺痿，久之亦为肺痈，形体消瘦。

"在中盘结"至"非止女身"为一段，寒邪盘踞中焦，绕脐腹痛而为寒疝，或者肝脾受累而两胁疼痛；若中焦瘀血，瘀热互结，痛在少腹关元穴处，疮家有热而脉数，无疮者热可自瘀血而来，肌若鱼鳞即是肌肤甲错，为瘀血病征。

上两段，风寒在上焦而为肺痿肺痈，寒盘结于中焦而为寒疝、胁痛，热结在中焦，瘀热内蕴，脉数而肌肤甲错，这几类病，男子亦可发生。

"在下未多"至"勿谓不然"专写妇人。少腹胀满，而经血排出不多，以成经候不匀，之后即言经候不匀导致种种疾病：阴中痛、少腹寒、寒引腰脊、气上冲而少腹急痛、腰腿疼烦，为器质方面的表现；忽然昏冒、厥逆癫狂、时而忧伤凄惨、时而恼怒忿恨，为精神方面的表现，这些都是经候不匀，带下为病，即妇科病，非有鬼神为之，久而不愈，则脉虚人瘦多寒。三十六病，为古医书中所言，现无资料可考，文中"紧弦"代表不了一切脉应，只为音韵相合，这不为张仲景的文章。"变化万端""行其针药，治危得安""脉各异源"皆为空话，当为后人所附。

9.问曰：妇人年五十所，病下利数十日不止，暮即发热，少腹里急，腹满，手掌烦热，唇口干燥，何也？师曰：此病属带下。何以故？曾经半产，瘀血在少腹不去。何以知之？其证唇口干燥，故知之。当以温经汤主之。

【温经汤】

吴茱萸三两，当归二两，芎䓖二两，芍药二两，人参二两，桂枝二两，阿胶二两，生姜二两，牡丹皮（去心）二两，甘草二两，半夏半升，麦门冬（去心）一升。

上十二味，以水一斗，煮取三升，分温三服。亦主妇人少腹寒久不受胎，兼取崩中去血，或月水来过多，及至期不来。

讲解：本条"下利数十日"，《医宗金鉴》以下利不属带下病，而改为"下血数十日"，当是。妇人五十岁左右，地道不通，月经当绝，若曾经半产，瘀血留于少腹不去者，则可下血至数十日不止，瘀血之热日暮即发，瘀血腹证多见少腹急结胀满。下血后津虚血少，而生内热，则唇口干燥、五心烦热，为瘀血证所致，病属带下，温经汤主之。

方中以吴萸汤去大枣加桂枝温中降逆、平其冲气，同时以麦门冬汤健胃、补虚、润燥，二方合用，从胃着手，温胃补虚，津液得以化生。下血数十日不止，其人已虚，故用当归、川芎、芍药、丹皮等强壮性祛瘀药，既可止血，又可祛其瘀血，而加阿胶既能祛瘀，又能生新，"瘀血不去，新血不生"，本方祛瘀、生血，无一不备。本方吴萸汤中去大枣，芍药的用量也不大，可见当有纳差、恶心等症状，若腹痛明显，可与当归芍药散合方，疗效更好。

10.带下经水不利，少腹满痛，经一月再见者，土瓜根散主之。

【土瓜根散】（阴㿗肿亦主之）

土瓜根、芍药、桂枝、䗪虫各三两。

上四味，杵为散，酒服方寸匕，日三服。

讲解：带下病，经水一月两行，月经提前多为有热，后愆多为有寒，少腹满痛，当为实证，但本条未峻下实热，而以土瓜根散主之。方中土瓜根与䗪虫，为寒性祛瘀药，而以桂枝、芍药调和营卫，亦治腹满痛。

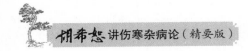

调经虽以温经为主，但不可一概而论，有因热者，必用寒性之品，辨证用药，不可主观。

11. 寸口脉弦而大，弦则为减，大则为芤，减则为寒，芤则为虚，寒虚相搏，此名曰革，妇人则半产漏下，旋覆花汤主之。

【旋覆花汤】

旋覆花三两，葱十四茎，新绛少许。

上三味，以水三升，煮取一升，顿服之。

讲解：虚劳篇中已述革脉主妇人半产漏下，但断无以旋覆花汤行气散结之理，方证不合，当为讹误。

妇人崩中漏下，或半产下血不止，或妊娠下血，可以芎归胶艾汤治疗。

12. 妇人陷经，漏下黑不解，胶姜汤主之。（臣亿等校诸本无胶姜汤方，想是前妊娠中胶艾汤）

讲解：陷经即经血下陷，而漏下不止，"黑不解"只能勉强解释为血色黑不解。本证亦当用芎归胶艾汤。

13. 妇人少腹满如敦状，小便微难而不渴，生后者，此为水与血俱结在血室也，大黄甘遂汤主之。

【大黄甘遂汤】

大黄四两，甘遂二两，阿胶二两。

上三味，以水三升，煮取一升，顿服之，其血当下。

讲解：敦为古代装食物之祭器，"如敦状"即少腹满，如敦覆于里。少腹满，若小便自利为有瘀血，若小便不利为有水，但此处仅是小便微难。小便微难，里有停水，不能化气，则人当渴，但此处不渴，其病因在于新产之后，瘀血与水结于血室，大黄甘遂汤主之。

因本证瘀血尚轻，故不以峻药祛瘀，只用阿胶入血，配伍大黄以祛瘀，甘遂下水。临床上很难遇到血室之中既有水、又有血者，故本方很难用到，但其组成巧妙，辨证也很细腻。

14. 妇人经水不利下，抵当汤主之。（亦治男子膀胱满急有瘀血者）

【抵当汤】

水蛭（熬）三十个，虻虫（熬、去翅足）三十个，桃仁（去皮尖）二十个，大黄（酒浸）三两。

上四味，为末，以水五升，煮取三升，去滓，温服一升。

讲解：经水不利下，即经闭服其他药仍不下，临床常见。古人认为凡吸血之虫都可祛瘀，故方中以水蛭、虻虫、䗪虫强力攻破顽固性瘀血。

曾治一病人，精神有些问题，常用斧子砍人，虽在安定医院住院很长时间，但症无稍减，因其经闭，而用抵当汤，因其便干，加入芒硝，服后月经排下大量血块，精神随之正常。

15. 妇人经水闭不利，脏坚癖不止，中有干血，下白物，矾石丸主之。

【矾石丸】

矾石（烧）三分，杏仁一分。

上二味，末之，炼蜜和丸枣核大，内脏中，剧者再内之。

讲解：脏即子宫，妇人有干血结在子宫，形成坚块积聚，留而不去，发为经闭不利，仅下白带，矾石丸主之。

本方仅用矾石、杏仁二药，祛湿收敛止带，为治标之法，病本干血还需以其他方剂治疗，如大黄䗪虫丸等。方中二药为末，炼蜜制栓，纳于阴中。

16. 妇人六十二种风，及腹中血气刺痛，红蓝花酒主之。

【红蓝花酒】（疑非仲景方）

红蓝花一两。

上一味，以酒一大升，煎减半，顿服一半，未止，再服。

讲解：此处六十二种风与前文三十六病均不可考，主症腹中刺痛，当为血瘀，以红蓝花即红花做成药酒，行瘀定痛，妇人血气刺痛，攻不得、补不得，用药酒之法极为稳妥。

17. 妇人腹中诸疾痛，当归芍药散主之。

【当归芍药散】（见前妊娠中）

讲解：妇人腹痛原因很多，不可通用当归芍药散，此为简文。当归芍药散的运用，应当把握两点：一方面有瘀血，另一方面有小便不利或头晕。只要符合这种病机，无论男女都可服用此方。

18. 妇人腹中痛，小建中汤主之。

【小建中汤】（见前虚劳中）

讲解：小建中汤所主之腹痛为虚寒性的腹中挛痛，此亦为简文，临床应用亦不限于女性。此条虽然为简文，但当结合前文所讲而思考。

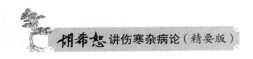

19. 问曰：妇人病，饮食如故，烦热不得卧，而反倚息者，何也？师曰：此名转胞不得溺也。以胞系了戾，故致此病，但利小便则愈，宜肾气丸主之。

【肾气丸】

干地黄八两，薯蓣四两，山茱萸四两，泽泻三两，茯苓三两，牡丹皮三两，桂枝一两，附子（炮）一两。

上八味末之，炼蜜和丸，梧子大，酒下十五丸，加至二十五丸，日再服。

讲解：妇人病，病不在胃，则饮食如故，但其里有停水，向上压迫横膈膜，则烦热短气不得卧，必须倚物喘息。此病由于机能虚衰，而作转胞即膀胱扭转，输尿管折叠，以致排尿不出，水蓄于里，其治法虽言"但利小便则愈"，但普通利小便之剂无效，须用肾气丸恢复机能，使输尿管有力持重，小便自然通利。

20. 妇人阴寒，温阴中坐药，蛇床子散主之。

【蛇床子散】

蛇床子仁。

上一味，末之，以白粉少许，和令相得，如枣大，绵裹内之，自然温。

讲解：蛇床子有杀虫、止痒、治恶疮之功，宫中有寒，或生疮疡，或作湿痒，以蛇床子散纳入阴中，去湿止痒，效果不错。

21. 少阴脉滑而数者，阴中即生疮，阴中蚀疮烂者，狼牙汤洗之。

【狼牙汤】

狼牙三两。

上一味，以水四升，煮取半升，以绵缠筋如茧，浸汤沥阴中，日四遍。

讲解：阴中生疮为妇科常见病，可用狼牙汤洗之，但深部难以洗到，则用绵布缠裹，如同现在的棉签一样，再蘸狼牙汤洗。狼牙为治疮疡之药，尤其长于治疗阴疮。

22. 胃气下泄，阴吹而正喧，此谷气之实也，膏发煎导之。

【膏发煎】（见黄疸中）

讲解：此病奇怪而少见，概属李东垣所云清阳下陷，虽谷气实，但不可攻下，当炼猪油，放入乱发，头发遇热油而化灰，服此则可通利大便。

23. 【小儿疳虫蚀齿方】（疑非仲景方）

雄黄、葶苈。

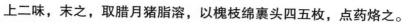

上二味，末之，取腊月猪脂溶，以槐枝绵裹头四五枚，点药烙之。

讲解：本方可能是后人所附，《本草纲目》引作二味等分。"方中雄黄、葶苈、猪脂、槐枝，有通气行血、消肿杀虫的作用，俟油脂初溶，乘热在局部络之，杀其蚀虫"。其说仅作参考。